Werner Kyrieleis

KLINIK DER AUGENSYMPTOME BEI NERVENKRANKHEITEN

KLINIK DER AUGENSYMPTOME BEI NERVENKRANKHEITEN

(EIN LEITFADEN FÜR DIE PRAXIS)

VON

WERNER KYRIELEIS

PROFESSOR DER AUGENHEILKUNDE IN MARBURG/LAHN

Mit 35 Abbildungen

1954

WALTER DE GRUYTER & CO.

vormals G. J. Göschen'sche Verlagshandlung · J. Guttentag, Verlagsbuchhandlung

Georg Reimer · Karl J. Trübner · Veit & Comp.

BERLIN W 35

Berlin W 35, Genthiner Straße 13 · Archiv-Nr. 51 63 54
Printed in Germany · Satz und Druck: Oswald Schmidt GmbH., Leipzig III/18/65
5000/139/52

HERRN PROFESSOR DR.

MAX NONNE

IN DANKBARER VEREHRUNG

ZUGEEIGNET

VORWORT

Dieses Buch ist für die Sprechstunde des praktischen Augen- und Nervenarztes wie auch des Allgemeinpraktikers geschrieben. Jeder von ihnen wird manchmal in die Lage kommen, daß er bei einem Patienten ein neurologisches Augensymptom feststellt, von dem ihm nicht gleich gegenwärtig ist, wo es eingeordnet werden könnte. In solchen Fällen soll das Buch ein Wegweiser sein. Möge es dazu beitragen, das Interesse für ophthalmoneurologische Fragen auch über den engeren Kreis der Fachärzte hinaus wachzuhalten und zu beleben.

Dem Verlag Walter de Gruyter & Co. bin ich für sein Entgegenkommen bei Ausstattung und Bebilderung des Buches zu besonderem Danke verpflichtet. Weiter gilt mein Dank Herrn Dr. Hellmut NEUBAUER und Fräulein Marga URSPRUNG, die mich bei der Aufstellung des Sachverzeichnisses wesentlich unterstützten.

Marburg/Lahn, im April 1954

Werner Kyrieleis

INHALT

Nervenkrankheiten mit Augensymptomen

EINLEITUNG

Es gibt kaum eines der der Ophthalmologie benachbarten Fachgebiete, bei dem die Überschneidungen in den Grenzgebieten der Diagnostik so zahlreich wären wie zwischen ihr und der Neurologie. Das ergibt sich schon daraus, daß von den zwölf Hirnnervenpaaren – wenn wir im alten Stil den Opticus trotz seines Hirnbahncharakters zu ihnen rechnen – genau die Hälfte: Opticus, Oculomotorius, Trochlearis, Abducens, Trigeminus und Facialis, zum Auge und seinen Schutz- und Anhangsorganen in direkte Beziehung treten und daß von diesen vier: ein sensorischer (Opticus) und drei motorische (Oculomotorius, Trochlearis, Abducens), allein für das Sehorgan da sind. Hinzu kommen noch der Sympathicus und die im Oculomotorius verlaufenden parasympathischen Bahnen. Sie beherrschen u. a. die Pupillostatik und Pupillomotorik, deren Störungen bei vielen Erkrankungen von größter diagnostischer Bedeutung sind.

Die optischen Leitungsbahnen durchziehen von vorn nach hinten den größten Teil der Schädelhöhle, vorn der Hirnunterfläche eng angelagert bzw. mit ihr verbunden, dann eine lange Strecke bis zum hinteren Hirnpol intracerebral verlaufend. Die Blickbahnen durchsetzen von oben nach unten das Gehirn von der Rinde des Stirnlappens bis ins Brückengebiet. Beide Faserzüge bilden miteinander eine Art Koordinatensystem, das die räumliche Einordnung krankhafter Prozesse im Schädelinneren erleichtert. Weitere wertvolle Anhaltspunkte für die topische Diagnostik bieten die örtlichen Beziehungen der Kerngebiete der Augenbewegungsnerven zu denen anderer Hirnnerven und zu den vegetativen Zentren des Hirnstammes sowie der peripheren Nervenstämme zu den Gebilden der Hirn- und Schädelbasis. Die Untersuchung des Gesichtsfeldes ist – besonders wenn alle methodischen Feinheiten bei ihrer Durchführung ausgenutzt werden – eines der exaktesten und feinfühligsten Untersuchungsverfahren, die wir in der Medizin überhaupt besitzen. Nicht nur zur Klärung vieler lokaldiagnostischer Fragen haben wir in ihr ein wertvolles Hilfsmittel; sie gestattet vor allem auch bei regelmäßig wiederholter Durchführung sehr genaue Rückschlüsse auf die Pro- oder Regression eines die Sehbahn berührenden krankhaften Prozesses. Den gleichen Dienst erweist uns in vielen Fällen auf dem bedeutungsvollen Sondergebiete des Hirndruckes die messende Verfolgung der Prominenz einer Stauungspapille.

Wegen der hier angedeuteten und zahlreicher weiterer Beziehungen der Nerven- und Augenheilkunde nehmen die Darstellungen der Grenzgebiete in den Handbüchern beider Disziplinen einen breiten Raum ein. In den neun Bänden des bekannten Handbuches der Neurologie des Auges von *Wilbrand* und *Saenger* haben sie schon vor Jahrzehnten eine ausführliche Sonderbearbeitung erfahren. Diese Werke werden neben den Originalarbeiten und Ergebnisberichten des aktuellen Schrifttums immer die Grundlage bleiben für eine ins einzelne gehende Beschäftigung mit ophthalmo-neurologischen Fragen.

Daneben scheint mir aber ein Bedürfnis vorhanden zu sein nach einer kurzgefaßten Einführung in das Gesamtgebiet, die unter Voranstellung des praktisch Wichtigen und Verzicht auf manche weniger wichtigen Details doch so weit auf die Einzelheiten der verschiedenen Symptome und Krankheitsbilder eingeht, daß sie dem praktischen und dem werdenden Arzt bei der Diagnose und Differentialdiagnose des einzelnen Krankheitsfalles ein nützlicher Berater sein kann. Vor der Beschäftigung mit ophthalmo-neurologischen

Fragen besteht unter den Ärzten eine verbreitete Scheu. Sie entspringt der Vorstellung, daß es sich hier um ein äußerst kompliziertes und in manchen Punkten noch recht dunkles und schwer zugängliches Gebiet handele. Selbst wenn das innerhalb gewisser Grenzen zuzugeben wäre, so dürfte es doch niemals zum Anlaß genommen werden, seinem Studium weniger Interesse und Aufmerksamkeit zu widmen. Auch auf anderen Gebieten der Medizin, sei es der Stoffwechsel, der Kreislauf, die Nierenkrankheiten oder vieles andere, gibt es ungelöste Fragen und Probleme; und was bliebe überhaupt von der ärztlichen Kunst, wenn uns die Naturwissenschaft nicht immer neue Rätsel aufgäbe. Als weiterer Grund für die ablehnende Zurückhaltung von diesem Grenzgebiet werden, besonders von Augenärzten, oft die geringen therapeutischen Aussichten bei manchen Nervenleiden angeführt. Wir haben an der Würzburger Klinik oft den lapidaren Ausspruch eines hochgeschätzten und kenntnisreichen alten Kollegen zitiert: „Was hinter der Linse ist, da kann man nix machen!“ Auch wenn dieser Satz ernsthaft gemeint gewesen wäre, hätte ich ihn mir nicht zu eigen machen können. Gerade die letzten Jahrzehnte haben uns auf so vielen Gebieten der Heilkunde neue erfolgverheißende Wege der Behandlung früher unheilbarer Krankheiten eröffnet, daß dieser Pessimismus ungerechtfertigt ist. Viele Menschen mit operierten Hirntumoren leben wieder ein lebenswertes Leben. Die Paralyse ist nicht mehr in allen Fällen ein unheilbares Leiden und die tuberkulöse Hirnhautentzündung kein unbedingtes Todesurteil mehr. Und wenn auch die Festungen der Tabes und der multiplen Sklerose noch wenig erschüttert dastehen, so ist doch auch in ihre Mauern schon Bresche gelegt, und wir dürfen hoffen, daß auch ihnen gegenüber die Zukunft uns wirkungsvollere Waffen finden lassen wird.

Jede schon vorhandene und zukünftige Therapie wird aber um so erfolgversprechender sein, je früher sie in den krankhaften Ablauf des Geschehens eingreifen kann; und gerade an der Frühdiagnose von Tumor, Tabes und multipler Sklerose sind neurologische und ophthalmologische Diagnostik in gleichem Maße beteiligt. Ich schreibe absichtlich neurologische und ophthalmologische Diagnostik und nicht Neurologe und Ophthalmologe, denn es handelt sich um Untersuchungsmethoden, deren Handhabung zwar in der Hand des Spezialisten treffsicherer sein wird, die aber letzten Endes doch zum *allgemein*-ärztlichen Rüstzeug gehören. Es ist falsch, jede Pupillenstörung *gleich* dem Augenarzt und jede Reflexanomalie *gleich* dem Nervenarzt zuzuschicken; wenn auch eine enge Zusammenarbeit von praktischen und Fachärzten wie der Fachärzte untereinander unbedingt wünschenswert ist und die Gefahren mindert, die dem Kranken aus der immer noch zunehmenden Aufspaltung der Heilkunde erwachsen. Wohin würden wir kommen, wenn man die lehrhafte Feststellung eines Neurologen, daß die Pupillendiagnostik ein neurologisches und kein ophthalmologisches Gebiet sei, dahin interpretieren wollte, daß der Augenarzt die Beurteilung der Pupillen besser gleich dem Fachneurologen überlasse? Was bleibt dann noch für den praktischen Arzt, durch dessen Hände doch die Mehrzahl auch der Nervenkranken zuerst geht?

Was uns not tut, wenn nicht ein völliger Zerfall der ärztlichen Wissenschaft drohen soll, ist Zusammenfassung und gegenseitige Förderung, aber nicht Kompetenzstreit. Zuständig auf einem bestimmten Gebiet kann jeder werden, der sich ernstlich darum bemüht und die Möglichkeit und Fähigkeit zu exakter Beobachtung hat, denn Kompetenz ergibt sich aus der Summe von Studium und Erfahrung. Erfahrung kann man nur durch die Praxis erwerben. Dem Studium dienen Bücher und Zeitschriften. Und hier liegt nun zweifellos eine gewisse Schwierigkeit: Die Tagesliteratur der Zeitschriften ist seit vielen Jahren schon in jedem einzelnen Fachgebiet kaum mehr lückenlos zu überblicken. In den Jahren vor dem letzten Kriege erschienen in der Weltliteratur, soweit sie mir zugänglich war, jährlich allein 200–300 Arbeiten, die Nerven- und Augenheilkunde gleichzeitig angingen. In den Lehrbüchern kommen bei der ihrem Hauptzwecke entsprechenden Abstellung auf das spezielle Fachgebiet die Grenzgebiete nicht immer zu ihrem Recht. Auch die meist durchgeführte Aufteilung des Stoffes nach anatomischen Gesichtspunkten und die Bearbeitung der einzelnen Kapitel durch verschiedene Autoren, wie sie gegenwärtig fast die Regel ist, sind einer vertieften Orientierung abträglich, denn den mit der Materie noch nicht recht Vertrauten kann es leicht verwirren, wenn er z. B. über einen bestimmten Punkt von zwei verschiedenen Autoren voneinander scheinbar oder wirklich abweichende Meinungen vertreten sieht, ohne schon selbst entscheiden zu können, ob es sich dabei um wesentliche oder unwesentliche Seiten des in Frage stehenden Problems handelt.

Ausführlich ist der jeweilige Stand unseres Wissens in den Handbüchern dargestellt. Die Aufgabe dieser Werke, das Schrifttum möglichst vollständig zu berücksichtigen, läßt eine gewisse Breite nicht vermeiden. Dem Arzt, der angesichts eines ihn beschäftigenden Krankheitsfalles sein Wissen über ein bestimmtes Sondergebiet auffrischen möchte, ist aber mit zeilenlangen Zitationen von Autorennamen nicht gedient. Außerdem würde er die ihn im Augenblick interessierenden Angaben meist aus verschiedenen Abschnitten der vielbändigen Sammelwerke zusammensuchen müssen. Vor allem aber stehen Handbücher immer nur einer sehr begrenzten Zahl von Ärzten zur Verfügung.

Ohne die Problematik mancher Fragen aus dem Gebiet der Ophthalmo-Neurologie zu verkennen, bin ich im Interesse der Geschlossenheit der Darstellung bestrebt gewesen, nicht zu viele der bei umstrittenen Fragen aufgestellten Hypothesen anzuführen. Ich habe mich vielmehr darauf beschränkt, den Standpunkt zu vertreten, der mit meinen persönlichen Erfahrungen am besten übereinstimmt, oder den ich im Schrifttum am überzeugendsten begründet gefunden habe. Eine Auseinandersetzung mit abweichenden Ansichten gehört nicht in diesen Rahmen.

Namensnennungen sind im allgemeinen nur dann erfolgt, wenn Eigennamen zur Kennzeichnung von Krankheitsbildern oder Symptomenkomplexen sich so eingebürgert haben, daß sie ein fester Begriff geworden sind, oder wenn einem einzelnen Forscher ein besonderes Verdienst für die Entdeckung, Abgrenzung oder Deutung eines Symptoms zuzuerkennen ist.

Auf Literaturangaben wurde ganz verzichtet. Wer die Absicht hat, Detailfragen erschöpfend zu studieren oder selbst wissenschaftlich zu bearbeiten, wird immer auf die Handbücher zurückgreifen müssen (Bumke-Foerster: Handb. d. Neurologie, Schieck-Brückner: Kurzes Handb. d. Ophthalmologie; für das ältere Schrifttum Graefe-Saemisch: Handb. d. Augenheilkunde, Wilbrand-Saenger: Neurologie des Auges). Zu diesem eingehenderen Studium des ärztlich und naturwissenschaftlich gleich interessanten und reizvollen Gebietes anzuregen, ist mit einer der Gründe, aus denen das Buch geschrieben wurde.

Durch diese Gesichtspunkte sind Zweck und Umfang der Darstellung begrenzt. Ich habe versucht, zwischen handbuchartiger Breite und kompendiöser Kürze die Mitte zu halten. Das Buch ist für den Allgemeinpraktiker ebenso gedacht wie für den praktischen Nerven- und Augenarzt, soll aber, wie ich hoffe, auch dem älteren Medizinstudenten nützlich sein. Anordnung und Gliederung des Stoffes weichen von der üblichen etwas ab, schienen mir aber so meiner Absicht am dienlichsten. Die doppelte Betrachtungsweise vom neurologischen Augensymptom und von der Nervenkrankheit mit Augensymptomen aus ist die gegebene, weil viele Augensymptome bei mehreren Krankheiten vorkommen und bei der einzelnen Nervenkrankheit erst die Kombination der verschiedenen Augenzeichen untereinander und mit anderweitigen Symptomen zur Diagnose leitet und die Differentialdiagnose ermöglicht.

Um für den Einzelfall das Buch auch zur raschen Orientierung und zum Nachschlagen geeignet zu machen, wurde auf eine detaillierte Ausgestaltung des Sachregisters Wert gelegt.

Augensymptome bei Nervenkrankheiten

1. Kapitel

Sehnervenerkrankungen I

Die anatomische Nomenklatur trägt dem histologischen Aufbau des Opticus Rechnung durch die Bezeichnung *Fasciculus opticus* anstelle von *Nervus opticus.* Der Name Sehnerv und die von ihm abgeleiteten deutschen und lateinischen Bezeichnungen wie Sehnervenscheiden, Sehnervenkopf, Sehnervenentzündung (Neuritis), Sehnervenschwund u. ä. sind aber so fest im ärztlichen Sprachgebrauch verwurzelt, daß es künstlich und gewaltsam wäre, sie ganz aus dem medizinischen Schriftdeutsch zu verbannen und durch Sehbündel, Encephalitis oder Fasciculitis optici usw. zu ersetzen. Wir werden deshalb die alten Bezeichnungen weiter mit verwenden und die daran vom Anatomen gerügte Unkorrektheit in Kauf nehmen. Tatsächlich ist der Opticus entwicklungsgeschichtlich kein peripherer Nerv, sondern eine nach außen verlagerte *Gehirnbahn.* Auch im Gewebsaufbau unterscheidet er sich von den übrigen Hirnnerven. Zunächst ist er bis zum Bulbus von allen drei Hirnhüllen umgeben, die man hier als Sehnervenscheiden bezeichnet. Die derbe äußere Duralscheide kleidet den knöchernen Canalis opticus als Periost aus und geht am hinteren Augenpol in die Lederhaut über. Zwischen der harten und der den Opticus überziehenden weichen Hirnhaut wird der Zwischenscheidenraum durch die zarte Arachnoidea unterteilt. Der Zwischenscheidenraum steht mit den Liquorräumen des Gehirns in freier, wenn auch nur spaltförmiger, Kommunikation und ist selbst von Liquor erfüllt. Die Pia umschließt straff den Nervenstamm und entsendet eine große Anzahl bindegewebiger Septen in ihn hinein, die sich ihrerseits in Septen 2. und 3. Ordnung aufspalten und als ein vielkammeriges Netzwerk die Nervensubstanz durchsetzen. Mit dem Septenwerk dringen die Blutgefäße der Pia ein. Die Nervenfasern sind in einen Gliafaserfilz eingebettet, dessen feine Ausläufer sich an der Grenze des einzelnen Nervenbündels zu einer gliösen Grenzmembran zusammenschließen. Diese gliöse Grenzmembran schließt das ektodermale Nervengewebe gegen das mesodermale Septensystem ab. Durch sie hindurch findet also der Nährstoffaustausch statt. Im Tierversuch hat sich nachweisen lassen, daß innerhalb des Gliafaserfilzes ein Saftstrom aus der Netzhaut bis in die Liquorräume des Schädelinneren fließt. Beim Menschen sind ähnliche Verhältnisse anzunehmen.

Etwa 1 cm hinter dem hinteren Augenpol tritt die aus der Arteria ophthalmica entspringende *Art. centralis retinae,* von der gleichnamigen Vene begleitet, in den Opticus ein. Die Zentralgefäße durchschreiten den Zwischenscheidenraum und dringen durch die Gefäßpforte in den Nervenstamm ein. Sie verlaufen in dessen Achse zur Papille und verteilen sich von ihr aus, im Gefäßtrichter auftauchend, in die Netzhautverzweigungen. Zusammen mit den sie umgebenden perivascularen Räumen werden die Zentralgefäße während ihres Verlaufs innerhalb des Nerven als *Axialstrang* bezeichnet. Auch der Axialstrang ist durch die gliösen Grenzmembranen von dem eigentlichen Nervengewebe getrennt.

Hinsichtlich des Nervenfaserverlaufes interessiert uns hier zunächst nur der Verlauf des papillomacularen, besser *maculopapillaren, Bündels*, der Fasern, die von der Stelle des schärfsten Sehens kommen. Seine Fasern, die entsprechend ihrer besonderen physiologischen Wertigkeit einen verhältnismäßig sehr großen Teil der Gesamtfasermasse ausmachen, treten von der Macula her in den temporalen Sektor der Papille ein. Im weiteren Verlauf rücken sie mehr nach der Tiefe zu und verlaufen dann in der Nervenachse bis ins Chiasma. Die axiale Lage in den hinteren Abschnitten des Opticus bringt es mit sich, daß das maculopapillare Bündel durch Ernährungsstörungen allgemeiner Art verhältnismäßig leicht in Mitleidenschaft gezogen wird.

Die praktisch bedeutungsvollsten Sehnervenveränderungen im Zusammenhang mit Nervenkrankheiten sind die *Neuritis retrobulbaris*, die *tabische Opticusatrophie* und die *Stauungspapille.*

Die **Neuritis retrobulbaris** (N. retrob.) beginnt klinisch für gewöhnlich ziemlich plötzlich mit einer Sehstörung, die in schweren Fällen schnell hochgradig werden und selbst zu (vorübergehender) praktisch vollständiger Erblindung führen kann. In der Regel ist zunächst nur ein Auge betroffen. Die Sehstörung wird von dem Erkrankten schon in den ersten Anfängen bemerkt, weil sie zuerst und am stärksten die Gesichtsfeldmitte, also den Bereich des schärfsten Sehens betrifft (*Zentralskotom*) (Abb. 1). Das hat subjektiv zur Folge, daß ein Gegenstand, der im peripheren Gesichtsfelde die Aufmerksamkeit erregt hat, z. B. das Zifferblatt einer Uhr, in dem Augenblick zu verschwinden scheint, in dem der Blick darauf gerichtet wird, und erst wieder sichtbar wird, wenn der Patient daran vorbeiblickt. Der Gesichtsfeldausfall kann entweder gleich absolut sein für alle Qualitäten, Weiß und Farben, oder zwar die Farben vollständig, Weiß aber nur im Sinne einer relativen Herabsetzung betreffen, überhaupt verschiedene Stadien der Intensität durchlaufen. Das zentrale Sehvermögen ist in den meisten Fällen stark herabgesetzt, etwa auf Fingerzählen oder das Erkennen von Handbewegungen dicht vor dem Auge. Bei sehr großer Ausdehnung des Zentralskotoms wird unter Umständen nur noch der Unterschied zwischen hell und dunkel wahrgenommen. Seltener kommt es vor, daß der Gesichtsfeldausfall nicht das Gesichtsfeldzentrum, sondern die benachbarten Bezirke betrifft *(Parazentralskotom)*. In solchen Fällen kann die zentrale Sehschärfe unbeeinträchtigt bleiben.

Die *Sehstörung* ist das durchaus *führende* subjektive Krankheitszeichen. Weniger auffallend, wenn auch oft vorhanden, sind *Schmerzen bei Augenbewegungen*. Manchmal besteht auch von vornherein ein ausgesprochenes allgemeines Krankheitsgefühl.

Die objektive Augenuntersuchung ergibt im akuten Stadium oft kaum Abweichungen von der Norm.

Den subjektiven Schmerzen bei Augenbewegungen entspricht nicht selten auch eine *Schmerzhaftigkeit bei passivem Zurückdrängen des Bulbus in die Augenhöhle.* Ist die Sehstörung schon erheblich, so läßt sich eine Herabsetzung des direkten Lichtreflexes des erkrankten Auges bei normal ausgiebiger konsensueller Verengerung auf Belichtung des nicht erkrankten Auges nachweisen *(amblyopische Pupillenreaktion)*. Die Pupille des kranken Auges ist dann gelegentlich deutlich weiter als die andere. Bei schwerster beidseitiger Erkrankung können auch beide Pupillen weit und lichtstarr werden (amaurotische Starre).

Auch *mit dem Augenspiegel* brauchen krankhafte Veränderungen im akuten Stadium nicht sichtbar zu sein. Gerade solche Fälle haben die Bezeichnung N. „retrobulbaris" veranlaßt. Eine mehr oder weniger ausgesprochene Rötung der Papille mit vermehrter Gefäßfüllung ist aber doch ein recht häufiger Befund. In manchen Fällen kommt es sogar zu einer ausgesprochenen *Neuritis intraocularis* mit verwaschenen Papillengrenzen und Blutungen. Tritt dann noch eine Anschwellung des Sehnervenkopfes mit meßbarer Prominenz auf, so entstehen Augenhintergrundsbilder, die von Stauungspapille oft kaum zu unterscheiden sind. Auf ihre Abgrenzung von der eigentlichen Stauungspapille oder Hirndruckpapille kommen wir noch zurück.

Der *Verlauf* der N. retrob. ist abhängig von dem Grundleiden, dessen Symptom sie ist, denn sie ist niemals eine völlig selbständige Erkrankung. Für gewöhnlich ist der Krankheitsablauf ein schubweise rezidivierender, doch scheint die Sehnervenerkrankung in bestimmten Fällen ein einmaliges Ereignis zu bleiben. Ein grundsätzlicher Unterschied zwischen der letzten Art und dem einzelnen Schub bei rezidivierender N. retrob. ist klinisch nicht vorhanden. In beiden Fällen pflegt nach schneller Entwicklung der subjektiven und objektiven Erscheinungen der Höhepunkt alsbald überschritten zu werden und die Besserung einzusetzen, die ihrerseits ebenfalls rasch fortschreitet und zu weitgehender, meist sogar vollständiger Wiederherstellung der Funktion führt. Der Grad der primären Funktionsstörung sagt weder über die voraussichtliche Dauer noch über die Wahrscheinlichkeit eines bleibenden Defektes Sicheres aus. Schwerste Sehstörungen können binnen weniger Tage weichen und leichtere auf ihrem relativen Höhepunkte eine Woche und länger andauern. Geringe Funktionsausfälle in Gestalt leichter Herabsetzungen der Sehschärfe oder relativer Skotome für Weiß oder nur für Farben können auch in den Fällen, die schließlich wieder volle Funktion erreichen, über Wochen und selbst Monate nachweisbar bleiben. Schließlich ist noch zu sagen, daß gerade in den Fällen, die als einmaliges Ereignis imponieren, verhältnismäßig oft eine Heilung mit Defekt eintritt und daß selbstverständlich bei häufig sich wiederholenden Schüben mit jedem Rezidiv die Wahrscheinlichkeit irreparabler Dauerschäden größer wird. Auch diese Funktionseinbußen erreichen aber glücklicherweise selten hohe Grade. Einen praktischer Blindheit gleichzusetzenden dauernden Funktionsverlust habe ich unter mehreren hundert Fällen von multipler Sklerose nur zweimal gesehen.

Objektiv wird mit dem Augenspiegel meistens auch bei den Fällen, die im akuten Stadium ein normales Augenhintergrundsbild boten, später eine *atrophische Verfärbung der scharf begrenzten Papille* sichtbar. Sie betrifft hauptsächlich den temporalen Teil der Sehnervenscheibe und führt dann zu dem bekannten und charakteristischen Befund der *temporalen Abblassung*. Bei dieser Diagnose ist aber stets im Auge zu behalten, daß auf Grund anatomischer Besonderheiten (Gefäßverteilung u. a.) der temporale Abschnitt der Papille schon normalerweise etwas blasser ist als die übrigen. Übrigens wird unter dem Einfluß wiederholter Schübe auch die nasale Papillenhälfte sichtlich atrophisch, so daß bei langer Dauer des Leidens das Bild einer kompletten Opticusatrophie sich ausbilden kann.

Pathologisch-anatomisch kommen fast nur Spätstadien der Sehnervenerkrankung zur Untersuchung, weil das zugrunde liegende Leiden als solches nur bei ganz bestimmten Verlaufsformen zum Tode führt. So findet man als beherrschendes Merkmal einen *fleckweisen Markscheidenverlust* (Abb. 20) der Opticusfibrillen. Er kann erhebliche Ausmaße erreichen und steht manchmal in überraschendem Gegensatz zu der Geringfügigkeit oder kurzen Dauer der klinischen Funktionsstörung. Außer dem Opticusstamme ist mit Vorliebe das *Chiasma* betroffen, ohne daß mit gleicher Häufigkeit entsprechende Gesichtsfeldstörungen klinisch zur Beobachtung kämen. Im akuten Stadium der N. retrob. spielen ohne Zweifel entzündliche Vorgänge mit, jedenfalls in den Fällen, in denen es zu sichtlicher Rötung und Schwellung der Papille kommt. Hier bewirkt ein weit vorn im Opticus gelegener Herd ein kollaterales Ödem der Papille und Behinderung der Zirkulation in den Zentralgefäßen, die ja im vorderen Teil innerhalb des Opticusstammes verlaufen.

Aus den anatomischen Untersuchungen ist nicht ohne weiteres ersichtlich, weshalb die Funktionsstörung des Maculopapillarbündels das klinische Bild so völlig beherrscht, denn die nachweisbaren histologischen Veränderungen beschränken sich ja durchaus nicht, wie etwa die elektive Wirkung gewisser Gifte (Alkohol), auf diesen Faserzug, sondern nehmen regellos ausgedehnte Bezirke des ganzen Querschnittes ein. Wir müssen wohl annehmen, daß entweder diese physiologisch so besonders bedeutungsvollen Fasern, die die Stelle des schärfsten Sehens mit dem Zentralorgan verbinden, infolge ihrer hochdifferenzierten Tätigkeit gegen allgemeiner einwirkende Schädlichkeiten besonders wenig widerstandsfähig sind, oder daß die Ernährungsbedingungen in den axialen Bezirken des Opticus, innerhalb deren das Maculopapillarbündel weiter hinten verläuft, durch den primären Krankheitsprozeß am stärksten beeinträchtigt werden.

Als *Grundkrankheit* der N. retrob. kommen in erster Linie diejenigen Erkrankungen in Frage, die auch im Zentralnervensystem histologisch durch ausgedehnte Entmarkungsprozesse gekennzeichnet sind, d. h. die Gruppe der entzündlichen Nervenkrankheiten, die vorwiegend an der weißen Substanz sich abspielen. Wir erinnern uns dabei, daß ja auch der Opticus eigentlich eine weiße Gehirnbahn ist.

Die Hauptvertreter dieser Krankheitsgruppe sind die *multiple Sklerose* und die *Encephalomyelitis disseminata.*

Beginnen wir mit der letztgenannten Krankheit. Es handelt sich bei ihr um einen meist akut verlaufenden Prozeß, der klinisch von den akuten Verlaufsformen der multiplen Sklerose (m. S.) nicht zu unterscheiden ist. Wenn trotzdem eine Trennung der beiden Krankheiten beibehalten wird, so ist außer manchen histologischen Streitpunkten maßgebend, daß es bei der akuten Encephalomyelitis disseminata (E. m. d.) tatsächlich zu einer Dauerheilung, wenn auch oft mit Defekt, zu kommen scheint, während wir bei der akuten m. S. eben nur den ersten dramatischen Schub dieses Leidens vor uns haben, dem, wenn er glücklich überstanden wird, später weitere Schübe und chronisches Siechtum folgen.

Am Auge finden wir bei den *akuten* Verlaufsformen häufiger als sonst sichtbare Veränderungen am Augenhintergrund im Sinne einer *Neuritis intraocularis.* Weiter ist die anfängliche Sehstörung meist erheblich und relativ oft der Sehnervenprozeß beidseitig, so daß es zeitweise zu völliger Erblindung mit amaurotischer Pupillenstarre kommen kann.

Der übrige neurologische Befund kann sich vor oder nach der Sehnervenerkrankung ausbilden, immer aber in ziemlich engem zeitlichem Zusammenhang mit ihr. Neben mannigfaltigen neurologischen Zustandsbildern gibt es Fälle, in denen die Neuritis optica fast oder überhaupt das einzige nachweisbare Symptom bleibt, und die nur dadurch als E.m.d. erkennbar werden, daß sie innerhalb von Gruppenerkrankungen auftreten, wie sie der E.m.d. manchmal eigentümlich sind.

Mit den anderweitigen neurologischen Ausfallserscheinungen teilt die N. retrob. bzw. N. optica die Neigung zu klinisch vollständiger Heilung, evtl. mit Defekt in Gestalt bleibender Sehstörung, Restskotom usw.

Natürlich ist es schwer, strenggenommen sogar unmöglich, sowohl hinsichtlich des akuten Krankheitsvorganges als ganzem, wie der N. retrob. im besonderen, im Einzelfalle sicher zu entscheiden, ob es sich um ein isoliertes Ereignis oder um den ersten Schub eines langdauernden Krankheitsgeschehens handelt. Zum mindesten scheint aber so viel sicher zu sein, daß nach Überstehen einer heftigen akuten Erkrankung dieser Art die Wahrscheinlichkeit einer Dauerheilung größer ist, als bei von vornherein milderem Verlauf der ersten Krankheitszeichen.

Die *multiple Sklerose* ist die eigentliche Domäne der Neuritis retrobulbaris. Die Sehnervenerkrankung ist hier praktisch deshalb so äußerst bedeutungsvoll, weil sie ein ausgesprochenes *Frühsymptom* ist. Sie kann den übrigen neurologischen Erscheinungen um Jahre, ja um Jahrzehnte vorausgehen. Allerdings ist hier eine ähnliche Unsicherheit, wie sie eben bei der E.m.d. erörtert wurde: wenn ohne „Brückensymptome" zwischen erstem und zweitem Krankheitsschube 30 Jahre verlaufen, so hat eine Neuerkrankung wohl die gleiche Wahrscheinlichkeit für sich wie die Annahme eines kontinuierlichen Krankheitsgeschehens.

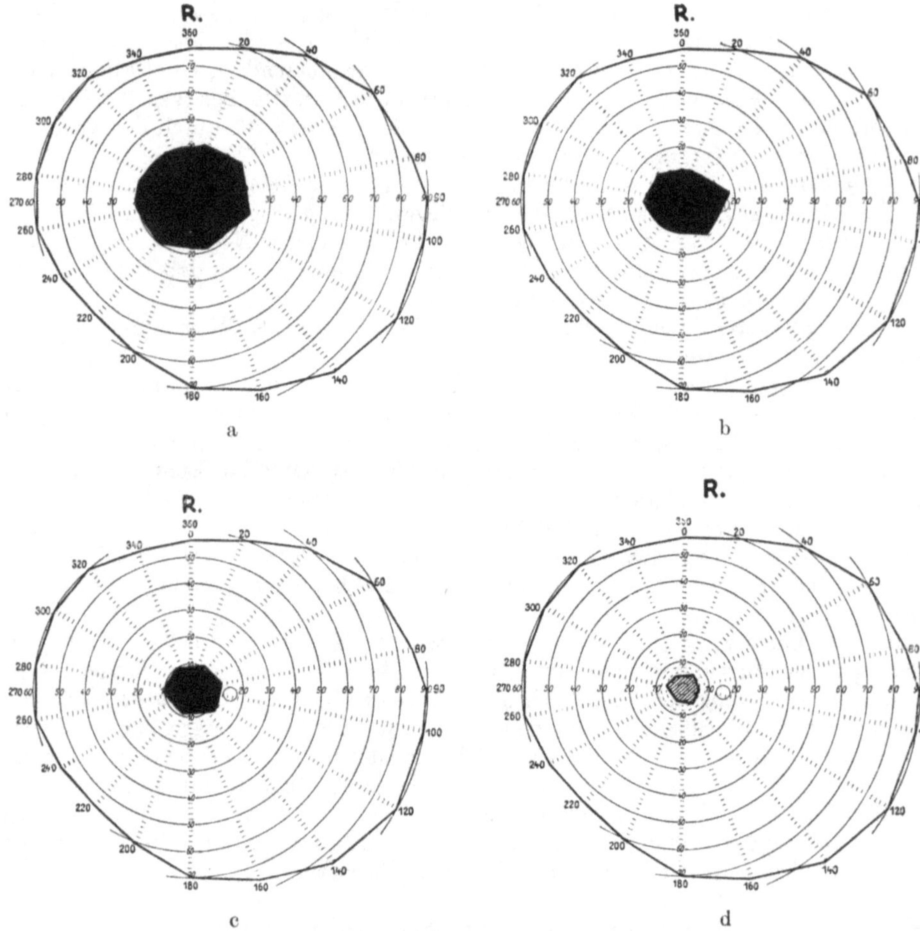

a b

c d

Abb. 1 a–d. Rückbildung eines Zentralskotoms bei retrobulbärer Neuritis, schematisiert

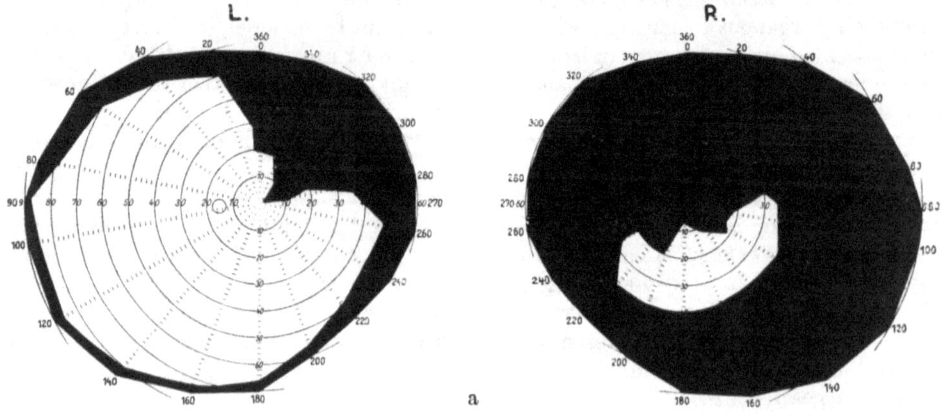

a

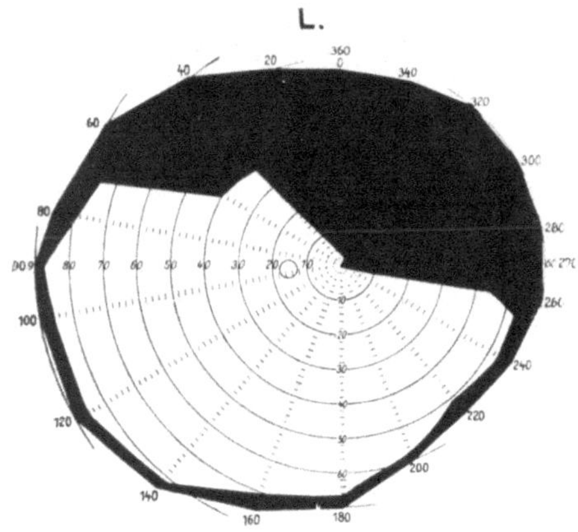

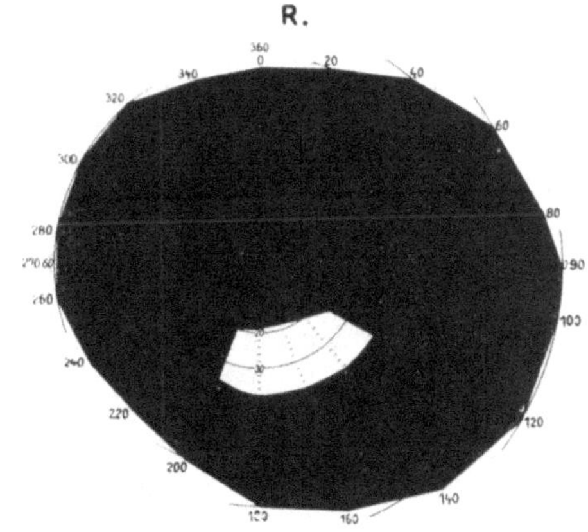

b

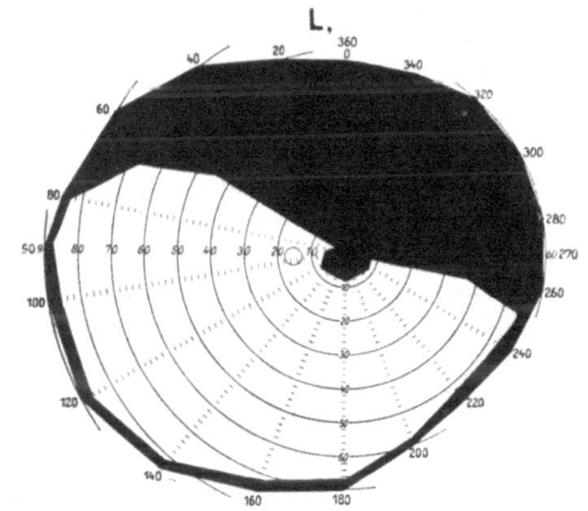

c

Abb. 2 a—e. Verfall des Gesichtsfeldes bei tabischer Opticusatrophie. Die Gesichtsfeldaufnahmen sind in Abständen von etwa 2 Monaten gemacht. Ab c war das rechte Auge vollständig erblindet. Am linken Auge erfolgt gleich anfangs ein sektorenförmiger Einbruch nach der GF-Mitte, die bei c erreicht wird. Dann erfolgt ein zweiter Einbruch von unten her

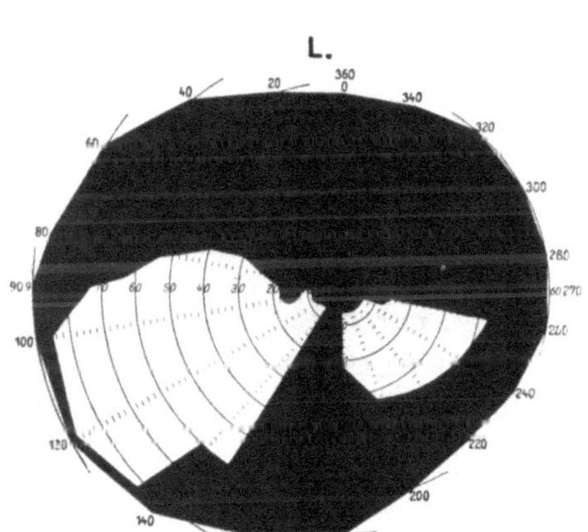

d

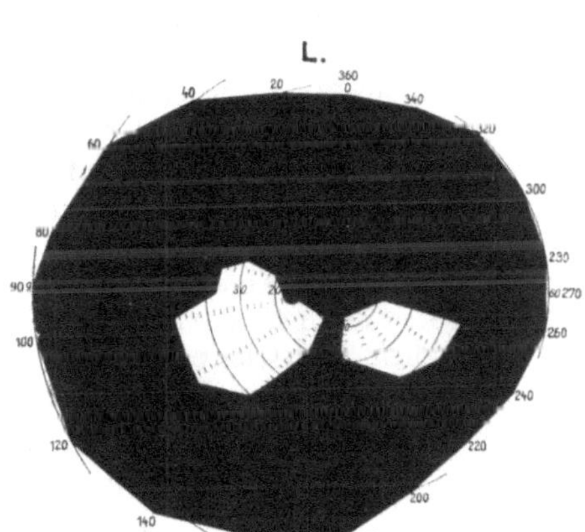

e

Jedenfalls ist die Feststellung von nicht zu unterschätzendem Wert, *daß das Auftreten einer N. retrob., besonders in ihrer leichten, bald vorübergehenden Form, in mehr als 4/5 der Fälle das erste klinische Zeichen einer multiplen Sklerose ist.* Gar nicht so selten wird der Sehnervenerkrankung wegen ärztliche Hilfe nicht einmal in Anspruch genommen, weil das schnelle Wiederverschwinden der Sehstörung den Kranken über die Ernsthaftigkeit des Ereignisses täuscht. Beim späteren Manifestwerden anderweitiger neurologischer Zeichen oder eines neuen Schubes der N. retrob. bringt dann erst die Augenspiegeluntersuchung oft die Erklärung für eine in der Anamnese angegebene vorübergehende Augenstörung durch die Feststellung einer deutlich ausgeprägten temporalen Abblassung der Papille, die natürlich zu ihrer Ausbildung einige Zeit braucht und deshalb nicht von dem frischen Schube herrühren kann, der den Patienten zum Arzt geführt hat.

Bei der akuten m.S. kommt es relativ häufig zu einer Steigerung des Schädelinnendrukkes unter dem Einfluß der intrakranialen Entzündung. Dann kann das Augenhintergrundsbild durch das Auftreten einer echten *Stauungspapille* kompliziert werden. Bei der chronischen m. S. sind Schwellungserscheinungen an der Papille selten. Der Augenhintergrund ist entweder bei der ersten Untersuchung noch normal, oder es besteht bereits von einem früheren u.U. kaum bemerkten Schube her eine temporale Abblassung.

Der vorherrschenden Stellung von multipler Sklerose und Encephalomyelitis disseminata in der Ätiologie der N. retrob. gegenüber fallen andere Ursachen, wie etwa der *Diabetes*, verhältnismäßig wenig ins Gewicht. Für die Sehnervenbeteiligung bei Tumoren der vorderen Schädelgrube und der Hypophyse, Intoxikationen usw. ist die Bezeichnung Neuritis retrob. überhaupt fehl am Platze.

Theoretisch sollte man annehmen, daß bei den nahen örtlichen Beziehungen, in die der Opticus während seines Verlaufes durch den knöchernen Kanal zu den *Nasennebenhöhlen* tritt, von deren Schleimhaut ihn oft nur dünnste Knochenlamellen trennen, Entzündungen dieser pneumatischen Räume eine erhebliche Gefährdung für den Sehnerven bedeuten müßten. Die Diskussion über diesen Infektionsmodus ist jahrelang recht lebhaft gewesen und die *rhinogene Ätiologie* der N. retrob. m.E. zeitweise stark überschätzt worden. Die Beweiskraft des Hauptargumentes dafür, der häufige Heilerfolg operativer endonasaler Eingriffe, wird stark beeinträchtigt einmal durch die für die N. retrob. an sich schon besonders charakteristische Neigung zu spontanen Remissionen und Heilungen, und zweitens dadurch, daß die therapeutische Wirksamkeit der Operationen an Nase und Nebenhöhlen sehr wohl auch auf dem Wege einer reflektorisch ausgelösten Verbesserung der Durchblutung der erkrankten Sehnervenabschnitte erklärt werden kann. Trotzdem ist nicht zu bezweifeln, daß eine Erkrankung des Opticus von einer Nebenhöhlenentzündung aus vorkommt, wenn sie auch – gemessen an der Häufigkeit chronischer und akuter Nebenhöhlenaffektionen – wohl doch als selteneres Ereignis bezeichnet werden muß. Als Besonderheiten des klinischen Erscheinungsbildes dieser rhinogenen N. retrob. werden angegeben die verhältnismäßige Häufigkeit sichtbarer Entzündungs- bzw. Schwellungserscheinungen an der Papille und – entsprechend dem Eindringen der Erkrankung von nasal in den Nervenstamm – das Auftreten sektorenförmiger Gesichtsfelddefekte, die das Zentralskotom mit der Peripherie verbinden.

Bei der guten Prognose des einzelnen Schubes einer N. retrob. ist die Einleitung einer besonderen örtlichen Behandlung, von evtl. rhinologischen Ursachen abgesehen, meist nicht notwendig. Überdies besitzen wir ein spezifisches Therapeutikum bisher gegen die Sehnervenerkrankung ebensowenig wie gegen das Grundleiden. Trotzdem werden wir bestrebt sein, den Krankheitsprozeß am Opticus möglichst abzukürzen bzw. die für seine Spontanheilung günstigsten Verhältnisse zu schaffen. Als Maßnahme mit diesem Ziele haben sich bewährt: Im akuten Stadium möglichste Ruhigstellung der Augen durch eine Lochbrille, wie wir sie bei Netzhautablösung anwenden, und Verbesserung der Zirkulationsbedingungen im Sehnerven. Sie wird reflektorisch durch Einlegen eines adrenalingetränkten Gazestreifens in den unteren Nasengang für 20 Minuten nach vorheriger Kokainisierung erreicht.

Geht bei der N. retrob. die Funktionsstörung der Ausbildung eines sichtbar abnormen ophthalmoskopischen Befundes voraus, so pflegt bei der **tabischen Opticusatrophie** (tab. OA.) der Augenspiegelbefund voll ausgeprägt zu sein, ehe der Kranke überhaupt eine Sehstörung bemerkt. Es kommt immer wieder einmal vor, daß der Augenarzt bei einem Patienten, der etwa zur Bestimmung einer Lesebrille kommt und außer seiner Presbyopie tatsächlich noch keinerlei Sehstörungen hat, zu seiner Überraschung das unverkennbare Bild der primären Opticusatrophie vorfindet: die Papille scharf begrenzt, von weißer oder grauweißlicher Farbe, oft mit besonders deutlicher Sichtbarkeit der Tüpfelung der Lamina cribrosa, Gefäße zunächst noch völlig normal. Die Tabes spielt bei der Erzeugung dieses Hintergrundsbildes eine so überragende Rolle, daß man früher die einfache OA. vielfach schlechthin als „tabische" bezeichnete.

Die zufällige Entdeckung einer subjektiv symptomlosen tab. OA. ist natürlich doch ein seltenes Ereignis. Als feste Regel kann man aber aufstellen, daß dann, *wenn die ersten Sehstörungen den Kranken zum Arzt führen, der Augenspiegelbefund schon voll ausgebildet ist.* Treten bei einem Patienten mit tabesverdächtigen Symptomen Sehstörungen ohne sichtbare OA. auf, so ist geradezu an der Diagnose zu zweifeln und mindestens an eine Komplikation z. B. mit Lues cerebri zu denken.

Setzt die Funktionsstörung bei der tab. OA. erst einmal ein, so führt sie früher oder später unaufhaltsam zur Erblindung. Wohl sind Stillstände und leichte Remissionen auch im Verlauf dieses Sehnervenleidens möglich; sie können sogar u. U. mehrere Jahre anhalten; dann aber setzt der Verfall der Funktion wieder ein bis zur völligen Vernichtung des Visus. Auch die Therapie (s. unten) vermag daran bisher leider nichts Nennenswertes zu ändern.

Der *klinische Verlauf der Sehstörungen* bei der tab.OA. stellt eine Art Negativ dessen bei der N. retrob. dar. Der Funktionsverfall beginnt in der *Peripherie* mit einer schneller oder langsamer fortschreitenden Gesichtsfeldeinschränkung (Abb. 2), während das zentrale Sehvermögen verhältnismäßig lange ungestört bleiben kann. Die periphere Einschränkung schreitet entweder gleichmäßig konzentrisch oder häufiger ungleichmäßig gegen die Gesichtsfeldmitte vor. Oft erfolgt ziemlich früh ein sektorenförmiger Einbruch gegen das Zentrum. Dann tritt meist ziemlich bald auch eine Herabsetzung der zentralen Sehschärfe ein. Das gleiche ist der Fall, wenn bei zunächst noch relativ erhaltenen Weißgrenzen die Farbgrenzen stark schrumpfen, denn auch dieses Symptom zeigt an, daß die Schädigung bereits den ganzen Querschnitt der Nerven ergriffen hat. Das frühe Auftreten eines zentralen Skotoms bei Tabes ist trotz ausgedehnter Erkrankung des Opticusquerschnittes eine so große Seltenheit, daß es wiederum die Diagnose hinsichtlich des Sehnervenprozesses in Frage stellt. Die schließliche Vernichtung auch des zentralen Sehens erfolgt nicht durch einen isolierten Ausfall, sondern so, daß die Gesichtsfeldeinschränkung von der Peripherie her das Zentrum erreicht.

Das Tempo des Fortschreitens der Funktionsstörung kann sehr wechseln. Dramatisch-foudroyanten Verläufen stehen andere gegenüber, in denen ein zögerndes und von Stillständen unterbrochenes Fortschreiten sich über Jahre hinzieht. Merkwürdig oft tritt nach völliger Erblindung eines Auges ein längerer Stillstand an dem noch sehenden Auge ein, wie überhaupt der Verlauf an beiden Augen sehr verschieden sein kann. Aber auch die jahrelang erhalten gebliebenen Gesichtsfeldreste entgehen ihrem Schicksal nicht auf die Dauer.

Wurde schon erwähnt, daß die *Therapie* bisher ohne überzeugende Erfolge ist, so muß leider noch hinzugefügt werden, daß nach bestimmten therapeutischen Maßnahmen im

Gegenteil rapide Verschlechterungen so oft beobachtet sind, daß der Verdacht eines ursächlichen Zusammenhanges sich aufdrängt. So sind besonders nach Salvarsanbehandlung und im Verlaufe von Malariakuren immer wieder katastrophale Funktionseinbußen vorgekommen.

Welcher *pathologisch-anatomische* Prozeß liegt nun diesem äußerst bösartigen klinischen Verlauf zugrunde? Da die vitale Prognose der Tabesfälle mit OA. im Gegensatz zu dem Sehnervenleiden selbst recht günstig ist, sind es wieder vorwiegend spätere Stadien des Opticusprozesses, die zur histologischen Untersuchung anfallen und aus denen wir unsere Schlüsse ziehen müssen. In der Pia und den von ihr ausgehenden Septen scheinen sich die wichtigsten und primären Veränderungen abzuspielen, während die Befunde an den zugrunde gegangenen Nervenfasern uncharakteristisch sind. In Übereinstimmung mit dem klinischen Ablauf haben histologische Befunde, die in Einzelfällen an der Sehbahn von interkurrent an anderen Krankheiten gestorbenen Tabikern in relativ frühen Stadien des Sehnervenleidens erhoben werden konnten, den Beweis erbracht, daß der Prozeß in der *Peripherie* des Nervenstammes beginnt und nach innen zu fortschreitet. Auch bei den vereinzelten Befunden von *Spirochäten* bei tab. OA. fanden sich diese nicht in der eigentlichen Nervensubstanz, sondern innerhalb der Pia mater. Beweisen derartige Funde auch ebenso wie der Erregernachweis im Zentralnervensystem, daß die Tabes eine echte Spirochätenkrankheit ist, so ist das Vorhandensein der Parasiten in den atrophischen Optici doch zu spärlich und unregelmäßig, als daß man in den Veränderungen eine direkte Wirkung der Spirochäten sehen dürfte.

Legen wir diese ziemlich spärlichen morphologischen Tatsachen unseren *pathogenetischen* Deutungsversuchen zugrunde, so ist aus ihnen wohl höchstens abzuleiten, daß eine *Schädigung des Ernährungsapparates des Opticus* eine wesentliche Rolle im Krankheitsgeschehen spielt. Ohne daß es schon möglich wäre, eine unwiderlegliche Erklärung zu geben, läßt folgende Vorstellung sich aus dem unentschiedenen Streit der Meinungen als vorläufig der Wahrheit am nächsten kommend herausschälen: In einem bestimmten Krankheitsstadium kommt es vielleicht gerade dadurch, daß eine große Menge Spirochäten – etwa unter dem Einfluß der spezifischen Therapie – zugrunde gehen, zum vorübergehenden Auftreten von Giftstoffen aus der Substanz der abgestorbenen Erreger. Diese Giftstoffe schädigen die gliösen Grenzmembranen im Opticus so, daß sie ihrer physiologischen Funktion, der Vermittlung des Nährstoffaustausches zwischen mesodermalem Septenwerk und Nervensubstanz, nicht mehr zu genügen vermögen. Dann müssen die Nervenfasern, von ihren Nährstoffquellen abgesperrt, früher oder später zugrunde gehen. Jedenfalls überwiegen die primär degenerativen Veränderungen die gelegentlich gefundenen diskreten Entzündungsvorgänge an pathogenetischer Bedeutung. Diese Vorstellung läßt sich mit allen Eigentümlichkeiten der tab. OA. in Einklang bringen. Sie erklärt auch überzeugend, wie es gerade nach intensiven spezifischen Behandlungsmaßnahmen (Salvarsan) zu plötzlichem rapidem Verfall des Sehvermögens kommen kann. Ebenso ist damit der gelegentliche deletäre Einfluß von Malariakuren auf den Visus vereinbar. Während der Impfmalaria tritt bei den meisten Kranken eine Blutdrucksenkung ein, die extreme Werte erreichen kann. Eine schon vorhandene Schädigung der gliösen Grenzhäute wird unter diesen Umständen natürlich leicht klinisch zuerst in Erscheinung treten. Die Blutdrucksenkung allein reicht zu einer (retinalen) Erklärung der Funktionsstörung nicht aus, denn sie kann auch von Tabikern überstanden werden, ohne daß Sehstörungen aufträten.

Überzeugende und besonders länger andauernde Behandlungserfolge habe ich weder selbst gesehen noch sind sie mir aus dem Schrifttum bekannt geworden. Trotzdem wird man gegenüber der dem Kranken drohenden Erblindung nicht tatenlos die Hände in den Schoß legen wollen. Doch sollten Behandlungsversuche unbedingt vom Augenarzt durchgeführt oder mindestens mit überwacht und die Regel „primum nil nocere" im Auge behalten werden. In keinem Falle wird dem Patienten ein Dienst damit erwiesen, daß man in ihm unberechtigte Hoffnungen erweckt, denen eine um so grausamere Enttäuschung folgen muß. Vielmehr ist es wertvoll, wenn rechtzeitig und unter Ausnutzung der letzten Sehreste die technischen Fähigkeiten erworben werden, die es auch dem Blinden durchaus ermöglichen, sich noch als ein nützliches Glied der menschlichen Gesellschaft zu fühlen.

Wenn von den entzündlichen Erkrankungen des Opticus die Neuritis retrobulbaris, von den degenerativen die tabische Opticusatrophie zuerst herausgegriffen wurden, so geschah das der überragenden praktischen Bedeutung dieser beiden ophthalmoneurologischen Zeichen wegen. Den zahlreichen Opticusatrophien anderer Ätiologie wird ein eigener Abschnitt gewidmet. Auf die übrigen **Sehnervenerkrankungen entzündlichen Ursprungs** kommen wir jetzt noch einmal zurück.

Schon bei der Erwähnung der rhinogenen Neuritis retrob. gedachten wir der Möglichkeit des Übergreifens einer Entzündung der Umgebung, dort der Nasennebenhöhlen, auf den Opticus. Mit größerer Regelmäßigkeit kommt es zu einer Beteiligung des Sehnerven bei *orbitalen Entzündungsprozessen*, bei denen der Nervenstamm immerhin noch durch die derbe Duralscheide geschützt ist, und *entzündlichen Erkrankungen der Schädelbasis*, die auf die ungeschützte intrakraniale Verlaufsstrecke des Sehnerven direkt einzuwirken vermögen, seien es nun akute Eiterungen wie bei der *Meningitis* durch Meningokokken, Pneumokokken, Tuberkelbazillen und andere Erreger oder chronisch granulierende Entzündungen, wie etwa die basale luische Meningitis oder Meningoencephalitis.

In allen diesen Fällen wird die Entzündung zunächst die Nervenhülle angreifen *(Perineuritis)* und dann von der Peripherie her dem Septenwerke folgend ins Nerveninterstitium eindringen *(Neuritis interstitialis peripherica)*. Das Vordringen gegen die Nervenachse kann konzentrisch erfolgen oder an einzelnen Stellen schneller, an anderen langsamer. Spielt der Prozeß sich am vorderen Abschnitt des Opticus ab, wie es beim Eindringen meningitischer Produkte in den Blindsack des Zwischenscheidenraumes geschehen kann, so wird das temporal noch ziemlich oberflächlich gelegene maculopapillare Bündel früher gefährdet, und es kommt durch Alteration der Gefäße und Fortleitung der Entzündung papillenwärts häufiger und in stärkerem Ausmaße zu sichtbaren Veränderungen am Fundus. Sind hauptsächlich die hinteren Abschnitte ergriffen, so wird das Maculopapillarbündel infolge seiner hier bereits axialen Lage von der Entzündung selbst zuletzt erreicht, und auch sichtbare Papillenveränderungen werden oft fehlen oder gering sein.

Diesen Krankheitsvorgängen im Gewebe entspricht klinisch in der Funktion ein Überwiegen peripherer Gesichtsfelddefekte in Gestalt konzentrischer Einschränkung oder sektorenförmiger Einsprünge und die verhältnismäßige Seltenheit frühzeitiger und besonders isolierter macularer Störungen (Zentralskotom), zumal bei weiter hinten gelegenem Entzündungsmaximum. Mit dem Augenspiegel findet man im ersten Falle oft eine ausgeprägte *Neuritis* des Sehnervenkopfes mit Rötung, Schwellung, Gefäßerweiterung und auch Blutungen, die nach ihrem Abklingen eine mehr oder weniger ausgesprochene *neuritische Atrophie* hinterläßt; im zweiten einen zunächst normalen Hintergrundsbefund oder leichte Hyperämie und verwaschene Grenzen der Papille, später – nicht so selten als erste sichtbare Veränderung der vorher normal aussehenden Sehnervenscheibe – eine atrophische Abblassung mit scharfen oder leicht verwaschener Begrenzung der Papille.

Von den *Grundkrankheiten*, die zu einer Neuritis optici führen, wurden oben bereits einige genannt. Hinzuzufügen sind noch die *traumatischen Hirnhautentzündungen* und die *Meningitiden* nach Durchbruch eines Hirnabszesses zur Basis, direkt oder durch Vermittlung des Ventrikelsystems, sowie die *Arachnoiditis optico-chiasmatica* (s. S. 105). Nur bei der letztgenannten Erkrankung und bei der *basalen Lues* ist im allgemeinen eine genauere Kontrolle des Gesichtsfeldbefundes durchführbar. Bei den anderen Meningitiden wird der Allgemeinzustand eine Funktionsprüfung meist verbieten, so daß intra vitam die Sehnervenbeteiligung nur dann diagnostiziert wird, wenn sie mit sichtbaren Papillenveränderungen einhergeht.

Als seltenes Vorkommnis sei schließlich noch angefügt, daß es bei metastasierenden eitrigen *allgemeinen Blutinfektionen* (Sepsis) auch zur Ansiedlung eines oder multipler wirklicher *Abszesse* im Sehnervenstamm und selbst in der Papille kommen kann. Eine Funktionsprüfung wird auch bei diesen Zuständen selten oder nie möglich sein, doch dürfte in der Regel eine ophthalmoskopisch erkennbare Neuritis intraocularis bestehen.

Die **Stauungspapille** ist die mit dem Augenspiegel sichtbare Auswirkung eines erhöhten Schädelinnendruckes (Abb. 3). Will man jeden Zweifel und die Verwechslungsmöglichkeit mit ophthalmoskopisch ähnlichen Befunden anderer Entstehungsursache ausschließen, so spricht man besser von Hirndruckpapille. *Hirndruck* entsteht durch ein Mißverhältnis in der Kapazität der unnachgiebigen Schädelkapsel zum Volumen ihres Inhaltes infolge Hirnschwellung, Hirnödem, Liquorvermehrung oder Liquorstauung (Hydrocephalos externus und internus).

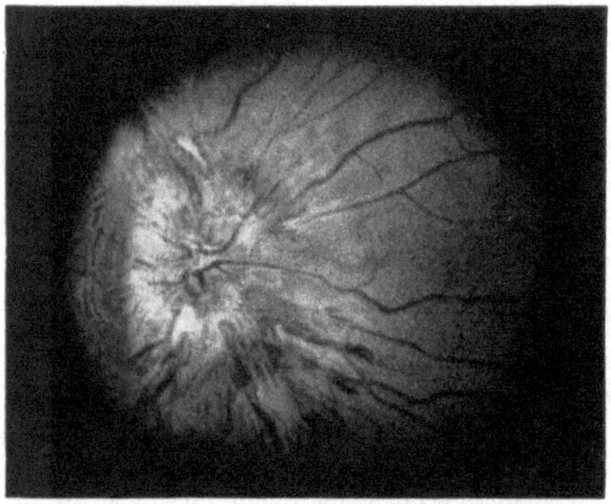

Abb. 3. Frische vollentwickelte Stauungspapille (Augenhintergrundsphoto)

Welche Möglichkeiten hat ein erhöhter Hirndruck, sich auf die Papille auszuwirken? Nach den einleitenden anatomischen Bemerkungen kommen vor allem zwei in Frage: 1. Da der Zwischenscheidenraum des Opticus mit den Liquorräumen des Cavum cranii in Verbindung steht, wird bei Drucksteigerung im Innern der starren Knochenkapsel des Hirnschädels der Liquor hierhin ebenso ausweichen wie nach dem spinalen Duralsack. Während aber der spinale Duralsack relativ aufnahmefähig und außerdem dehnbar ist, ist die geringe Dehnbarkeit der Sehnervenscheiden bald erschöpft, und der Liquordruck lastet in ganzer Höhe auf dem Nervenstamm. An der Eintrittsstelle der Zentralgefäße findet er eine Stelle minderer Widerstandsfähigkeit. Er kann hier eindringen und in den perivascularen Räumen bis in die Papille vordringend den Sehnervenkopf aufblähen und den Abfluß des Blutes durch die Zentralvene behindern. Der häufige anatomische Befund einer ampullenförmigen Auftreibung der Sehnervenscheiden und von Veränderungen in den Perivascularräumen der Zentralgefäße sprechen für die Wirksamkeit dieses Mechanismus. 2. Der Abfluß des Saftstromes innerhalb des Nerven, genauer innerhalb des Gliafaserfilzes, bis ins Schädelinnere muß natürlich eine Rückstauung erfahren, wenn der Liquordruck pathologisch gesteigert ist. Für die Mitwirkung dieser Teilursache am Entstehen der Papillenschwellung sprechen besonders Ergebnisse von Tierexperimenten.

Wahrscheinlich wirken meist mehrere Komponenten, z. B. auch physikalisch-chemische Momente, wie sie zur Hirnschwellung führen, an der Ausgestaltung des Hintergrundsbildes im Einzelfalle zusammen, wenn mir auch die Druckübermittlung durch den Liquor an Bedeutung an erster Stelle zu stehen scheint. Sie wirkt sich u. a. auch auf den Blutdruck in den Zentralgefäßen aus, auf deren Außenseite der Liquordruck im Zwischenscheidenraum ja direkt lastet. Die Beurteilung des Druckes in der leichter beeinflußten

Zentralvene z. B. spielt eine wichtige Rolle bei der Frühdiagnose eines sich entwickelnden Hirndruckes.

Bleiben wir gleich bei diesem Symptom. Das erste ophthalmoskopische Zeichen bei der Entwicklung einer Stauungspapille (Stp.) ist eine *Venenerweiterung* infolge erhöhten Veneninnendruckes. Mit geeigneten Instrumenten hat man diese Venendruckerhöhung gemessen und in direkter Abhängigkeit von der durch Lumbalpunktion bestimmten Liquordruckhöhe gefunden. Der Erfahrene kann aber auch schon durch Abschätzung des Venendruckes zu wichtigen diagnostischen Schlüssen geleitet werden.

Man verfährt dabei so, daß man durch sanften Fingerdruck während des Augenspiegelns den intraocularen Druck so weit erhöht, daß die in solchen Fällen primär nicht vorhandene physiologische Pulsation der Venenendstücke auf der Papille eben sichtbar wird. Die Kraft, die dabei aufgewandt werden muß, gestattet einen Rückschluß auf die Höhe des Venendrucks.

Der Venenerweiterung folgt bei Fortdauer oder Zunahme der Ursache ein Unscharfwerden, eine *Verwaschenheit der Papillenbegrenzung.* Sie wird meist am oberen Rande zuerst erkennbar, breitet sich aber bald nach nasal und unten aus. In den gefäßarmen temporalen Papillenabschnitten tritt eine Schwellung verhältnismäßig spät und in zunächst geringerem Grade auf.

Aus diesen Anfängen entwickelt sich dann in von Fall zu Fall wechselnder Schnelligkeit und Ausgeprägtheit unter Zunahme der Venenstauung und -schlängelung, Fortschreiten der Schwellung zu sicht- und meßbarer *Prominenz*, Hinzutreten von streifigen und fleckigen *Blutungen* und Einlagerung abnormer Substanzen in das geschwollene Papillengewebe (weiße Herde), das Vollbild der Stauungspapille. Bei der reinen, nicht durch anderweitige periphere Zirkulationsstörungen (z. B. bei Nierenleiden) komplizierten Hirndruckpapille ist die Schwellung *auf die Papille und ihre nächste Umgebung beschränkt.* Sie ragt pilzhutförmig in den Glaskörper vor. Die Prominenz vermag erhebliche Grade zu erreichen. Man kann sie *messen*, wenn ein Refraktionsaugenspiegel zur Verfügung steht. (Von der Höhe der Prominenz ist die Entfernung bis zur Hornhaut, also die optische Bulbusachse, kürzer als von der benachbarten Netzhautoberfläche, die Refraktion demnach hyperoptischer. Deshalb drückt man den Grad der Prominenz in Dioptrien aus.) Prominenzen von 8 oder 10 D. kommen nicht so selten vor. Das entspricht einer reellen Vorragung der Papille von 2 bis 3 mm in den Glaskörperraum. Bei einem Durchmesser der Sehnervenscheibe von etwa 1,5 mm ist das ein recht erheblicher Betrag, der schwerlich durch passive Rückstauung allein erklärbar ist, vielmehr das Wirken einer aktiven Kraft, also wahrscheinlich des Liquordruckes, voraussetzt. Trotz einer grundsätzlichen Ähnlichkeit aller Stauungspapillen untereinander kann das Aussehen doch von Fall zu Fall innerhalb gewisser Grenzen wechseln. Fast durchsichtig glasigen Schwellungen ohne sichtbare Blutungen stehen Bilder gegenüber, in denen eine mächtige Erweiterung und scheinbare oder auch tatsächliche Vermehrung kleinster Gefäße auf der Papille fast an Wundernetzbildung erinnert oder bei denen massenhafte streifige und flammige Blutungen vorhanden sind, die allerdings im Gegensatz zum Bilde bei der Zentralvenenthrombose auf die Papille und ihre nächste Umgebung beschränkt sind. Auch Zahl und Art der Herde ist in den Fällen, wo sie überhaupt vorhanden sind, verschieden. Trübungen und weiße Flecke im geschwollenen Gewebe können örtlichen Ernährungsstörungen oder der Stockung der Gewebsflüssigkeit und der damit zusammenhängenden Ablagerung im Stoffwechsel nicht verbrannter Substanzen ihre Entstehung verdanken. Es kann sogar einmal zur Ausbildung einer Sternfigur in der Maculagegend kommen, wie sie sonst für die Retinitis albuminurica als charakteristisch angesehen wird. Bisher ist es noch nicht möglich, aus dem verschiedenen Aussehen der Stauungspapillen bestimmte Rückschlüsse auf Eigenarten der zugrunde liegenden Schädlichkeiten zu ziehen, weil die Bedingungen, unter denen die einzelnen Spielarten zur Ausbildung kommen, noch zu schwer überschaubar sind.

Zur *differentialdiagnostischen Abgrenzung* der Hirndruckpapille von ophthalmoskopisch ähnlichen Zuständen ist folgendes zu sagen: Es gibt eine seltene angeborene Fehlbildung der Papille, die sog. *Pseudoneuritis*, welche der Stp. täuschend ähnlich sehen kann. Allerdings sind die Gefäße bei der Pseudoneuritis meist normal und, wenn schon stark geschlängelt (Tortuositas vasorum congenita), mindestens nicht gestaut. Dem Erfahrenen gestattet oft auch die eigentümliche Kompaktheit des prominenten Papillengewebes bei der Pseudoneuritis die Diagnose allein mit dem Augenspiegel. Ist eine sofortige sichere Entscheidung nicht möglich, so muß längere Beobachtung und die Heranziehung der zahlreichen hirndiagnostischen Verfahren, über die wir heute verfügen, eine Klärung bringen. Das Gleiche gilt von der Unterscheidung der Stp. von einer anderen angeborenen Anomalie, den *Drusen der Papille.* Der Sehnervenkopf weist bei dieser Fehlbildung mehr oder weniger zahlreiche, rundliche, weißgelbliche, stärker oder schwächer prominente Gebilde von der Größe zwischen etwa $^1/_8$ und $^1/_3$ des Papillendurchmessers auf, die man recht treffend mit den erstarrten Tropfen an einer Kerze heruntergelaufenen Stearins verglichen hat. Schwierigkeiten in der Abgrenzung dieses Befundes von Stp. können sich nur einstellen, wenn sehr viele Drusen vorhanden sind. Wenn man aber nur einmal den eigentümlichen matten Perlglanz der körnigen Herde, die zu einer höckerigen Fläche zusammenfließen können, mit Bewußtsein gesehen hat, werden sich nur selten längerdauernde Zweifel ergeben.

Die Schwellungszustände am Sehnervenkopf, die im Verlaufe von *Gefäß-Nierenleiden* auftreten können, sind zwar sicher zum Teil durch das Vorliegen einer wirklichen Hirndrucksteigerung mitbedingt (z. B. bei der sog. eklamptischen Urämie), aber durch Zirkulationsstörungen in der peripheren Strombahn kompliziert. Deshalb pflegt bei diesen Erkrankungen die Papille nicht wie bei Tumor cerebri steil aus dem Netzhautniveau vorzuspringen, sondern die Schwellung mehr allmählich in die Umgebung überzugehen. Meist wird ja auch der übrige Netzhautbefund, vor allem an den Gefäßen, die Diagnose richtig lenken und im Zweifelsfalle die Allgemeinuntersuchung sie sichern.

Es wurde schon erwähnt, daß die akute N. retrob. zu Stp.-ähnlichen Hintergrundsbefunden führen kann, wenn der Entzündungsherd weit vorn im Opticus liegt. Im allgemeinen kommt es bei diesen Fällen zwar nicht zu starker Prominenz, und die Venenstauung ist weniger ausgeprägt; doch gibt es Befunde, bei denen eine sichere Differentialdiagnose mit dem Augenspiegel allein nicht zu machen ist. Dann entscheidet die Funktionsprüfung: Eine *N. retrob.*, die so heftig ist, daß sie eine Papillenschwellung zur Folge hat, geht immer mit einer *Sehstörung*, meist sogar erheblichen Grades, einher. Bei der *Stp.* setzt die Funktionsstörung erst *spät* ein. Im ersten Falle ist zuerst und am stärksten die *Gesichtsfeldmitte* betroffen (Zentralskotom), im letzten setzt der Funktionsverfall von der *Peripherie* her mit einer konzentrischen Gesichtsfeldeinschränkung ein.

Die schon im Frühstadium der Stp. gelegentlich vorkommenden, wahrscheinlich zirkulatorisch bedingten, schnell vorübergehenden zeitweisen *Verdunkelungen* sind so flüchtiger Art, daß sie zu einer Verwechselung mit einer Entzündungsschädigung des maculopapillaren Bündels kaum Anlaß geben werden.

Der *Verlauf der Stp.* hängt vom Grundleiden ab. Zu einer Schädigung der Nervenfasern führt auch ein hoher Hirndruck mit starker Papillenschwellung erst spät. Man kann Hirndruckpapillen monatelang unter Beobachtung behalten, ohne daß eine nennenswerte Funktionsstörung einträte. Ganz wirkungslos ist eine so lange Druckbelastung trotzdem nicht; denn setzt schließlich die nachweisbare Schädigung mit einer peripheren Einschränkung des Gesichtsfeldes ein, so schreitet sie meist um so schneller fort. Der Ausgang ist endlich auch hier, wenn das Grundleiden fortbesteht, die völlige Erblindung. Verschwindet die Ursache von selbst oder durch erfolgreiche Behandlung, so kann sich eine etwa schon vorhandene periphere Gesichtsfeldeinschränkung zurückbilden; ist der Funktionsverfall aber schon weit fortgeschritten, so geht oft trotz der Druckentlastung auch der Rest noch verloren. So weit darf man es also möglichst nicht kommen lassen.

Ophthalmoskopisch setzt bei längerem Bestande der Stp. früher oder später eine atrophische Abblassung der Papille ein. Sie schreitet allmählich zum Bilde der *Atrophie nach Stauungspapille* fort, oder wie man nach einem alteingebürgerten Sprachgebrauch auch wohl sachlich nicht ganz zutreffend sagt, zur *neuritischen Opticusatrophie*. Sie ist von der einfachen OA. dadurch zu unterscheiden, daß bei ihr infolge Trübung des Papillen- und des unmittelbar angrenzenden Netzhautgewebes durch den Krankheitsprozeß die Grenzen der Papille unscharf erscheinen und die Fleckenzeichnung der Lamina cribrosa sclerae ebenfalls verdeckt ist. Die Schwellung des Papillengewebes wird mit fortschreitender Atrophie geringer, kann aber noch lange erkennbar bleiben. Bei völliger Atrophie mit Erblindung sind die eigentlichen Stauungserscheinungen in dem zugrunde gegangenen Gewebe nicht mehr zu bemerken.

Selbst bei deutlicher atrophischer Verfärbung braucht eine Funktionsstörung nicht zu bestehen, wenn die schädigende Ursache, der erhöhte Hirndruck, nicht mehr vorhanden ist. Ein Zeichen überstandener Stp. bleibt oft auch ohne Atrophie in Gestalt einer von der Papille mehr oder weniger weit in die Peripherie reichenden *weißlichen Einscheidung der Gefäße* dauernd bestehen. Die weißen Begleitstreifen verdanken ihre Entstehung Veränderungen in den perivascularen Räumen.

Nach der oben gegebenen Begriffsbestimmung der Stp. können zu diesem Hintergrundsbilde alle Erkrankungen führen, die mit einer pathologischen Steigerung des Schädelinnendruckes einhergehen. Sie *können!* Es *muß* sich nämlich *nicht* jede intrakraniale Drucksteigerung auf die Papille übertragen. Wenn auch der Liquor die Hauptrolle bei der Druckübertragung spielt, so haben wir doch nicht einfach hydrodynamische Vorgänge vor uns. Einmal bringen es die komplizierten topographischen Verhältnisse der Liquorzysternen und Liquorspalträume mit sich, daß in verschiedenen Regionen innerhalb des Cavum cranii verschiedene Druckhöhen bestehen können. Zweitens ist es möglich, daß Krankheitsprozesse, die an der Einmündungsstelle der Canales optici in die Schädelhöhle lokalisiert sind, als örtliche Schranken einer Druckauswirkung auf dem Wege der Sehnervenscheiden entgegenwirken.

Der *positive* Befund einer Stp. ist deshalb bei Verdacht auf Hirndrucksteigerung diagnostisch *entscheidend*, während das *Fehlen* sichtbarer Hintergrundsveränderungen eine Hirndrucksteigerung *nicht völlig ausschließt*. Praktisch ist die Koinzidenz von Hirndruck und Stauungspapille glücklicherweise der bei weitem häufigere Fall.

Unter den zu Stp. führenden *Ursachen* steht sowohl nach absoluter wie nach relativer Häufigkeit der *Hirntumor* an erster Stelle. Auch hier muß wieder einschränkend bemerkt werden, daß nicht jeder Tumor und der einzelne Tumor nicht in jedem Stadium seiner Entwicklung Hirndruck verursacht, der positive Befund von Papillenveränderungen gegenüber dem negativen also diagnostisch das größere Gewicht hat. Andererseits lassen sich bei Tumor cerebri auch gerade aus dem Vorhandensein oder Fehlen von Stp. manchmal diagnostische Schlüsse auf den Sitz und damit in bestimmten Fällen sogar auf die Art der Neubildung ziehen.

Die *Tumoren der hinteren Schädelgrube* führen am regelmäßigsten und frühsten zur Ausbildung von Stp. und zu den höchsten Graden von Prominenz. Das hängt damit zusammen, daß Geschwülste in diesem Bereich schon bei noch verhältnismäßig geringer Ausdehnung die Hauptabflußwege des Liquors (Aquaeductus Sylvii) und des Hirnvenenblutes (Vena magna Galeni) behindern und dadurch Rückstauung im Ventrikelsystem (Hydrocephalos internus) und Stauungsödem der Hirnsubstanz mit Volumsvermehrung bewirken.

Einen gewissen Gegensatz dazu bilden die *Tumoren der vorderen Schädelgrube*, bei denen auf die Gesamtzahl gesehen Stp. am häufigsten fehlt oder erst spät auftritt. Forscht man den Bedingungen nach, von denen hier das Bestehen oder Fehlen einer Stp. abhängt, so ergibt sich, daß bei Tumoren der Konvexität und im Marklager des Stirnlappens Stp. bei Vorhandensein von Hirndruck mit der gleichen Regelmäßigkeit auftritt wie bei jeder anderen Lokalisation im Großhirn. Dagegen findet man bei Tumoren an der Stirnhirn*unterfläche* und der vorderen *Schädelbasis* trotz nachweisbarer Hirndrucksteigerung oft *einfache Atrophie* ohne Stauung, aber mit frühzeitiger *Funktionsstörung*. Ohne Zweifel rührt das daher, daß hier durch den Krankheitsprozeß einerseits der Opticus direkt bedrängt und geschädigt wird, andererseits dem Liquor durch das mechanische Hindernis der Zutritt zu den Sehnervenscheiden verwehrt wird. Besonders einleuchtend treten diese Verhältnisse hervor, wenn bei einseitiger Entwicklung eines Basistumors auf der Tumorseite Sehstörung und OA. auftritt, während sich als Folge des allgemeinen Hirndruckes auf der Gegenseite eine Stp. entwickelt (sog. *Foster Kennedy*scher Symptomenkomplex). Wird dieser Befund noch durch das Vorliegen einer einseitigen Anosmie ergänzt, so kann man daraus fast mit Sicherheit ein Meningeom der Olfactoriusrinne diagnostizieren (s. S. 108).

Die *Geschwülste der mittleren Schädelgrube* stehen wie räumlich so auch an Häufigkeit und Ausgeprägtheit der Stp. zwischen denen der hinteren und vorderen Schädelgrube.

Eine Sonderstellung nehmen die *Tumoren der Hypophysengegend* ein. Bei ihnen tritt wie bei den Neubildungen der vorderen Schädelgrube und wohl auch aus den gleichen Gründen bei intra- und para ellarem Sitz äußerst selten Stp., in der Regel OA. auf. Dazu kommt gegebenenfalls der charakteristische Gesichtsfeldbefund bitemporal-hemianopischer Skotome oder vollständiger bitemporaler Hemianopsie. Nur bei suprasellarer Geschwulstentwicklung werden Papillenschwellungen wieder häufiger. Dafür sind aber auch die übrigen Augensymptome bei den suprasellaren Tumoren weniger regelmäßig und ausgeprägt.

Obgleich die Stp. nicht selten *Seitenverschiedenheiten* der Prominenz aufweist, ist es doch nicht möglich, derartige Unterschiede für die Seitendiagnose des Tumors zu verwerten, denn auf Grund der komplizierten Ausbreitungsverhältnisse von Druckschwankungen innerhalb der Liquorräume kann es durchaus vorkommen, daß die Prominenz der Stp. auf der dem Tumorsitz entgegengesetzten Seite größer ist, wenn auch die höhere Vorwölbung auf der Tumorseite das häufigere Verhalten darstellt.

An praktischer Bedeutung als Ursache einer Stp. folgt dem Tumor zunächst der *Hirnabszeß*. Neben dem sonst häufigsten *otogenen* Abszeß im Schläfenlappen oder Kleinhirn wird jetzt nach den zahlreichen Schädelschußverletzungen des Krieges der *traumatische Spätabszeß* noch für einige Jahre mehr in den Vordergrund treten. Der Einfluß der Lokalisation des Krankheitsherdes auf Häufigkeit und Grad der Papillenschwellung ist grundsätzlich der gleiche wie bei T. cerebri, nur werden bei den entzündlichen Prozessen die Druckausgleichsverhältnisse oft noch durch meningeale Verklebungen weiter kompliziert.

Auch *bei frischen Hirnverletzungen* ist es wichtig, auf das Vorliegen einer Stp. zu achten. Kommt es schon während der ersten 24—48 Stunden zur Entwicklung einer Hirndruckpapille, so ist mit größter Wahrscheinlichkeit damit zu rechnen, daß entweder ausgedehnte Hirnzertrümmerungen vorhanden sind oder eine arterielle Blutung andauert. Im letzten Falle wird u. U. das Leben des Patienten von der Augenspiegeluntersuchung abhängen, die den rechtzeitigen operativen Eingriff veranlaßt. Die Ende der ersten bis Mitte der zweiten Woche etwa auftretenden Papillenschwellungen stellen die Auswirkung einer sozusagen normalen Reaktion der Hirnsubstanz auf die durchbohrende Verletzung dar (s. S. 101) und werden als solche nicht Anlaß zu operativen Maßnahmen sein, während später sich entwickelnde Stauungserscheinungen an der Papille wieder den Verdacht einer Komplikation (Abszeß, Meningitis) erwecken müssen. Es braucht nicht besonders hervorgehoben zu werden, daß primäre und operative Schädeldachdefekte und die durch sie möglichen Ausweichbewegungen der Hirnmasse (Hirnprolapse) die intrakranialen Druckverhältnisse in der verschiedensten Weise beeinflussen.

Bei den *Meningitiden* verschiedener Ätiologie kommt Stp. zwar vor, doch ist ihr Zustandekommen von mancherlei Zufälligkeiten abhängig. Besonders bei basalen Hirnhautentzündungen verhindern oft entzündliche Verklebungen eine Auswirkung des etwa vorhandenen Hirndruckes auf die Papille. Außerdem zeigt das Vorhandensein einer Stp. eben nur das Bestehen einer Hirndrucksteigerung an, ohne über die Ursache etwas auszusagen. In diesen Fällen ist es diagnostisch bedeutungsvoller, wenn die Entzündung direkt auf den Opticus übergreift und unter Hinzutreten einer Funktionsstörung, welche meist in der Peripherie beginnt, das Bild einer *Neuritis* (Perineuritis oder Neuritis peripherica) zustande kommt.

Weiter seien als Ursache von Stp. noch *Hydrocephalos* und *Turmschädel* erwähnt. *Hydrocephalos* ist keine selbständige Krankheit, sondern nur ein Symptom, dem meist eine der schon genannten Schädlichkeiten zugrunde liegt. Bei *Turmschädel* ist die Ursache der Hirndrucksteigerung in dem zeitweise bestehenden Mißverhältnis zwischen der Größe des wachsenden Gehirns und der infolge der vorzeitigen Nahtverknöcherung nicht entsprechend zunehmenden Kapazität der Schädelhöhle zu suchen. Ist dieses Mißverhältnis mit der Zeit durch eine automatische Wachstumssteuerung ausgeglichen, so verschwinden die Stauungserscheinungen. Häufig bleibt jedoch eine je nach Dauer und Intensität der Wuchsstörung mehr oder weniger deutliche *atrophische Verfärbung* mit unscharfer Begrenzung der Sehnervenscheibe zurück, die aber nur selten mit starker Funktionseinbuße einhergeht.

Die Stauungspapillen, die bei manchen *Blutkrankheiten (Polyzythämie, Chlorose, Leukämien, Anämien)* und bei *Gefäß-Nierenkrankheiten* zur Beobachtung kommen, sind zur Mehrzahl sicher echte Hirndruckpapillen. Ob die Hirndrucksteigerung hier eine Folge vermehrter Liquorproduktion (Hydrocephalos hypersecretorius), einer Hirnschwellung oder eines Hirnödems ist – jedenfalls ist sie durch Zirkulationsstörungen bedingt, welche die Grundkrankheiten mit sich bringen (abnorme Durchströmungsverhältnisse der Endstrombahn, abnorme Gefäßdurchlässigkeit usw.). Die Papillenveränderung hat auch in diesen Fällen mehr wissenschaftliches und kasuistisches als praktisches Interesse. Die *differentialdiagnostische Abgrenzung von der Tumorstauungspapille* wird in der Regel schon auf Grund der begleitenden *Netzhautveränderungen (Retinitis albuminurica, leukaemica* usw.) möglich sein.

Als interessanter Sonderfall sei erwähnt, daß auch *nach akuten starken Blutverlusten* gelegentlich stauungspapillenartige Hintergrundsbilder vorübergehend gesehen wurden, für deren Entstehung wohl ähnliche, nur plötzlicher wirkende Momente maßgebend sind wie bei den aufgezählten Blutkrankheiten.

Wenn einmal eine Stp. aus einer der aufgezählten Ursachen entstanden ist, so ist ihr *Verlauf* im großen und ganzen dem des Grundleidens entsprechend, d. h., bei Fortschreiten des Krankheitsprozesses und wachsendem Hirndruck nimmt die Prominenz der Papille zu, bei Rückbildung oder erfolgreicher therapeutischer Beeinflussung des Grundübels nimmt sie ab. *Es ist also in jedem Falle von Stp. nötig, regelmäßige Augenhintergrundsuntersuchungen vorzunehmen* und die Prominenz mit dem Refraktionsaugenspiegel messend zu verfolgen. Als Ausnahme von der Regel nimmt oft *nach* der erfolgreichen *Operation* von *Hirnabszessen* die Prominenz der begleitenden Stp. zunächst noch kurze Zeit *zu*, um sich erst dann endgültig zurückzubilden. Dieses Verhalten ist auf eine den Hirndruck noch wieder erhöhende Reaktion des Gehirns auf den chirurgischen Eingriff zurückzuführen. Man muß es kennen, wenn übereilte Schlüsse hinsichtlich des Operationserfolges vermieden werden sollen.

Die größte Bedeutung hat die Stp. für die Frühdiagnose von Hirntumoren besonders dann, wenn sich die Neubildung in einer sog. stummen Region des Zentralnervensystems entwickelt, also erst spät sicher faßbare neurologische Symptome macht. Die allgemeinen

Zeichen beginnenden Hirndruckes wie Kopfschmerzen, Schwindelgefühl und allgemeine Abgeschlagenheit sind ja so vieldeutig, daß mit ihnen allein nichts anzufangen ist. Eine Augenspiegeluntersuchung klärt u. U. mit einem Schlage das Bild und macht aus dem „Neurastheniker" einen dringend behandlungsbedürftigen Schwerkranken.

Ist erst einmal der erhöhte Hirndruck diagnostiziert und damit der Tumorverdacht gegeben, so ist die heutige Hirndiagnostik fast immer in der Lage, durch Encephalographie, Hirnkammerdarstellung, Arteriographie, Elektrencephalographie und andere Methoden den Tumorsitz auch dann schon zu bestimmen, wenn die Geschwulst noch klein und neurologisch symptomlos ist. Welche Vorteile sich hieraus für die operative Therapie ergeben, braucht nicht weiter ausgeführt zu werden.

Deshalb: *Bei jedem Patienten mit Kopfschmerzen unklarer Ätiologie den Augenhintergrund untersuchen!* Ein durch Frühdiagnose der operativen Heilung zugeführter Kranker wiegt die leichte Mühe von vielen „überflüssigen" Untersuchungen auf.

2. Kapitel

Sehnervenerkrankungen II

(Differentialdiagnose der Opticusatrophien)

Opticusatrophie ist an sich nur ein *Augenspiegelbefund:* Abblassung bis zur völligen Weißfärbung der Papille mit scharfer oder unscharfer Abgrenzung der Sehnervenscheibe gegen den übrigen Augengrund. Über die *Funktion* des betroffenen Auges sagt der Befund als solcher *nichts* aus. Je nach Art und Stadium des Grundleidens kann bei schneeweißer Papille ein gutes Sehvermögen und bei kaum merklicher Abblassung völlige Blindheit bestehen.

Mit der „*tabischen*" einfachen OA. und der „*neuritischen*" nach wirklicher Neuritis und nach Stauungspapille haben wir bereits die praktisch wichtigsten und häufigsten sowie als ihre hauptsächlichsten Ursachen Tabes, multiple Sklerose (und Encephalomyelitis disseminata) und Hirntumor kennengelernt. Auch auf die Abgrenzung dieser Befunde gegeneinander in Zweifelsfällen wurde bereits kurz eingegangen. Nun gibt es aber noch eine ganze Anzahl anderer Ursachen, die mehr oder weniger oft zu einer atrophischen Verfärbung der Sehnervenscheibe führen. Andererseits wissen wir, daß gerade bei Tabes und m. S. die Opticusatrophie den übrigen neurologischen Symptomen lange vorausgehen und somit für Monate oder Jahre das einzige faßbare Krankheitszeichen bei einem Patienten sein kann. Dann ist es, um die rechtzeitige Einleitung von Behandlungs- oder Schonmaßnahmen zu ermöglichen, natürlich von größter Bedeutung für den Kranken, daß die Diagnose des Grundleidens frühzeitig und richtig gestellt wird; und zu diesem Zwecke muß man eben alle Ursachen kennen, die zum Augenspiegelbilde der OA. führen können.

Beginnen wir mit der *einfachen OA.* und stellen wir deren charakteristisches Bild noch einmal hierher: Scharfe Papillengrenzen, Weißfärbung der Sehnervenscheibe, Sichtbarkeit der graulichen Tüpfelung der Lamina cribrosa sclerae, normales oder etwas allgemein verringertes Gefäßkaliber; außerdem manchmal atrophische Erweiterung der physiologischen Exkavation oder ein leichtes Einsinken des ganzen Papillengewebes *(atrophische Exkavation)*. Ist nicht die ganze Papille abgeblaßt, so spricht man von *partieller einfacher OA.*

Außer bei der Tabes und der m. S. erheben wir diesen Befund bei *traumatischer Schädigung* des Opticus sowie bei *Tumoren der vorderen Schädelgrube und der Hypophysengegend.*

Man möchte glauben, daß eine Gewalteinwirkung, welche eine OA. im Gefolge hat, unmöglich der anamnestischen Feststellung entgehen könne. Und doch kommt das durchaus vor, denn es gehört keineswegs ein schwerer Schädelbasisbruch mit Abscherung des Opticus im knöchernen Kanal dazu, um eine OA. entstehen zu lassen. Schon verhältnismäßig geringe *Traumen des Gesichtsskelettes* können bei geeigneter Stoßrichtung zu Fissuren oder Splitterabsprengungen führen, die den Nervenstamm schädigen. Aber auch bei schweren Unfällen mit wirklichem Basisbruch kann eine Sehnervenschädigung zunächst unbemerkt bleiben, wenn eine auffallende Sehstörung direkt im Anschluß an das Ereignis nicht vorhanden ist. Das ist z. B. möglich, wenn sich bei einer auf die äußeren Faserzüge des Opticus beschränkten Quetschung nur eine periphere Gesichtsfeldeinschränkung bei intaktem zentralem Sehen einstellt. Derartige Defekte können auch bei ganz beträchtlicher Ausdehnung lange Zeit unbemerkt bleiben, da die Gesichtsfelder beider Augen sich ja zum größten Teil überdecken, die Verengerung also nicht zum Bewußtsein zu kommen braucht, bis zufällig einmal das gesunde Auge aus anderen Gründen ausgeschaltet wird. Außerdem kann eine *Spätschädigung* des Opticus nach Basisfraktur durch *Callusbildung* eintreten, wenn dadurch die Lichtung des Canalis opticus sekundär eingeengt wird. In Zweifelsfällen wird man die Röntgenaufnahme des Schädels bzw. eine Sonderaufnahme der Canales optici heranziehen (Abb. 4).

Tumoren der vorderen Schädelgrube schädigen den Opticus direkt nur dann, wenn sie an der *Basis* sitzen. Vor allem kommen hier die von den Hirnhäuten ausgehenden Geschwülste und von ihnen weitaus an erster Stelle die *Meningeome* in Betracht. Die *Meningeome der Olfactoriusrinne* mit der einprägsamen Symptomkombination: OA. der Tumorseite, Stp. der Gegenseite, wurden bereits erwähnt. Eine zweite Lieblingslokalisation dieser Geschwulstart ist der *kleine Keilbeinflügel.* Auch die Meningeome des kleinen Keilbeinflügels erzeugen oft ein recht charakteristisches und bei voller Ausgeprägtheit die Diagnose nahezu sicherndes Krankheitsbild: Außer der einseitigen OA. Oculomotoriuslähmung und Exophthalmos der gleichen Seite.

Nun haben aber nicht alle Meningeome, geschweige denn alle Tumoren der vorderen Schädelgrube eine Lokalisation, die zur Entwicklung typischer Krankheitssyndrome führte, und auch die in der Gegend der Crista galli und am kleinen Keilbeinflügel erzeugen nicht in jedem Falle die geschilderten unverkennbaren Symptomenkombinationen. So ist auch in diesen Fällen wieder oft genug eine einfache OA. auf lange Zeit hinaus das einzige klinisch nachweisbare Krankheitszeichen.

Auch die Opticusatrophie bei *Hypophysentumoren* ist eine einfache Atrophie mit scharf begrenzter Papille und normalen Gefäßen. Verhältnismäßig oft, aber keineswegs immer, findet sich bei Atrophien dieser Ätiologie eine eigentümlich *steilwandige, ziemlich große, aber nicht randständige kesselartige Form der physiologischen Exkavation* der Papille. Es ist nicht erwiesen, ob es sich hierbei um eine mit dem Krankheitsprozeß im Hypophysengebiet ursächliche zusammenhängende Veränderung einer vorher anders gestalteten physiologischen Exkavation oder um eine bloße Bildungsanomalie handelt. Jedenfalls aber ist die Koinzidenz beider Erscheinungen häufig genug, um diagnostisch mit herangezogen zu werden. Die atrophische Verfärbung der Papille bei Hy. Tumor betrifft meist beide Seiten, wenn auch oft mit graduellen Unterschieden zwischen links und rechts.

Wägen wir nun ab, welche Ätiologie im Einzelfalle dem ophthalmoskopisch gleichen Bilde einer einfachen OA. zugrunde liegen kann, so ergibt sich folgendes:

Von der *tabischen* OA. unterscheiden sich die *traumatischen* Opticusatrophien und die *bei* den *Tumoren* der vorderen Schädelgrube zunächst einmal dadurch, daß sie fast immer *einseitig* und oft nur *partiell* sind. Das kommt bei der tab. OA. überhaupt extrem selten, auf die Dauer niemals vor. Bei der *Tabes* wird, wenn das Vollbild einer OA. vorliegt, kaum je eine beidseitige *Pupillenstörung* fehlen. Entweder besteht die allein schon die Diagnose

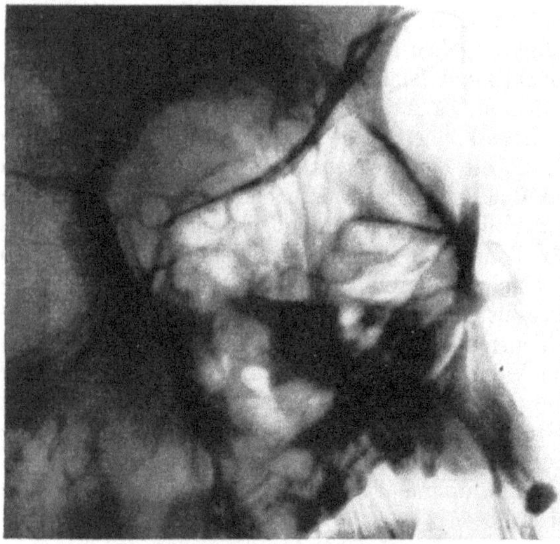

a

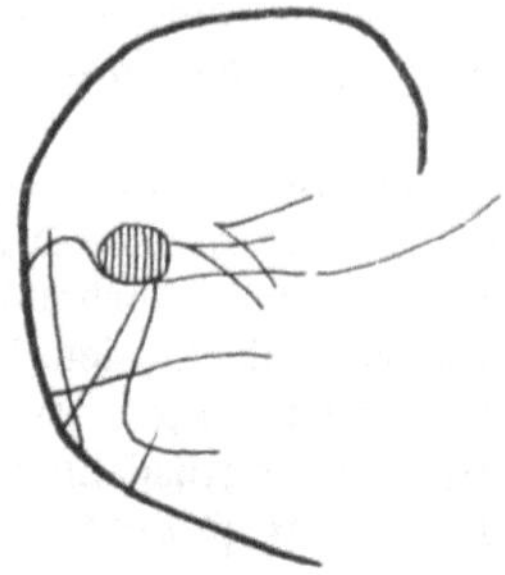

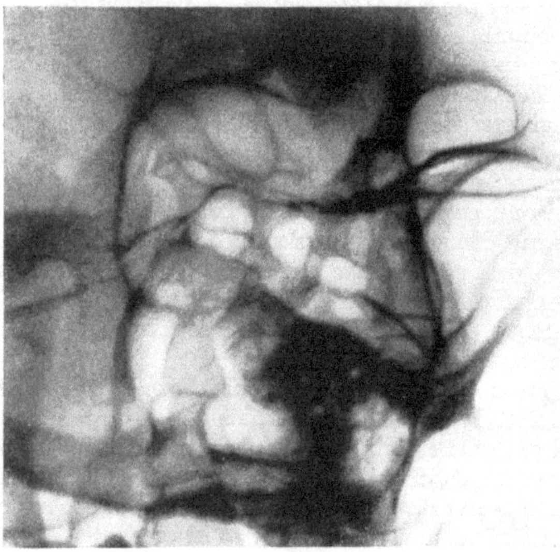

b

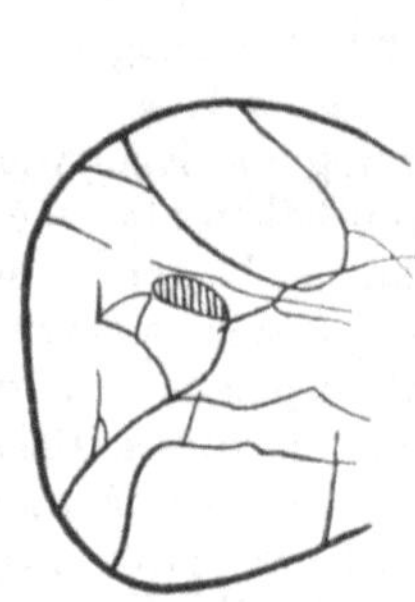

Abb. 4. Röntgenaufnahmen des Foramen opticum (nach MARCHESANI) a) normal, b) bei Schädelbasisfraktur mit Sehnervenschädigung

sichernde reflektorische Pupillenstarre mit Miosis oder eine mehr oder weniger vollständige absolute Starre. Bei *traumatischer* und *Kompressions-Atrophie* ist am kranken Auge nur der direkte Lichtreflex und entsprechend am gesunden Auge die konsensuelle Pupillenverengerung herabgesetzt oder erloschen, während am gesunden der direkte und am kranken der konsensuelle LR. normal auslösbar ist und die Konvergenzreaktion beidseits ungestört erfolgt *(amblyopische Pupillenreaktion oder amaurotische Starre)*. Die *Gesichtsfeldeinschränkung* kann bei tabischer und traumatischer OA. als konzentrische oder exzentrische und sektorenförmige periphere Einschränkung grundsätzlich ähnlich sein; sie läßt aber bei der traumatischen (von den seltenen Ausnahmen eines wachsenden Callus abgesehen) *die Progredienz vermissen*, die den tabischen Sehnervenschwund kennzeichnet. Bei *Tumorkompression* kommt es ziemlich oft zu einem frühzeitigen Erliegen der Funktion der Maculafasern mit einem resultierenden *Zentralskotom*, wie es der *tab.* OA. völlig *fremd* ist. Eine fortschreitende periphere Einschränkung kann, zumal wenn sie bei entsprechender Ausdehnung des Tumors beide Seiten betrifft, die Unterscheidung von einer tab. OA. allein nach dem Augenbefund unmöglich machen, wenn nicht eine reflektorische Starre aus der Verlegenheit hilft.

Die OA. bei *Hypophysentumoren* hat mit der tabischen oft die Beidseitigkeit gemeinsam, ist aber *zur Zeit der ersten Sehstörungen* meist noch *weniger ausgeprägt*. Neben evtl. Pupillenzeichen wird im allgemeinen die Gesichtsfelduntersuchung die Differentialdiagnose ermöglichen, die bei Hypophysentumoren ein mehr oder weniger deutliches *Chiasmasyndrom* (s. S. 37) ergibt, während bei der tab.OA., wenn überhaupt zufällig symmetrische Gesichtsfelddefekte auftreten, eher binasal-hemianopische Ausfälle beobachtet werden.

Gegenüber der partiellen oder totalen *Abblassung der Papille bei m. S.* ergeben sich differentialdiagnostische Schwierigkeiten nur, wenn ein eigentlich akutes Stadium nicht vorhergegangen ist. Dann findet sich bei den durch retrob. Neuritis bewirkten Atrophien entweder nur eine *geringfügige* Funktionsstörung, etwa ein relatives Skotom für Farben, oder eine bald zurückgehende Sehstörung. Bei OA. infolge *Trauma* oder *Tumorkompression* sind die vorhandenen Gesichtsfeldeinschränkungen und Skotome *stationär* oder *progredient*. Für die Unterscheidung von den Sehnervenschädigungen durch Hypophysentumoren sind die gleichen Gesichtspunkte maßgebend wie bei der tab. OA.

Zu den nun folgenden Opticusatrophien ist vorweg zu sagen, daß einzelne von ihnen gelegentlich ebenfalls das Bild einer einfachen Atrophie zeigen; in der Mehrzahl der Fälle jedoch ist die *Begrenzung* der Papille bei ihnen *unscharf* und die Zeichnung der Siebplatte *verdeckt*, entsprechend also dem Befunde, für den sich die Bezeichnung *neuritische Atrophie* eingebürgert hat. Nur im ersten Falle kommt eine Verwechslung mit tabischer OA. in Frage; dagegen wird bei unscharfer Papillenbegrenzung an den Folgezustand einer akuten intraocularen Neuritis oder einer überstandenen Stauungspapille zu denken sein.

In dieser Gruppe ist in erster Linie zu nennen die *OA. infolge einer basalen Meningitis* bzw. Meningo-Encephalitis auf dem Boden einer erworbenen oder kongenitalen *Syphilis*. Oft handelt es sich bei diesem Krankheitsbilde auch tatsächlich um die Folgen einer Neuritis oder einer vorübergehenden Hirndrucksteigerung. Allerdings ist diese Neuritis anderer Art als die oben geschilderte akute Neuritis bei der m. S. und E. m. d., denn sie entsteht durch Ausbreitung des basalen Entzündungsprozesses via Opticusscheiden auf den Nervenstamm, eine sog. *Perineuritis* und *Neuritis interstitialis peripherica*. Daraus ergibt sich bereits das wichtigste Unterscheidungsmerkmal gegenüber der Neuritis intra- bzw. retrobulbaris, denn die *Funktionsstörung* besteht bei der syphilitischen Neuritis, entsprechend der Lokalisation des Krankheitsprozesses, zuerst in einer *peripheren* Gesichtsfeldeinschränkung im Gegensatz zu dem *Zentralskotom* mit freier Peripherie bei der akuten Neuritis retrob. Dringt die Entzündung nicht bis zur Papille vor und schädigt nur die *hinteren* Abschnitte des Nervenstammes, so können die Papillengrenzen *scharf* bleiben. Dann ist die Abgrenzung von einer tabischen OA. allein nach dem Augenbefund nicht immer möglich, zumal die der Lues cerebrospinalis zugrunde liegende Syphilis ja auch die Ursache der Tabes ist und Pupillenstörungen, die nichts mit der Sehnervenschädigung zu tun haben, bei beiden Krankheitsbildern die Regel sind.

Meningitiden anderer Ätiologie sind als Ursache von Opticusatrophie praktisch von geringerer Bedeutung. Nur an die *Arachnoiditis opticochiasmatica* ist noch zu denken (s. S. 105). Hier sind die dieser Erkrankung eigentümlichen *Gesichtsfelddefekte* (Hemianopsia inferior und superior, bitemporalis und binasalis) differentialdiagnostisch heranzuziehen.

Die *hereditäre sog. Lebersche OA.* entwickelt sich in mittlerem Lebensalter, also zu einer Zeit, in deren erster Hälfte hauptsächlich die multiple Sklerose, in deren zweiter Hälfte die Tabes differentialdiagnostisch in Betracht zu ziehen ist. Es handelt sich um eine auf angeborener Veranlagung beruhende, meist schleichend sich entwickelnde Degeneration, die beide Augen gleichzeitig oder nacheinander befällt. Der zutage tretende Vererbungstypus ist manchmal dominant, manchmal rezessiv. Es erkranken so gut wie ausschließlich *Männer*, doch können Frauen das Leiden verdeckt vererben. Vielleicht enthält das bisher bekannte Beobachtungsgut auch verschiedene Typen, deren Differenzierung bisher nicht möglich war. Der Augenspiegel zeigt eine atrophisch verfärbte weiße oder grauweißliche Papille, deren Grenzen ohne ersichtliche Unschärfe sein können. Häufiger sind leicht oder deutlich verschleierte Papillengrenzen. Die *Funktionsstörung* betrifft hauptsächlich die *zentralen* Gesichtsfeldabschnitte, wird deshalb auch von dem Kranken verhältnismäßig früh bemerkt. Sie schreitet in wechselndem Tempo, manchmal unterbrochen von Stillständen und selbst leichten Besserungen, im ganzen aber doch unaufhaltsam fort bis zu einem Zustande, auf dem sie für Jahre und oft für die Dauer stehenbleibt. Dieser *Endzustand* kann Erblindung sein oder ihr praktisch nahekommen, doch kann auch schon nach mäßiger Funktionseinbuße ein Stationärbleiben des Prozesses eintreten. Der Allgemeinzustand weist keinerlei andere Krankheitszeichen auf, die mit dem Sehnervenleiden in Verbindung gebracht werden könnten. Oft sind es sonst blühende und kräftige Menschen, die das traurige Schicksal unheilbarer Blindheit ereilt.

Mit der *tab. OA.* hat die hereditäre OA. die unaufhaltsame *Progredienz* gemeinsam, mit der *polysklerotischen* die vorwiegende Beteiligung der *Gesichtsfeldmitte* (Zentralskotom). Umgekehrt unterscheidet das letztgenannte Kennzeichen die Lebersche von der tabischen und die Unaufhaltsamkeit ihres Verlaufes von der polysklerotischen Opticusatrophie. Die *Pupillen* weisen je nach dem Grade der Sehstörung eine mehr oder weniger deutliche *amblyopische Herabsetzung des Lichtreflexes* bei ungestörter Konvergenzreaktion auf. Andere Pupillenstörungen im Sinne einer reflektorischen oder absoluten Pupillenstarre sprechen gegen hereditäre OA. und für Tabes oder Lues cerebri.

Das entscheidende Kriterium für Lebersche OA. ist selbstverständlich der Nachweis der *Heredität.* Ihre Klarstellung wird oft dadurch sehr erschwert, daß der Laie bei einer Sehstörung, die sich im Erwachsenenalter entwickelt, gar nicht auf den Gedanken kommt, an eine erbliche Veranlagung zu denken, und weit eher geneigt ist, die Störung mit einer banalen interkurrenten Erkrankung oder mit einem Unfall ursächlich zu verknüpfen.

Die *komplizierte erbliche OA.* mit gleichzeitiger *Maculadegeneration* ist durch den ophthalmoskopischen Nachweis der letzteren hinreichend gekennzeichnet.

Beim Bestehen einer *Arteriosklerose* kommt es manchmal zu einer eigentümlichen *graugelblich-blassen Verfärbung der Sehnervenscheibe*, die man als *arteriosklerotische OA.* bezeichnet. Oft findet man gleichzeitig andere mit der Arteriosklerose zusammenhängende Veränderungen am Augenhintergrund (Erweiterung oder sichtliche organische Wandverdickung der Arterien, Retinitis circinata, Maculadegeneration), immer bei der Allgemeinuntersuchung eine periphere Arteriosklerose. Eine *Funktionsstörung* braucht *nicht* vorhanden zu sein oder kann durch die begleitenden Netzhautveränderungen erklärt werden. Die Abgrenzung von der neuritischen OA. anderer Ätiologie ist, wenn man den Befund einmal mit Bewußtsein gesehen hat, allein nach der sehr charakteristischen graugelblichen Färbung möglich. Sie wird durch etwa vorhandene Gefäßveränderungen natürlich erleichtert. Es handelt sich bei dieser Papillenveränderung wohl um eine Ernährungsstörung, die das Papillen- und angrenzende Netzhautgewebe weniger durchsichtig und damit stärker lichtreflektierend macht.

Ein noch wesentlich einprägsameres Bild kommt hin und wieder bei ausgedehnter *Arteriosklerose* der Hirnarterien, besonders *der Carotis interna*, zustande: eine grauweißlich oder rein weißlich-atrophische Verfärbung der Papille mit *randständiger*, gelegentlich recht *tiefer*, der glaukomatösen ähnlicher *Exkavation (Pseudoglaukom)*. Man hat diese Erscheinungen, die oft durch einen *nasalen Gesichtsfelddefekt* noch glaukomähnlicher ausgestaltet werden, mit der röntgenologisch nachweisbaren Verkalkung der Carotis int. in ursächlichen Zusammenhang gebracht und sich vorgestellt, daß das verkalkte, harte Gefäßrohr den Opticus, dem es temporal anliegt, durch Druck zur Atrophie bringe und daß die Exkavation (bei normalem Augeninnendruck) eine begleitende trophische Störung sei. Da sich aber bei darauf gerichteten röntgenologischen Untersuchungen ergeben hat, daß ausgedehnte Verkalkungen der Car. int. ohne Pseudoglaukom ebenso vorkommen wie dieses ohne ungewöhnliche Carotisveränderungen, besteht die Möglichkeit, daß die Aushöhlung des Sehnervenkopfes einer Art arteriosklerotischer Erweichung ihre Entstehung verdankt, die eine der Carotisverkalkung gleichgeordnete Auswirkung des Grundleidens darstellen würde. Zu einem ähnlichen Augenhintergrundsbefund kann es bei der sog. Arteriitis temporalis kommen.

Differentialdiagnostische Schwierigkeiten gegenüber anderen Opticusatrophien können sich bei der letztgenannten Art nur ergeben, solange die Exkavation noch flach und damit einer atrophischen ähnlich ist. Bei dem durchschnittlich höheren Lebensalter wird es sich fast ausschließlich um eine Abgrenzung von der tab. OA. handeln. Dabei ist neben evtl. Pupillenstörungen vor allem das Verhalten der Gefäße zu beachten. Bei der Tabes sind *normale*, später höchstens mäßig allgemein verengte Gefäße, bei der Arteriosklerose *erweiterte Arterien* und *organische Wandveränderungen* zu erwarten. Die gleichen Gesichtspunkte gelten für die Unterscheidung der gewöhnlichen graugelblichen arteriosklerotischen OA. von der infolge einer basalen Lues. Hier kann freilich in seltenen Fällen das Vorhandensein luischer Gefäßveränderungen, die denen der Arteriosklerose sehr ähnlich sehen, neue Schwierigkeiten hineinbringen. Dann ist eine sichere Entscheidung allein auf Grund des Augenbefundes bei normaler Pupillenreaktion nicht möglich. Normale Pupillen bei L. cerebri kommen aber kaum vor.

Die *Opticusatrophie infolge arteriosklerotischen Verschlusses der Zentralarterie* in höherem Lebensalter oder infolge echter *Embolie* in jugendlichem Alter wird wegen der ausgedehnten begleitenden Gefäßobliterationen kaum zu Verwechslungen mit einer der hier besprochenen Opticusatrophien Anlaß geben.

Ebensowenig dürfte die *Opticusatrophie bei Turmschädel* (s. S. 19), wenn sonstige Krankheitszeichen nicht vorhanden sind, zu differentialdiagnostischen Verlegenheiten führen, da die charakteristische Kopfform kaum zu übersehen ist.

Die (seltenen) *Opticusatrophien nach starkem Blutverlust* und als Begleiterscheinungen einer *anämischen Myelose* haben ophthalmoskopisch nichts besonders Kennzeichnendes, doch werden in beiden Fällen Anamnese und Allgemeinbefund meist hinreichend eindeutig sein, so daß es genügt, vom Vorkommen einer OA. bei diesen Erkrankungen überhaupt Kenntnis zu haben.

In der überwiegenden Mehrzahl der Fälle nur partiell ist die *OA. infolge Tabak-Alkohol Schädigung*. Ophthalmoskopisch stellt sie sich als temporale Abblassung dar. Den klinischen Erscheinungen liegt eine *Atrophie des maculopapillaren Bündels* zugrunde, die zunächst und häufig auch auf die Dauer isoliert bleibt (Abb. 5).

Noch immer ist es am richtigsten, die beiden möglichen Wurzeln des Übels in der Bezeichnung Tabak-Alkohol-Amblyopie zusammenzuziehen. Meist sind beide gegeben. Ihr wechselseitiger Anteil am Zustandekommen der elektiven Faserdegeneration ist nie sicher abzuschätzen, und man kann sich bei der Lektüre mancher Arbeiten über dieses Thema des Eindrucks nicht ganz erwehren, daß die Vorliebe oder Abneigung des betreffenden Autors für oder gegen das eine oder andere der verdächtigten Genußgifte auf die Bewertung der ursächlichen Bedeutung nicht ohne Einfluß geblieben ist. Man darf wohl als erwiesen betrachten, daß starker Tabakmißbrauch, besonders schwere Zigarren, für sich allein eine Sehnervenschädigung verursachen kann, die allerdings wahrscheinlich neben dem Nikotin auch anderen Verbrennungsprodukten zur Last zu legen ist. Für den Äthylalkohol ist das weniger sicher. Es handelt sich bei den Patienten, bei denen der Alkoholmißbrauch ganz im Vordergrunde steht, gewöhnlich um heruntergekommene Schnapssäufer, bei denen immer die Mitwirkung anderer chemischer Substanzen, besonders des Methylalkohols, in Erwägung gezogen werden muß. In praxi wird es sich fast immer um eine Kombination beider Schädlichkeiten, Tabak und konzentrierter Alkohol, handeln. Dann

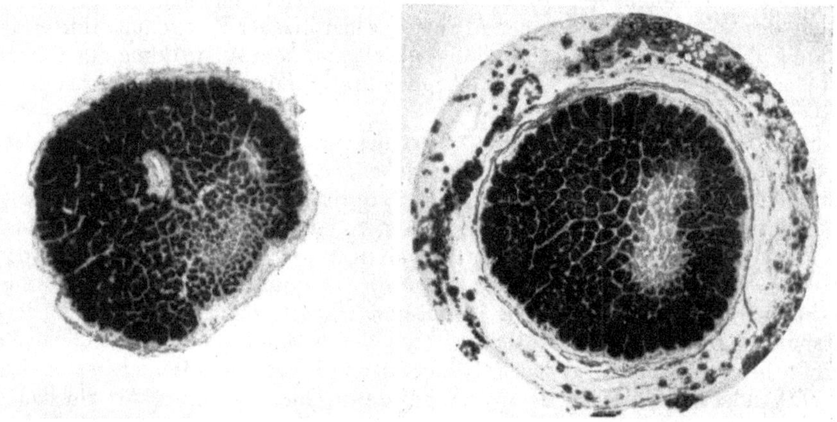

a b

Abb. 5. Intoxikationsdegeneration des maculopapillaren Bündels. a) vordere Abschnitte nahe dem Bulbus (Zentralgefäße) m. p. Bündel temporal, noch peripher gelegen, b) hinterer Abschnitt nahe dem knöchernen Kanal, m. p. Bündel in die Tiefe der Nervenachse näher gerückt

ist der im Schrifttum verschiedentlich geäußerte Verdacht sehr gerechtfertigt, daß die Grundlage der Schädigung geschaffen wird durch die bei Potatoren so häufige Gastritis mit Appetitlosigkeit, welche die Aufnahme und Ausnutzung der Speisen beeinträchtigt und in Verbindung mit überhaupt quantitativ und qualitativ unzureichender Ernährung infolge schlechter wirtschaftlicher Verhältnisse eine *chronische B-Avitaminose* hervorruft.

Die Entscheidung darüber, ob eine Tabak-Alkohol-Atrophie vorliegt, ist in erster Linie von einer zuverlässigen Erhebung der Vorgeschichte abhängig. Im klinischen Bilde ist als Besonderheit dieses Leidens gegenüber anderen Retrobulbärneuritiden das häufige Vorkommen eines *querovalen,* Macula und blinden Fleck einschließenden *(zentrocöcalen) Skotomes* zu nennen.

Wesentlich dramatischer als bei der Tabak-Alkohol-Amblyopie ist der Verlauf bei der *Methylalkoholvergiftung.* Neben den Allgemeinerscheinungen (Kopfschmerzen, Magen-Darm-Störungen, Bewußtseinstrübung) steht die *Sehnervenschädigung mit akuter schwerster Sehstörung* bis zur Erblindung völlig im Vordergrunde des Krankheitsgeschehens. Bei einer Augenuntersuchung in diesem Stadium findet man übrigens noch keine atrophische Verfärbung der Sehnervenscheibe, sondern eine ödematöse u. U. an Stauungspapille erinnernde *Schwellung der Papille.* Manchmal geht dieses initiale Krankheitsbild direkt in eine dauernde Erblindung mit OA. über. In anderen Fällen tritt auch ohne Behandlung nach einigen Tagen eine *trügerische Besserung* der Funktion ein, der alsbald wieder ein unaufhaltsames Abgleiten in die Erblindung folgt. Endlich heilen einzelne Fälle zwar mit einer OA., aber wiederhergestellter oder nur teilweise zerstörter Funktion, aus. Die letzten Fälle sind merkwürdigerweise oft solche, in denen neben dem holzgeisthaltigen Getränk bzw. kurz vor- oder nachher größere Mengen *Äthylalkohol* genossen wurden.

Nach dem geschilderten Verlauf kann das Krankheitsgeschehen, solange von einer möglichen Vergiftung nichts bekannt ist, an eine akute Neuritis und ein ihr zugehörendes Grundleiden denken lassen, zumal die sich schnell entwickelnde OA. meist unscharfe Papillengrenzen aufweist, also vom *neuritischen Typ* ist. Von einer Atrophie nach entzündlicher Neuritis unterscheidet sich aber die OA. infolge Methylalkoholvergiftung dadurch, daß bei ihr *so gut wie niemals die Gefäße normal bleiben.* Entweder zeigen sie nach einiger Zeit organische Wandveränderungen, wie wir sie bei *Arteriosklerose* der Retinalarterien finden, oder es kommt zu einer hochgradigen *Verengerung* und mehr oder weniger ausgebildeter Obliteration aller Gefäße, Arterien wie Venen.

Früher oder später wird wohl auch in allen Fällen die Vorgeschichte entsprechend ergänzt werden und die Aufklärung bringen, zumal es sich bei den Holzgeistvergiftungen fast immer um Gruppen- oder gar Massenvergiftungen handelt.

Eine dritte Vergiftungsatrophie des Opticus ist die durch *Chinin.* Sie kommt vor bei therapeutischer Überdosierung, meist durch die Schuld selbstbehandelnder Patienten, sowie bei Abtreibungs- und Selbstmordversuchen. Das klinische Bild des akuten Stadiums ist gekennzeichnet durch die *extreme krampfhafte Arterienverengerung mit ischiämischer Netzhauttrübung und völliger Erblindung.* Bleibt das Leben erhalten, so tritt oft, wenn auch leider nicht immer, eine Lösung des Arterienkrampfes und eine mehr oder weniger vollständige Wiederherstellung der Funktion ein, oft mit starker *konzentrischer Einengung des Gesichtsfeldes.* Am Augenhintergrunde bleibt eine ziemlich hochgradige Arterienenge für lange Zeit bestehen. Dabei sieht die Papille auch dann blaß aus, wenn ein eigentliches Zugrundegehen von Nervensubstanz nicht erfolgt ist. Eine wirkliche Degeneration stellt sich aber in den meisten Fällen ein, weil außer der langdauernden Ischämie der Netzhaut deren Elemente, besonders die *Ganglienzellen,* durch das Gift auch eine *direkte Schädigung* erfahren.

Es kann vorkommen, daß eine gewisse Krampfbereitschaft der Arterien längere Zeit oder dauernd bestehenbleibt, die besonders unter psychischen Einflüssen zu vorübergehenden neuen Sehstörungen führen kann. Die OA., die nach Chininvergiftung zurückbleibt, ist hauptsächlich durch die *Enge der Netzhautgefäße* charakterisiert, an der infolge des reduzierten Gesamtstoffwechsels in der Retina später auch die Venen teilnehmen. Eine so hochgradige Gefäßenge bildet sich bei der tab. OA. auch nach jahrelanger Erblindung nicht aus. Die anamnestische Feststellung der Ätiologie wird gelegentlich auf Schwierigkeiten stoßen, wenn die Patienten ein Interesse daran haben, eine kriminelle oder ihnen aus anderen Gründen peinliche Handlung zu verschweigen. Dann wird die Beachtung des Gefäßbefundes meist die richtige Diagnose ermöglichen. Als letztes Gift, das eine OA. bewirken kann, sei noch das *Thallium* genannt. Da es Bestandteil kosmetischer Mittel geheimgehaltener Zusammensetzung sein kann, ist diese Kenntnis u. U. von Bedeutung. Besonders charakteristische Eigentümlichkeiten besitzt die Thallium-OA. nicht. Ihre Feststellung stößt deshalb oft auf große Schwierigkeiten, zumal bei der Erforschung der Vorgeschichte ähnliche Hemmungen von seiten des Patienten wirksam werden können wie bei der Chininvergiftung.

Der Vollständigkeit wegen seien schließlich noch die Atrophien angeführt, die auf oculare Erkrankungen zurückzuführen sind. Es sind die *glaukomatöse OA.* und die *Atrophien nach primären Retinaldegenerationen.*

Es kommt vor, daß bei einem *Glaukoma simplex* die Atrophie der Papille sehr viel früher ausgebildet oder doch weiter fertgeschritten ist als die Exkavation. Nur in solchen Fällen liegt eine Verwechslungsmöglichkeit mit etwa einer tab. OA. vor. Wenn eine atrophische Exkavation bei der tabischen Atrophie vorhanden ist, so besteht sie in einer tellerförmigen leichten Einsenkung des Papillengewebes, die in der Mitte verhältnismäßig am tiefsten ist. Im Gegensatz dazu wird die glaukomatöse Exkavation sehr bald randständig und hat schon frühzeitig eine nasale Transposition und Abknickung der Gefäße am Papillenrande zur Folge.

Bei tieferer Exkavation muß das echte Glaukom von dem *Pseudoglaukom* unterschieden werden, dessen Bild sich, wie wir sahen, bei Arteriosklerose entwickeln kann. Eine sorgfältige Augenuntersuchung mit systematischer, längere Zeit fortgesetzter Kontrolle des Augeninnendruckes wird immer die richtige Entscheidung ermöglichen.

Von den *retinalen Degenerationen* führen manche *Maculaerkrankungen*, deren ophthalmoskopische Veränderungen nicht gleich ins Auge zu fallen brauchen, zu einer *temporalen Abblassung* der Papille, die mit der bei multipler Sklerose verwechselt werden könnte. Eine fachmännische Augenuntersuchung mit allen technischen Hilfsmitteln einschließlich der Untersuchung im rotfreien Licht wird auch in diesen Fällen die feineren Maculaherde auffinden.

Fast alle anderen *Retinaldegenerationen* – hauptsächlich die mit Pigmentierung (Retinitis pigm ntosa.) – fallen so ins Auge, daß sie kaum übersehen werden können. Außerdem ist die Farbe der as.cndierenden Opticusatrophie bei diesen Leiden ungemein charakteristisch. Man bezeichnet sie recht zutreffend als *wachsgelb*, wobei sich der Farbton manchmal mehr einem lichten Graugelb oder Weißgelb nähert. In Verbindung mit unscharfen Papillengrenzen und dem *geringen Kaliber aller Gefäße*, das durch das Zugrundegehen des Netzhautgewebes bedingt ist, wird diese Farbe immer auf die richtige Diagnose leiten, auch wenn einmal wie bei der sog. Retinitis pigmentosa sine pigmento die retinalen Veränderungen schwerer zu entdecken sind.

Eine kurze Bemerkung scheint mir noch angebracht über die Besonderheit des Aussehens der *Papille bei Säuglingen und Kleinkindern.* Der kindliche Bulbus ist, wie bekannt, in der ersten Lebenszeit sehr *pigmentarm.* Erscheinen schon dadurch alle seine Gewebe einschließlich des Sehnervenkopfes *blasser* bzw. heller als im späteren Leben, so kommt bei der Papille noch hinzu die Irradiation des Lichtes, das von der weißen Lederhaut reichlicher zurückgeworfen und zerstreut wird, weil eben mehr von dem hineingespiegelten Lichte von der pigmentarmen Aderhaut und dem noch kaum farbstoffhaltigen Pigmentepithel durchgelassen wird. Es mag auch sein, daß das Papillengewebe selbst, in dem sich ja erst während der letzten Schwangerschaftswochen die Rückbildung der Glaskörperarterie und ihrer Begleitgebilde vollzogen hat, in den ersten Wochen und Monaten des extrauterinen Lebens infolge eines Restgehaltes an Stützgeweben das Licht stärker reflektiert. Jedenfalls ist ganz allgemein die Papille bei Säuglingen und Kleinkindern von einer *Blässe*, die man beim Erwachsenen ohne Zögern als *atrophisch* bezeichnen würde, die hier aber keineswegs Ausdruck einer Erkrankung oder Fehlbildung, sondern der *Normalbefund* ist. Praktisch wird die Kenntnis dieser Besonderheit von Bedeutung, wenn es sich darum handelt, den Augenhintergrund bei Kindern mit *Lues congenita* zu beurteilen. Außer den, übrigens gerade mit abnormer Pigmentierung als Krankheitserscheinung einhergehenden kongenitalen Retino-Chorioideal-Degenerationen, die uns hier nicht beschäftigen sollen, findet man nämlich bei kongenital-luetischen Kindern tatsächlich schon manchmal eine *Opticusatrophie;* nur wird sie – meist wohl ein Zeichen einer L. cerebrospin. – sicher viel zu häufig diagnostiziert, eben weil das normale Aussehen des Kleinkinderfundus sehr vielen Ärzten – und vielleicht auch manchen Augenärzten – unbekannt ist.

Die Differentialdiagnose der Opticusatrophien wurde hier vorwiegend von den Gesichtspunkten aus erörtert, die sich schon aus der Augenuntersuchung allein ergeben. Nun ist ja aber die Sehnervenerkrankung mit wenigen Ausnahmen nicht die Folge eines Augenleidens, sondern Symptom eines meist neurologischen Allgemeinleidens. So versteht es sich von selbst, daß die *Allgemeinuntersuchung*, insbesondere die neurologische, oft erst die Entscheidung ermöglicht, wo der Einzelfall einzuordnen ist. Reichen die klinischen Erscheinungen noch nicht zu einer zuverlässigen Diagnose, so werden sie durch die Laboratoriumsmethoden ergänzt: die Blut- und Liquoruntersuchung in ihrer weitgehenden Differenzierung nach Antikörpergehalt, Zellzahl, Eiweißgehalt- und -verhältniszahlen sowie das kolloidale Verhalten (Mastix-, Goldsolreaktion). Weitere Möglichkeiten eröffnet die Röntgenographie, die mit den Hilfsmitteln der modernen Hirndiagnostik, der Encephalo-, Ventriculo- und Angiographie die Diagnostik der Tumoren in der neurologisch relativ symptomarmen Frontalgegend zu großer Vollkommenheit entwickelt hat. Durch sie können wir auch mit einer bestimmten Aufnahmetechnik (z. B. nach Rhese) den knöchernen Canalis opticus zur Darstellung bringen und krankhafte Veränderungen an ihm, wie Callusbildung, allgemeine Verengerung (z. B. bei Turmschädel) oder Erweiterung (bei in den Kanal vordringenden Tumoren) aufdecken. Trotz alledem sollte jeder Arzt den Ehrgeiz haben, jeden Krankheitsfall schon klinisch so weit zu klären, daß Laboratoriums- und Röntgenergebnisse nur noch die Diagnose festigen oder sichern.

3. Kapitel

Sehbahnen, Sehzentren

Das erste extraoculare Neuron[1]) der optischen Leitungsbahnen beginnt in den Ganglienzellen der Netzhaut, deren Neuriten im Opticus zusammenfließen. Schon im Sehnerven bleibt eine *Projektion der Netzhaut* in der Weise gewahrt, daß die Fasern aus den vier Netzhautquadranten im Nervenstamm eine entsprechende Lage beibehalten. Die vom temporalen oberen Quadranten liegen also außen oben, die vom temporalen unteren außen unten usw. Eine Sonderstellung nehmen nur bereits hier, wie in der ganzen übrigen Sehbahn bis zur Sehrinde, die Fasern ein, die die differenziertesten Erregungen von der Stelle des schärfsten Sehens, der Macula lutea und ihrer nächsten Umgebung, zentralwärts leiten. Dieses *maculopapillare Bündel*, von dem wir schon oben kurz sprachen, liegt, der gegenseitigen Lage von Macula und Papille entsprechend, zunächst temporal, rückt aber alsbald nach der Tiefe zu und nimmt schon bald hinter der Eintrittsstelle der Zentralgefäße eine axiale Lage ein, die es auch während des Verlaufes in der vorderen Sehbahn beibehält.

Im *Chiasma*, dem die beiden Optici nach ihrem Durchtritt durch den knöchernen Kanal stark konvergierend zustreben, erfahren ihre Fasern eine *Halbkreuzung* in der Weise, daß die von den nasalen Netzhauthälften stammenden Fasern zur Gegenseite hinüberkreuzen, während die von den temporalen Netzhauthälften kommenden das Chiasma ungekreuzt durchschreiten. Auch das maculopapillare Bündel wird im Chiasma hälftig aufgespalten unter Kreuzung der nasalen Portionen zur anderen Seite. In den das Chiasma nach hinten verlassenden Sehstielen, *Traktus optici*, finden sich also rechts die von den beiden rechten Netzhauthälften, d. h. von der temporalen Netzhauthälfte

[1]) Die Bezeichnung Neuron ist hier beibehalten, weil der Begriff den klinischen und pathologisch-anatomischen Befunden entspricht, wenn auch die Vorstellung einer morphologischen Trennung der einzelnen Neurone sich nach den Ergebnissen der neueren anatomischen Forschung nicht aufrechterhalten läßt.

des rechten und der nasalen des linken Auges stammenden Fasern vereinigt, links die von den linken Netzhauthälften kommenden. Wieder entsprechen die oberen Abschnitte des Tractus den oberen Netzhautquadranten, die unteren den unteren. Die Maculafasern sind auf einen größeren Querschnitt verteilt und in entsprechender Weise gegliedert.

Die Tractus umziehen, gleich hinter dem Chiasma stark auseinanderweichend, im Bogen die Hirnschenkel von außen und erreichen, wieder medianwärts strebend, die primären Sehzentren in den seitlichen Kniehöckern *(Corpus geniculatum laterale)*. Sie liegen während ihres ganzen Weges der Hirnunterfläche dicht an bzw. sind mit ihr fest verbunden. Die Ganglienzellknoten der Corpora geniculata weisen einen kompliziert geschichteten Bau auf, in welchem wieder die Projektion der einzelnen Netzhautquadranten gewahrt bleibt.

Kurz vor der Einstrahlung der Sehfaserzüge des Tractus in das primäre Sehzentrum zweigt aus ihm noch eine *gesonderte Fasergruppe* ab, die den *Lichtreflex* vermittelt. Sie zieht zum Vierhügelgebiet und stellt hier die Verbindung mit dem Oculomotoriuskerngebiet unter dem Aquädukt her.

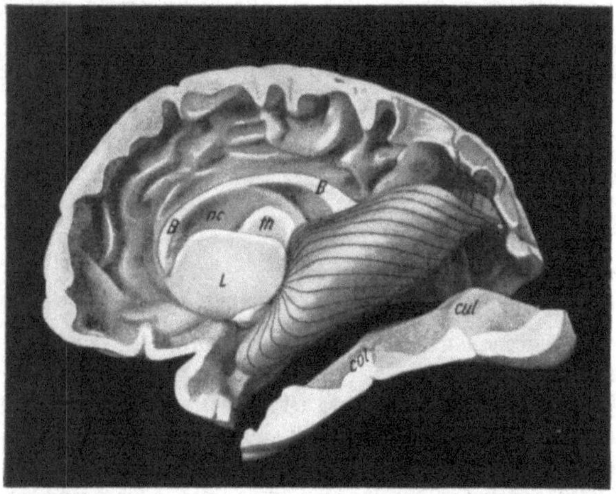

Abb. 6. Form und Faserverlauf der Sehmarklamelle nach PFEIFER. Ursprung des Stielfächers aus der inneren Kapsel. *K* Temporales Knie der Sehstrahlung. Verlauf des dorsalen Saumes der Sehmarklamelle nach caudalen Abschnitten, des ventralen Saumes nach oralen Abschnitten der Sehsphäre. *B* Balken; *L* Linsenkern; *nc* Nucleus caudatus; *th* Thalamus opticus: *col* von der Basis des Gehirns aus vorgetriebenes Rindengrau der Fissura collateralis; *cul* höchste Erhebung (Culmen) der eben genannten Crista interna fissura collateralis

In den seitlichen Kniehökkern findet das erste Neuron der Sehbahn seine Endigung. Es beginnt das zweite Neuron, die *Gratioletsche Sehstrahlung*. Ihre Faserzüge steigen aus den primären Sehzentren zunächst fast senkrecht auf, biegen dann nach hinten um und verlaufen als sog. *Sehmarklamelle* zum Occipitalpol des Hirnes (Abb. 6). Die Gestalt dieser Marklamelle wird bestimmt durch die Einsenkungen der Hirnfurchen von außen und die Ausbuchtung der Wand der Seitenventrikel von innen und unterliegt mit diesen gewissen Variationen von Mensch zu Mensch. Klinische Beobachtungen machen es sehr wahrscheinlich, daß eine Gruppe *Maculafasern* aus der Hauptfasermasse abzweigt, um durch den hinteren Teil des Balkens *zur Gegenseite zu kreuzen* und zur kontralateralen Macularinde zu gelangen *(corticale Doppeltversorgung der Macula)*.

Die *Sehrinde* ist histologisch durch eine Besonderheit ausgezeichnet, die sie von allen übrigen Rindenbezirken in einzigartiger Weise unterscheidet. Der sechsschichtige Grundtypus des Hirnrindenaufbaus ist hier insofern durchbrochen, als die vierte Zellschicht durch eine schmale Markzone, den sog. *Gennarischen Streifen*, in zwei Schichten, 4a und 4b, aufgespalten ist. Dieser Markstreifen ist auf Schnitten durch den Hinterhauptslappen schon makroskopisch als feine weiße Linie innerhalb des Rindengraus zu erkennen. Nach ihr nennt man die Sehrinde *Area striata*.

Die *corticale Retina* nimmt den Bereich der *Fissura calcarina* ein. Diese Hirnfurche öffnet sich unterhalb des Cuneus nach der Falx zu. Die Sehrinde liegt also fast vollständig an der medianen Seite der Hemisphäre in besonders gut geschützter Lage. Zudem liegt der größte Teil der Area striata in der Tiefe der Fissur. Nur in verhältnismäßig geringer Ausdehnung greift sie an der Ober- und Unterlippe der Calcarina und am hinteren Hirnpol auf die mediane und äußere Oberfläche der Hemisphäre über (Abb. 7). Form und Ausdehnung sowohl der Hirnfurche wie des Übergreifens der spezifisch differenzierten Rinde auf die Hirnoberfläche unterliegen nicht unerheblichen individuellen Variationen.

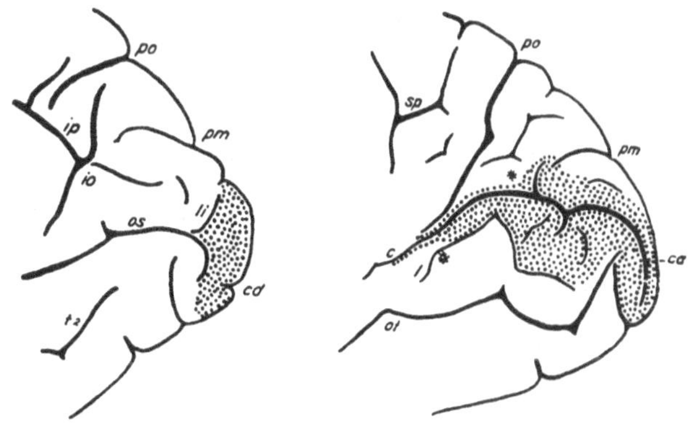

a b

Abb. 7. Cytoarchitektonische Ausdehnung der Area striata beim Menschen (nach K. Brodmann). a) von lateral (kappenförmiges Übergreifen auf die Convexität am Occipitalpol); b) von medial (*c*–*cd* Fissura calcarina, an den durch Sternchen gekennzeichneten Stellen verschwindet die Area in der Tiefe der Furche): *po* Fissura parieto-occipitalis

Die Zuordnung der einzelnen Rindenbezirke zu den entsprechenden peripheren Netzhautzonen *(corticale Projektion der Retina)* findet in der Weise statt, daß die Oberlippe der Fissura calcarina den oberen, die Unterlippe den unteren Netzhautabschnitten und die Tiefe der Vogelspornfurche dem Horizontalmeridian von Netzhaut und Gesichtsfeld entspricht. Die Area striata reicht an der Unterlippe der Fissura etwas weiter nach vorn (s. Abb. 7). In diesen Bereich lokalisiert man den sog. *temporalen Halbmond* des gleichseitigen Gesichtsfeldes, d.h. die sichelförmige Zone des Gesichtsfeldes, die außerhalb der sich deckenden beiden Augen gemeinsamen Gesichtsfeldbezirke nur einem Auge zugehört und im Gesichtsfelde des anderen keine Entsprechung findet.

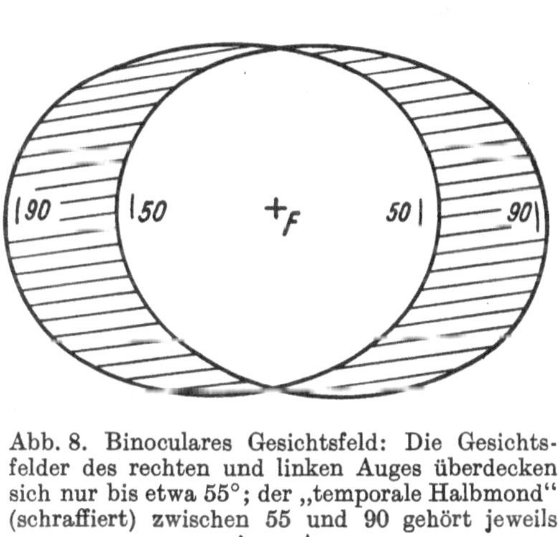

Abb. 8. Binoculares Gesichtsfeld: Die Gesichtsfelder des rechten und linken Auges überdecken sich nur bis etwa 55°; der „temporale Halbmond“ (schraffiert) zwischen 55 und 90 gehört jeweils nur einem Auge an

Besonders ausgedehnt ist auch in der Rinde wieder die Projektion der Gesichtsfeldmitte. Die *corticale Macula* nimmt die hinteren Abschnitte der Fiss. calcar. ein und greift kappenförmig in größerer oder geringerer Ausdehnung auf die Hirnoberfläche am Occipitalpol über (s. Abb. 7).

Bevor wir auf die klinischen Befunde eingehen, die durch eine Schädigung der Sehbahn in ihren verschiedenen Abschnitten verursacht werden, muß kurz auf die **normalen Grenzen des Gesichtsfeldes** (GF) (Abb. 8) und die *Methoden der Gesichtsfeldprüfung* eingegangen werden.

Das GF des Einzelauges wird nach oben (Brauenwulst), nasal (Nasenrücken) und unten (Jochbein, Wange) durch äußerliche anatomische Hindernisse begrenzt. Temporal fehlt in der Horizontalen eine äußerliche Begrenzung, wenn nicht zufällig das Auge abnorm tief in seiner Höhle liegt. Nach außen kann sich deshalb die GF-Außengrenze bis über 90° von der Geradeausrichtung erstrecken, denn infolge der Prismawirkung der seitlichen Abschnitte von Cornea und Vorderkammer können auch Strahlen, die parallel zur Pupillarebene oder von hinterhalb dieser Ebene einfallen, so gebrochen werden, daß sie noch in die Pupille einzutreten und die äußerste empfindungsfähige Netzhautperipherie zu erreichen vermögen. Bald ober- und unterhalb der Horizontalen machen sich aber auch temporal die erwähnten anatomischen Hindernisse in zunehmendem Maße geltend, so daß der GF-Bereich, den jedes Auge nach seiner Seite zu gegenüber dem nach dieser Seite durch die Nase behinderten anderen Auge voraus hat, Mondsichelform annimmt. Es ist der soeben erwähnte temporale „Halb"mond, der in der Sehrinde seine besondere Vertretung besitzt. Bis zu einer Ausdehnung von 50–60° nach rechts, links und oben und von 60–70° nach unten vom Fixierpunkt ist das GF beiden Augen gemeinsam. Obgleich Bewegung selbst ziemlich kleiner Objekte in der GF-Peripherie sofort wahrgenommen wird, besteht hier keine zahlenmäßig feststellbare Sehschärfe ($<^1/_{100}$). Wirklich scharf gesehen wird nur im Fixierpunkt und seiner nächsten Umgebung. Von dort peripheriewärts nimmt die Sehschärfe schnell ab. Sie beträgt z. B. 10° vom Fixierpunkt $^1/_7$, 15° vom Zentrum $^1/_{10}$ usw. Auch Farben werden in der Peripherie als solche nicht erkannt. Erst ab etwa 50° werden Gelb und Blau erkannt und erst ab 40–30° treten Rot und Grün hinzu.

Wegen der großen Bedeutung, die einer GF-Untersuchung bei vielen zentralnervösen Erkrankungen für die ophthalmo-neurologische Diagnostik zukommt, sind einige kurze Bemerkungen über diese Untersuchungsmethode am Platze.

Zur ersten Orientierung bei groben GF-Defekten – etwa einer kompletten Hemianopsie – genügt manchmal schon der *Simultanvergleich* mit dem GF des Untersuchers. Man stellt sich zu diesem Zwecke dem Patienten genau gegenüber, schließt selbst ein Auge und verdeckt das gegenüberliegende des Untersuchten. Dann fordert man den Kranken auf, „Auge in Auge" die Pupille des Untersuchers zu fixieren. Jetzt bewegt man ein geeignetes helles Objekt, z. B. ein Wattebäuschchen, aus den verschiedenen Richtungen von außen nach innen, läßt sein Auftauchen vom Patienten melden und kann sich dabei durch Vergleich mit den eigenen Wahrnehmungen ein annäherndes Urteil über beim Untersuchten vorhandene GF-Ausfälle bilden. Normale GF-Außengrenzen sind auf diese Weise nur in der nasalen GF-Hälfte feststellbar, während temporal schon eine erhebliche Einschränkung bestehen muß, wenn das GF den Bereich des seitlich ausgestreckten Armes unterschreitet.

Jede genauere und detailliertere GF-Untersuchung erfordert eine entsprechende *Apparatur* und *Aufzeichnung* des jeweiligen Befundes in ein vorbereitetes, am besten gedrucktes Schema. Nur so kann man sich in die erhobenen Befunde mit der wünschenswerten Muße vertiefen, Einzelheiten der Skotome, ihre Zunahme oder ihren Abbau studieren, das GF des rechten und linken Auges vergleichen, um schließlich die Rückprojektion der blinden Bezirke in den Faserverlauf der Sehbahn und die verschiedenen Regionen der Sehrinde vorzunehmen, die ja allein den diagnostischen Wert einer exakten GF-Aufnahme ausmacht.

Zur Untersuchung der GF-Außengrenzen benutzt man ein *Perimeter*. Für spezielle augenärztliche Untersuchungen ist z. Z. wohl die Apparatur nach GOLDMANN am meisten zu empfehlen. Für die neurologische Praxis wird man sich im allgemeinen mit weniger großen und komplizierten Perimetern begnügen. Von den zahlreichen im Handel befindlichen Modellen ist dann meiner Erfahrung nach das einfachste das beste. Die Objektführung von Hand ist der mechanischen und automatischen Registrierung vorzuziehen. Die Farbe des Perimeterbogens ist am besten ein mittleres Grau. Objektgröße zwischen 5 und 10 mm rund oder quadratisch, kleinere und größere Objekte evtl. zur Feststellung relativer Skotome. Die Objektfarbe muß stumpf sein und ist vor Verschmutzung zu schützen. Der Stab, an dem die Objekte geführt werden, darf nicht zu kurz sein. Das Objekt soll von außen unter ganz leichtem Hin- und Herbewegen in gleichmäßigem Zuge nach innen geführt werden; zu schnelles Vorrücken überrascht den Patienten und wird deshalb meist zu spät gemeldet, zu langsames ermüdet Aufmerksamkeit und Geduld des Untersuchten und veranlaßt ihn oft, der vergeblich erwarteten

Prüfmarke entgegenzublicken. Auf die Vermeidung solcher Augenbewegungen muß geachtet werden. Zur genauen Abgrenzung von quadrant-, sektoren- und inselförmigen Skotomen ist es nützlich, aus dem blinden Bezirk heraus auch senkrecht zu der üblichen Radiärrichtung (die der Nervenfaserrichtung der Netzhaut entspricht) zu perimetrieren. – Die ganze Untersuchung darf nicht zu lange dauern, ohne daß unter einer zu großen Beschleunigung die Sorgfalt leiden dürfte. Stundenlanges ununterbrochenes Perimetrieren führt infolge Ermüdung und Unlust des Untersuchten zu unsicheren und oft direkt fehlerhaften Ergebnissen. Erfordert eine komplizierte GF-Störung Untersuchung in vielen Meridianen und mit häufigen Wiederholungen, so schaltet man Pausen ein. Von der erhaltenen Aufmerksamkeit des Patienten hängt der Wert des Ergebnisses ab. Vorgefaßte Meinungen über erwartete GF-Defekte und Suggestivfragen können die Untersuchung sehr in die Irre führen.

Die Abgrenzung nicht mit der Peripherie zusammenhängender inselförmiger Skotome kann am Perimeter auf Schwierigkeiten stoßen, wenn sie nur eine geringe Ausdehnung besitzen. Zur Feststellung derartiger Defekte wie auch zur Konstatierung einer Vergrößerung des physiologischen blinden Fleckes bedient man sich mit Vorteil einer sog. *Bjerrumschen Gardine*, einer schwarzen Tuchfläche mit schwach markierten Parallelkreisen und Meridianen, an der aus 1 oder 2 m Abstand mit kleinen Objekten an langem Führungsstab untersucht und die gefundene Grenze des Skotoms durch Stecknadeln mit schwarzem Kopf kenntlich gemacht wird.

Am Perimeter wie am Bjerrumschirm wird die Blickrichtung durch einen in der Mitte angebrachten Fixierpunkt festgelegt. Fehlt das zentrale Fixationsvermögen z. B. infolge eines Zentralskotoms, so wird die Sicherheit der Grenzbestimmung durch Schwanken der Blickrichtung beeinträchtigt. Kleine zentrale oder parazentrale Skotome können sich dann leicht überhaupt der Feststellung entziehen. Für solche Fälle ist das *Verfahren von Haitz* geschaffen: Durch Verwendung eines stereoskopischen Betrachtungsapparates wird unter Ausnutzung des Zwanges zum binokularen Einfachsehen (Fusionszwang) erreicht, daß in beiden Augen der Mittelpunkt des Parallelkreissystems oder Gradnetzes der verwandten Prüftafel auf der Macula abgebildet und die Stellung beider Bulbi in Geradeausrichtung fixiert wird. Die entsprechend kleinen Prüfmarken werden an Drähten geführt. Bei aufmerksamen Patienten ist eine auf halbe Grade genaue Abgrenzung der Skotome möglich.

Während mit dem Perimeter die GF-Außengrenzen in voller Ausdehnung untersucht werden können, ist der Prüfungsbereich bei der Bjerrumschen und Haitzschen Methode auf den Bereich von etwa 30° um den Fixierpunkt beschränkt.

Die Gesichtsfelduntersuchung ist keine einfache Untersuchungstechnik, sondern eine Kunst. Nur die Hand des mit dem ganzen Krankheitsbilde vertrauten Arztes vermag ihre diagnostischen Möglichkeiten voll auszuschöpfen. Deshalb sollte sich der Arzt immer die Zeit nehmen, diese Untersuchung selbst durchzuführen und sie nicht ärztlich ungeschulten Hilfskräften überlassen.

Die *GF-Störungen bei den Erkrankungen des Opticus* als solchen sind zweckmäßigerweise in den betreffenden Sonderkapiteln abgehandelt. Von außen gegen den Fasciculus opticus andringende Schädlichkeiten führen, da auf der Netzhaut ja ein umgekehrtes Bild der Außenwelt entworfen wird, zu Defekten in den der Einwirkungsrichtung entgegengesetzten GF-Bezirken, z. B. bei Druck von innen-oben also zu Ausfällen außen-unten im GF. Von Schädlichkeiten dieser Art sind außer Traumen hauptsächlich *Tumoren*, vor allem der Orbita oder der vorderen Schädelgrube zu nennen. Im knöchernen Kanal können die seltenen Sehnervenentzündungen durch Übergreifen einer Siebbeinzelleneiterung oder *Callusbildungen* nach Schädelbasisbrüchen mit durch den Canalis opt. verlaufender Frakturlinie zu sektorenförmigen GF-Defekten führen.

Bei Leitungsunterbrechungen im *Chiasma*, dem *Traktus* und der *Sehstrahlung* sowie bei *Rinden*herden werden fast immer die Gesichtsfelder *beider* Augen in Mitleidenschaft gezogen. Verhältnismäßig oft kommt es zum Ausfall einer ganzen GF-Hälfte in jedem Auge. Man spricht dann von **Halbseitenblindheit, Hemianopsie** (HA) und unterscheidet gleichnamige oder *homonyme HAn*, bei denen in beiden Augen die rechte (HA nach r.) oder linke (HA nach l.) GF-Hälfte fehlt (Abb. 9), von ungleichnamigen oder *heteronymen*, bei denen in beiden Augen die temporalen oder nasalen GF-Hälften fehlen (bitemporale oder binasale HA) Abb. 11. Ist nicht die ganze GF-Hälfte ausgefallen *(komplette* HA), so spricht man von *inkompletten* oder *partiellen* HAn und je nach der Aus-

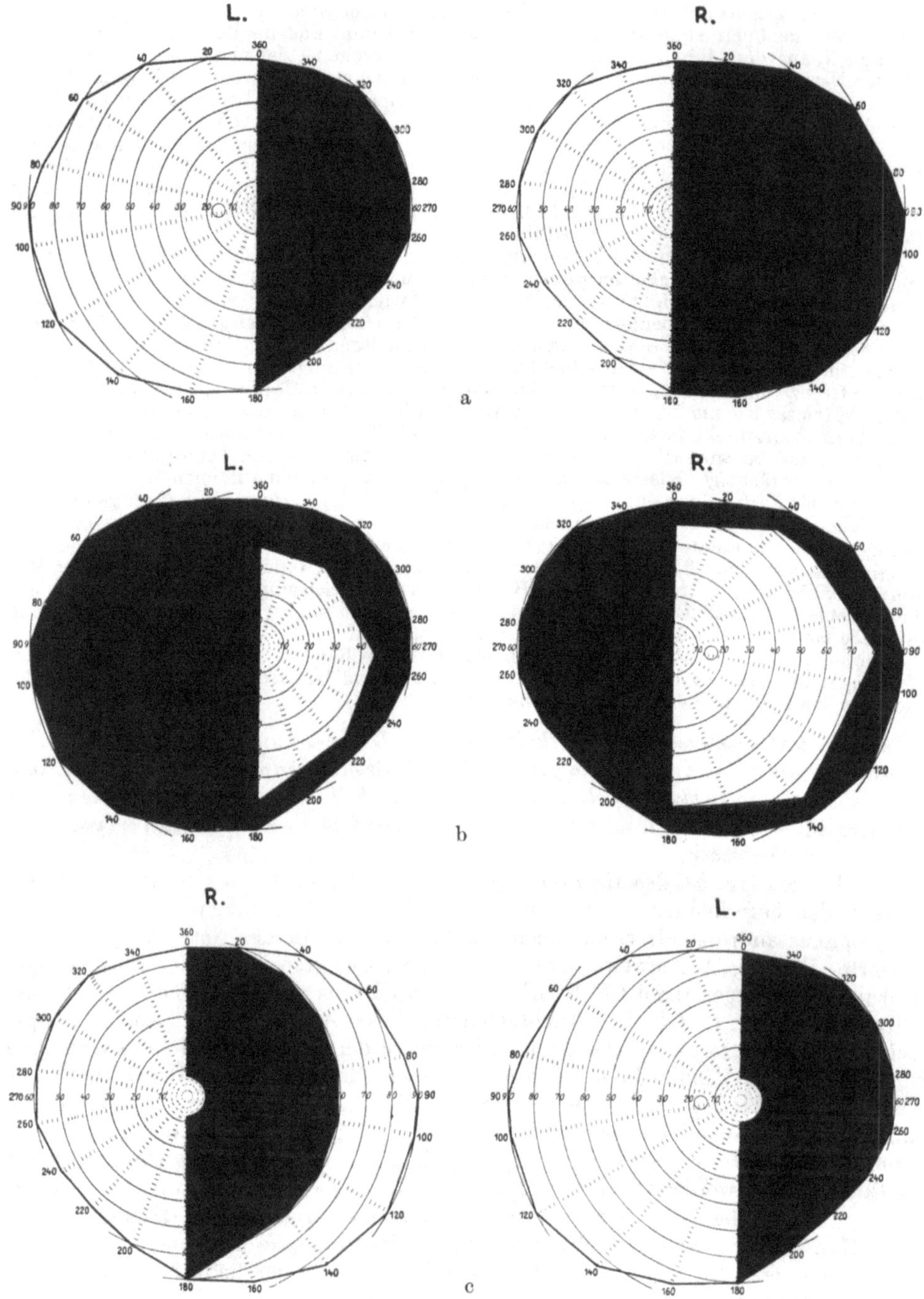

Abb. 9. Homonyme Hemianopsien, a) HA nach rechts ohne Maculaaussparung, b) HA nach links ohne Maculaaussparung mit konzentrischer Einschränkung im sehenden GF, c) HA nach rechts mit Maculaaussparung

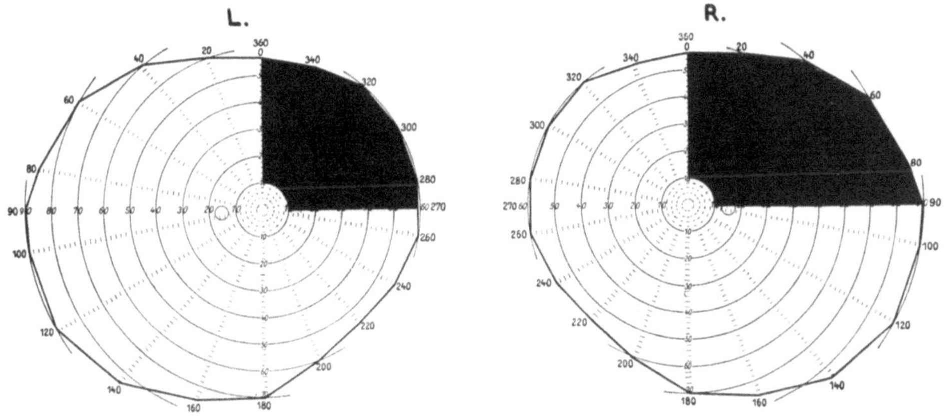

Abb. 10. Quadrant-Hemianopsie nach rechtsoben mit Maculaaussparung

dehnung von homonymer oder heteronymer Quadrant-HA (Abb. 10) oder hemianopischen Defekten. Eine HA nach oben oder nach unten kann ebenfalls beobachtet werden. Sie setzt aber immer, wenn das Zustandsbild nicht zufällig durch eine beidseitige Schädigung des intrakranialen Opticus erzeugt ist, eine Schädigung beider Sehbahnen voraus und ist also nur der Sonderfall einer beidseitigen unteren oder oberen Quadrant-HA. – Ist in den geschädigten GF-Bezirken die Empfindung nicht ganz erloschen, sondern nur herabgesetzt, so liegt eine *relative*, ist nur die Farbempfindung vernichtet, eine *Farb-HA (Hemiachromatopsie)* vor. Endlich unterscheidet man danach, ob die Trennungslinie zwischen blinder und sehender GF-Hälfte durch den Fixierpunkt geht oder um diesen herum einen größeren oder kleineren Bezirk aufweist, in dem die sehende GF-Hälfte in die blinde übergreift, Hemianopsien *ohne* oder *mit Maculaaussparung*.

Vielgestaltig sind die GF-Ausfälle bei Schädigungen der vorderen Sehbahn im Bereich des *Chiasma* (Abb. 11). Ihre Lage, Form und Ausdehnung wird außer durch Ort und Wirkungsrichtung des ursächlichen Krankheitsprozesses bestimmt von der Topographie der Sehnervenkreuzung selbst, die recht erhebliche individuelle *Verschiedenheiten* aufweist (Abb. 12). Das Chiasma liegt nämlich bei den meisten Menschen keineswegs in der Knochenrinne, der es den Namen gegeben hat (Sulcus chiasmatis), sondern bis zu mehr als 1 cm darüber und überdies in wechselnden Lagebeziehungen zur *Hypophyse*, dem Hypophysenstiel und dem Diaphragma sellae turcicae. Außerdem wechselt der Winkel, unter dem die Optici in das Chiasma ein- und die Tractus aus ihm austreten, von Mensch zu Mensch in ziemlich erheblichem Grade. Trotz dieser individuellen Variationen kommen durch die Eigentümlichkeiten des Faserverlaufes eine Anzahl recht charaktoristischer GF-Defekt-Kombinationen zustande, die meist eine recht genaue topische Diagnose der Schädigung ermöglichen.

Nur wenn eine Schädlichkeit *von temporal* her gegen das Chiasma vordringt, kann die GF-Schädigung längere Zeit auf ein Auge beschränkt bleiben. Da zunächst nur die ungekreuzt das Chiasma durchziehenden Fasern betroffen werden, tritt der gleiche nasale GF-Defekt ein, wie wenn der gleichseitige Opticus selbst von temporal her bedrängt würde. Auch bei weiterer Ausbreitung führt ein im äußeren Chiasmawinkel lokalisierter Prozeß eher zu völliger Erblindung des gleichseitigen Auges (bei Ausbreitung nach vorn) oder einer Tractusschädigung (bei Ausbreitung nach hinten) als zu einer charakteristischen Chiasmaläsion.

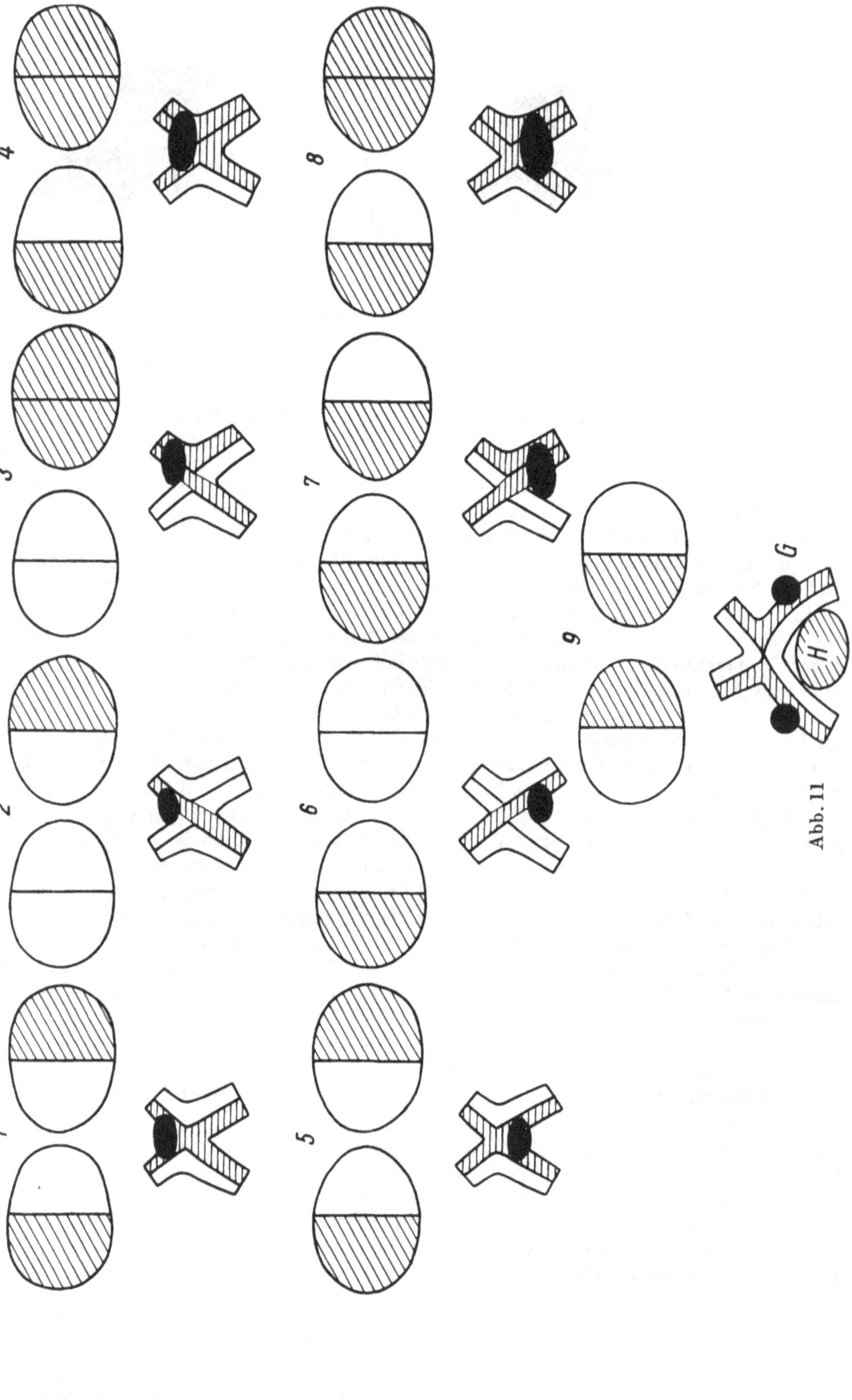

Abb. 11

Abb. 11. Typische Gesichtsfeldstörungen bei Chiasmaläsionen: 1–4 bei Sitz der Läsion im *vorderen* Chiasmawinkel, (1) bei symmetrischer Ausbreitung Zerstörung der kreuzenden Fasern beider Augen = bitemporale Hemianopsie (HA), bei exzentrischer Ausbreitung zuerst (2) Zerstörung der kreuzenden Fasern eines Auges = gleichseitige (einseitige) temporale HA, dann (3) Zerstörung der kreuzenden und nichtkreuzenden Fasern eines Auges = gleichseitige (einseitige) Erblindung, weiter dazu (4) Zerstörung der kreuzenden Fasern des anderen Auges = gleichseitige Erblindung und temporale HA der Gegenseite, schließlich beidseitige Erblindung (nicht dargestellt). 5–9 bei Sitz der Läsion im *hinteren* Chiasmawinkel, bei symmetrischer Ausbreitung (5) Zerstörung der gekreuzten Fasern beider Augen = bitemporale (Tractus-) HA, bei exzentrischer Ausbreitung zuerst (6) Zerstörung der gekreuzten Fasern eines Auges = gegenseitige (einseitige) (Tractus-) HA, dann (7) Zerstörung der gekreuzten Fasern eines und der ungekreuzten des anderen Auges = gegenseitige homonyme (Tractus-) HA, weiter (8) Zerstörung der gekreuzten Fasern beider Augen und der ungekreuzten eines Auges = gleichseitige Erblindung und temporale (Tractus-) HA der Gegenseite; (9) Zerstörung der ungekreuzten Fasern beider Augen bei Verdrängung der Chiasmaschenkel durch einen weichen raumfordernden Prozeß (Hydrops des Rec. opt. d. III. Ventrikels) gegen die derbere Wand von Gefäßen des Willisschen Gefäßkranzes = binasale HA. (H = erweit. III. Ventrikels, *G* = Gefäße)

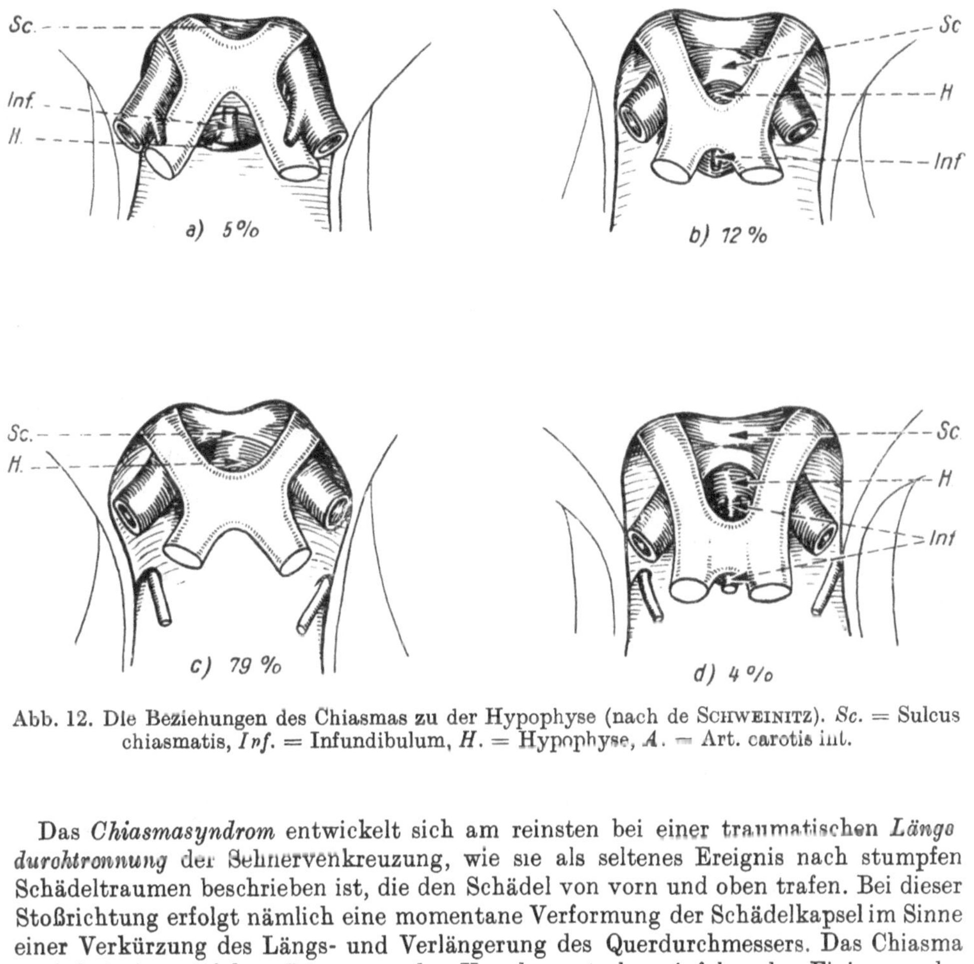

Abb. 12. Die Beziehungen des Chiasmas zu der Hypophyse (nach de SCHWEINITZ). *Sc.* = Sulcus chiasmatis, *Inf.* = Infundibulum, *H.* = Hypophyse, *A.* = Art. carotis int.

Das *Chiasmasyndrom* entwickelt sich am reinsten bei einer traumatischen *Längsdurchtrennung* der Sehnervenkreuzung, wie sie als seltenes Ereignis nach stumpfen Schädeltraumen beschrieben ist, die den Schädel von vorn und oben trafen. Bei dieser Stoßrichtung erfolgt nämlich eine momentane Verformung der Schädelkapsel im Sinne einer Verkürzung des Längs- und Verlängerung des Querdurchmessers. Das Chiasma muß bei einer solchen Bewegung der Knochenunterlage infolge der Fixierung der

Optici in ihren knöchernden Kanälen in der Querrichtung plötzlich ruckartig gedehnt werden und kann unter diesen Umständen der Länge nach ein- oder durchreißen. Die Folge ist eine Unterbrechung aller gekreuzten Fasern, d. h. der Ausfall der nasalen Netzhaut, also temporalen GF-Hälften, und damit klinisch der bekannte Befund der *bitemporalen Hemianopsie.*

Ein entsprechender GF-Befund entwickelt sich *allmählich* bei Krankheitsprozessen, die sich im vorderen oder hinteren Chiasmawinkel ausbreiten. Erfolgt das Wachstum eines Tumors dieser Lokalisation symmetrisch, so müssen nach und nach ziemlich zu gleicher Zeit die am weitesten innen liegenden – also die kreuzenden – Nervenfasern Not leiden. Der GF-Verfall beginnt für gewöhnlich in den temporalen oberen Quadranten. Schreitet er über die bitemporale HA hinaus weiter fort, so pflegen nach den temporalen unteren Quadranten zunächst die nasalen unteren auszufallen und die Erblindung durch Einbeziehung der nasalen oberen Abschnitte vollendet zu werden. Die Rückbildung nach erfolgreicher Behandlung des Grundleidens erfolgt in umgekehrter Reihenfolge, d. h., es stellen sich zuerst die nasalen oberen Quadranten wieder her, dann die nasalen unteren usw.

Dieser Grundtypus unterliegt nun im einzelnen Krankheitsfalle einer Vielzahl von Abwandlungsmöglichkeiten. *Keinesfalls darf man die völlige Ausprägung eines bitemporalen HA zur Voraussetzung für die Diagnose einer Chiasmaschädigung machen.* Die ersten Anfänge einer verminderten Leistungsfähigkeit der kreuzenden Fasern aufzudecken, ist nur mit perimetrischen und kampimetrischen Methoden möglich. Einer solchen Untersuchung von erfahrener Seite muß deshalb der Kranke im Verdachtsfalle zugeführt werden. Dann wird es manchmal durch Aufdeckung von *bitemporalhemianopischen GF-Defekten,* u. U. noch *relativen* Grades, möglich sein, eine Frühdiagnose zu stellen. Besonders empfindlich sind auch bei einer mehr diffusen Chiasmaschädigung wieder die *Maculafasern,* deren Versagen sich dann sehr frühzeitig durch Entwicklung *bitemporal-hemianopischer Zentral-* oder *Parazentralskotome* anzeigt.

Die *Trennungslinie* zwischen blinder und sehender GF-Hälfte geht bei vollausgebildeter, bitemporaler HA durch den *Fixierpunkt.*

Das Gegenstück der bitemporalen ist die *binasale Hemianopsie.* Sie setzt eine symmetrische Schädigung beider äußerer Chiasmawinkel voraus.

Oft wird die Ausbreitung der die Chiasmagegend der Sehbahnen schädigenden Erkrankungen exzentrisch erfolgen. Dann kommt es zu Kombinationen der bitemporalen HA mit GF-Ausfällen, die auf eine Schädigung des Opticus oder des Tractus zurückgehen, je nachdem, ob die Grundkrankheit sich mehr nach vorn oder nach hinten zu ausdehnt. So ist ein relativ häufiges klinisches Bild die *temporale HA eines Auges bei Erblindung des anderen* infolge kompletter Opticusatrophie. Der gleiche GF-Befund kann auch entstehen, wenn durch einen Prozeß hinter dem Chiasma außer den gekreuzten Fasern der Tractus einer Seite gänzlich unterbrochen ist. Auch in diesem Falle ist das dem geschädigten Tractus gleichseitige Auge das blinde, doch setzt sich seine Blindheit eigentlich zusammen aus einer *temporalen HA* und einer *homonymen HA* nach der Gegenseite.

Dem Chiasma nächst benachbart liegen einerseits *Hypophyse und Infundibulum,* andererseits die *Artt. carotides int.* und die von ihnen ausgehenden vorderen Abschnitte des *Willisschen Gefäßkranzes.* Erkrankungen dieser Gebilde müssen früher oder später die Sehnervenkreuzung in Mitleidenschaft ziehen. An primär von den Gefäßen ausgehenden krankhaften Veränderungen kommen fast ausschließlich *Aneurysmen* der Basisarterien in Betracht. Dagegen setzen bei raumfordernden Prozessen im Hypophysenbereich die wenig nachgiebigen Arterien dem Ausweichen der lateralwärts gedrängten Chiasmaschenkel alsbald eine Grenze. Gerade die Einzwängung zwischen dem wachsenden Tumor und den Gefäßen – deren pulsatorische Bewegungen dem steten Tropfen vergleichbar sind, das auch einen festen Stein höhlt – ist es offenbar, die das allmähliche Zugrundegehen der Nervenfasern verursacht; denn gegen Dehnung allein besitzt die vordere Sehbahn – wie man sich bei Obduktionen überzeugen kann – eine oft erstaunliche Widerstandsfähigkeit. Man sieht gelegentlich über einem Tumor das Chiasma zu einer dünnen Platte oder seine Schenkel zu breiten flachen Bändern deformiert, ohne daß intra vitam eine dem auch nur einigermaßen entsprechende Funktionsstörung bestanden hätte.

Außer den *Tumoren der Hypophysengegend*, die das Hauptkontingent der nichtentzündlichen Chiasmaläsionen stellen, ist noch einer anderen mechanischen Schädigung der Sehnervenkreuzung aus diesem Bereich heraus zu gedenken, des *Hydrops des Recessus opticus des III. Ventrikels.* Beim Bestehen eines Hydrocephalus internus kann die dünne rostrale Wand dieser Hirnkammer ballonförmig vorgetrieben werden und das Chiasma bedrängen. Auffallend oft findet man im Schrifttum als klinischen Ausdruck dieses Vorganges das Auftreten einer *binasalen* Hemianopsie vermerkt. Die Erklärung dieses Verhaltens ist vielleicht in den relativen Konsistenzverschiedenheiten der Gebilde, die die Sehbahn einengen, zu suchen. Bei Einklemmung zwischen einen soliden Tumor und eine Arterie dürfte das Geschwulstgewebe unnachgiebiger sein als die Arterienwand, während im Verhältnis zu der flüssigkeitsgefüllten Blase des ektatischen Infundibulums das Gefäß der kräftigere Partner ist. Im ersten Falle ist es dann wahrscheinlicher, daß die medialen Fasern der Sehnervenkreuzung zuerst geschädigt werden (bitemporale HA), im zweiten die lateralen beider Seiten (binasale HA).

Bei einer ganzen Anzahl *entzündlicher Nervenkrankheiten* finden sich anatomisch unter anderem im oder am Chiasma Krankheitsherde, die manchmal auch klinisch durch das Auftreten bitemporal-hemianopischer Skotome nachweisbar werden. Ich nenne nur die *multiple Sklerose* und von den basalen Entzündungsprozessen die *Lues cerebrospinalis.* In allen diesen Fällen haben evtl. Chiasmasymptome aber nur die Bedeutung von etwas Akzidentellem und sind nicht von entscheidendem Wert für die Diagnose. Nur einen entzündlichen Prozeß gibt es, der in seinen klinischen Erscheinungen so gut wie ausschließlich auf die vordere Sehbahn, speziell auf Chiasma und intrakraniale Optici beschränkt bleibt und daher auch seinen Namen bekommen hat, die *Arachnoiditis optico-chiasmatica.* Diese Erkrankung führt zur Entstehung eigentümlicher Schwarten und Stränge im Bereich der Zysterna chiasmatis, die Sehnervenkreuzung und intrakraniale Optici hochgradig behindern und ummauern können. Am Augenhintergrunde finden sich Schwellungszustände im akuten, partielle und totale OA im späteren Stadium, das oft allerdings schon vorliegt, wenn die erste Augenuntersuchung vorgenommen wird. Das am meisten charakteristische der A. opt. chi. sind die GF-Ausfälle, die sich nach Ausdehnung und Intensität oft stark wechselnd – als die verschiedensten Chiasmasyndrome, besonders auch als *obere* und *untere* sowie *binasale* Hemianopsien darstellen (s. S. 105).

Beim Austritt der *Sehstiele* aus dem Chiasma findet eine innige *Durchmischung der gekreuzten und ungekreuzten Nervenfasern* statt. Danach liegen jeweils die von gleichnamigen Netzhauthälften stammenden Nervenfasern in nächster räumlicher Gemeinschaft. Es ist nun nicht mehr wie noch im Chiasma möglich, daß gekreuzte und ungekreuzte Fasergruppen für sich allein ausgeschaltet werden, sondern jede Zerstörung im Tractus trifft die zusammen verlaufenden gekreuzten und ungekreuzten Fasern aus einem gleichliegenden Bereich beider rechter oder linker Netzhauthälften.

Durchtrennung eines *Tractus opticus* führt zu kompletter und absoluter *homonymer HA nach der Gegenseite.* Die Trennungslinie zwischen sehender und blinder GF-Hälfte geht in der Regel durch den Fixierpunkt, halbiert also die Macula und setzt oft auch das zentrale Sehvermögen etwas herab. Eine Maculaaussparung von wenigen Graden kann durch unsichere Fixation vorgetäuscht werden. Ein bleibendes überschüssiges maculares GF größerer Ausdehnung würde eine Doppelversorgung der Macula schon in der vorderen Sehbahn voraussetzen. Sie ist bei den meisten Menschen wohl sicher nicht vorhanden. Anders liegen die Verhältnisse, wenn die Ausschaltung eines Tractus durch einen allmählich sich vergrößernden Prozeß nach und nach erfolgt. Dann wird, da die Maculafasern auch in den Sehstielen einen verhältnismäßig großen Querschnitt einnehmen, einige Zeit ein brauchbares zentrales GF erhalten bleiben können.

Bei Schädigungen der Sehbahn im *vorderen* Abschnitt sind Gesichtsfelddefekte als längere Zeit oder dauernd *einziges* Krankheitszeichen nicht selten. Weiter *hinten*, wo der Tractus in enger Verbindung mit der Hirnsubstanz steht, der seitliche Kniehöcker Bestandteil des Thalamus ist und dann die Sehstrahlung innerhalb des Marklagers verläuft, *ändert* sich das. So können im Bereich der von den Tractus umgriffenen Hirnschenkel die *motorischen Leitungsbahnen mit der Sehbahn gemeinsam* geschädigt werden. Dann kommt es zu einer Hemiplegie oder anderen Halbseitenerscheinungen mit Hemianopsie nach der gleichen Seite. Derselbe Erfolg muß eintreten, wenn z.B. durch Zirkulationsstörungen im Versorgungsbereich der Art. cerebri media *Sehstrahlung* und *Pyramidenbahn* im Bereich der inneren Kapsel gemeinsam alteriert werden. Zur differentialdiagnostischen Klärung des Sitzes der Läsion bei diesen beiden klinisch gleichen Krankheitsbildern ist eine genaue *Pupillenuntersuchung* von großer Bedeutung.

Die im Tractus verlaufenden Fasern, welche den Lichtreflex der Pupillen vermitteln, zweigen kurz vor der Einstrahlung der Sehstiele in die primären Sehzentren (Corpus geniculatum laterale) zur Vierhügelplatte und dem Oculomotoriuskerngebiet ab. Bei einer Bahnunterbrechung *vor dieser Abzweigung* kommt es deshalb nicht zu einer Pupillenverengung, wenn nur die blinden Netzhauthälften vom Licht getroffen werden. Es besteht eine *hemianopische Pupillenstarre* (s. S. 51). Allerdings sind die höheren Sehbahnabschnitte bzw. die Sehrinde nicht ganz ohne Einfluß auf Steuerung, Ausgiebigkeit und Ablauf des Lichtreflexes der Pupille. Auch bei Läsionen im Bereiche der *Gratiolet*schen Strahlung und der Area striata läßt sich mit entsprechend abstufbaren schwachen Lichtreizen manchmal eine Differenz des pupillomotorischen Effektes bei vergleichsweiser Belichtung aus der blinden und aus der sehenden Gesichtsfeldhälfte konstatieren. Der lokaldiagnostische Wert einer handfesten hemianopischen Starre wird durch diese Tatsache aber nur wenig beeinträchtigt.

Ohne besondere Apparatur läßt sich bei *Tractushemianopsien* eine Änderung der Pupillo*statik* feststellen, die durch die dabei eintretende Verschiedenheit des Zuflusses von Lichtreizen zum einen und anderen Sphinkterkerngebiet verursacht wird, nämlich eine *Anisokorie*, bei der die der *Seite der Hemianopsie entsprechende*, also der Herdseite ungleichnamige Pupille *weiter* ist als die herdseitige. Bei Sehstrahlungs-Hemianopsien treten Differenzen in der Pupillenweite viel seltener auf und – wenn sie vorhanden sind – ist die herdseitige, der Hemianopsie ungleichnamige Pupille die weitere. Außerdem besteht im letzten Falle keine gröbere Reaktionsstörung der Pupillen.

Hinter der Abzweigung der Pupillenfasern im Tractus, dem seitlichen Kniehöcker und der Sehstrahlung ändert sich am GF-Befund zunächst nichts Grundsätzliches. Nur die *Pupillenfunktion* ist jetzt kaum je nachweisbar gestört. Außerdem ergibt sich aus dem größeren Querschnitt der *Sehstrahlung* eher die Möglichkeit, daß kleine, umschriebene Herde zu partiellen homonym-hemianopischen Defekten führen, etwa in Form einer *sektorenförmigen* oder *Quadrant-HA*. Übrigens ist eine scharf begrenzte Quadrant-HA nur ein mehr zufälliger Sonderfall, da irgendeine anatomische Scheidewand zwischen den Fasern der oberen und unteren GF-Quadranten ja nicht vorhanden ist und somit bei progredienten Krankheitsprozessen ein quadrantenförmiger Ausfall nur ein Durchgangsstadium in der Entwicklung der kompletten HA darstellt.

Als grundsätzlich neues Moment tritt bei Unterbrechung der Sehstrahlung in den weiter rückwärtigen Abschnitten das häufigere Erhaltensein eines mehr oder weniger umfangreichen Teiles der zentralen GF-Bezirke in der sonst blinden GF-Hälfte in Erscheinung, die *Maculaaussparung*. Sie kann bis zu 10° betragen und vermindert dann die Behinderung durch die GF-Einschränkung bedeutend. Über die Deutung dieser Erscheinung sind die Meinungen noch geteilt. Die größte Wahrscheinlichkeit scheint mir die Annahme für sich zu haben, daß in der oben geschilderten Weise eine *zentrale Doppelversorgung der Macula* durch Fasern, die den hinteren Teil des Balkens durchschreiten, vorhanden ist.

In manchen Fällen mit Maculaaussparung läßt sich allerdings mit empfindlichen Untersuchungsmethoden erweisen, daß die Funktion in dem ausgesparten Bezirk gegenüber den entsprechenden Arealen der anderen Gesichtsfeldhälfte doch herabgesetzt ist (Hemiamblyopie). Es besteht dann eine abnorme Ermüdbarkeit oder besser gesagt eine abnorm schnelle Reizverflachung im Bereich des überschüssigen Gesichtsfeldes, die z. B. darin ihren Ausdruck findet, daß die Lokaladaptation rascher erfolgt, d. h., daß ein Reizobjekt außerhalb des Fixierpunktes bei starrem Geradeausblick in dem auf der Seite der Hemianopsie erhalten gebliebenen Gebiet schneller verschwindet (d. h. unterschwellig wird) als bei gleicher Exzentrizität auf der Gegenseite. Diese Tatsache ist mit der hier vertretenen Vorstellung von der zentralen Doppelversorgung der Macula durchaus vereinbar. Die Hauptfasermasse zieht ja ohne Frage zur gleichseitigen Sehrinde, und es ist nicht zu erwarten, daß die vermuteten zur Gegenseite gelangenden Fasern allein die volle Leistungsfähigkeit der Funktion aufrechterhalten können.

Gegen eine maculare Doppelversorgung durch Faserkreuzung in der vorderen Sehbahn sprechen zahlreiche klinische Beobachtungen, doch soll nicht verschwiegen werden, daß ein so erfahrener Kenner der optischen Leitungsstörungen wie *Wilbrand* für eine dichotomische Aufspaltung der Maculafasern im Chiasma eingetreten ist. Fest steht jedenfalls, daß sichere Maculaaussparungen bei Tractusunterbrechung seltener vorkommen und daß Regelmäßigkeit ihres Vorhandenseins und Ausdehnung des ausgesparten Bezirkes in den hinteren Abschnitten der Sehbahn unverkennbar zunehmen und speziell im letzten Drittel der Sehstrahlung die Regel sind. Durch diese Unsicherheiten, die vielleicht durch individuelle Verschiedenheiten des Faserverlaufes mit bedingt sind, wird die lokalisatorische Bedeutung homonym-hemianopischer GF-Defekte für sich allein beeinträchtigt. Trotzdem sind sie bei etwas ausgedehnteren Läsionen in Kombination mit anderen Lokalzeichen oft wertvoll; so z. B. in Verbindung mit aphasischen Störungen bei Schläfenlappenerkrankungen u. ä. (s. auch S. 110).

Für die *Ortsbestimmung einer Sehbahnunterbrechung* ist außer den geschilderten Anhaltspunkten im Verhalten von GF und Pupillenspiel noch das ophthalmoskopische *Verhalten der Papille* von Bedeutung. Bei Läsionen der vorderen Sehbahn bis zum Kniehöcker entwickelt sich an der Papille eine *atrophische Verfärbung*, die bei Schädigung vor dem Chiasma frühzeitig und ausgesprochen, bei Tractusunterbrechungen später und weniger intensiv in Erscheinung tritt. Dagegen bleibt bei Herden hinter den primären Sehzentren in der *Gratiolet*schen Sehstrahlung das ophthalmoskopische Aussehen der Papillen *normal*, weil eine transganglionäre Degeneration in klinisch erkennbarem Grade nicht stattfindet.

Als *Ursache von Sehbahnunterbrechungen* kommen alle lokalisierten Krankheitsprozesse in Frage; außer Traumen vor allem vasculäre Herde (Lues, Arteriosklerose), *Blutungen*, *Erweichungen* und *Tumoren*. In der vorderen Sehbahn spielen davon die Tumoren, in der hinteren die vasculären Erkrankungen die relativ bedeutungsvollere Rolle.

In der *Sehrinde* ergeben sich hinsichtlich der Wirkung umschriebener Läsionen wieder einige Besonderheiten. Zunächst begünstigt die verhältnismäßig große Ausdehnung der Area striata überhaupt das Zustandekommen *partieller HAn.* Derartige Teilausfälle haben bei Seh*bahn*schädigungen meist sektorenförmige Gestalt, weil fast immer außer etwa bei kleinen Erweichungsherden oder Blutungen die Schädlichkeit von außen in die Faserzüge der Sehmarklamelle eindringt oder bei primärer Lokalisation innerhalb der Sehstrahlung nach außen aus ihr herausdringt, in jedem Falle also die peripheren Fasern mitbetrifft. Krankheitsprozesse im Bereich der Seh*rinde* können infolge deren Lage an der Hirnoberfläche (wenn auch großenteils in der Tiefe einer Furche) auch dann, wenn sie selbst größere Ausdehnung haben, zu ganz *umschriebenen Zerstörungen* in der Area striata führen. Die Folge sind *inselförmige homonym-hemianopische Defekte*, die mit der GF-Peripherie in keinem Zusammenhange zu stehen brauchen. Eine weitere Besonderheit dieser inselförmigen homonym-hemianopischen Skotome besteht darin, daß sie *nicht* wie die partiellen Defekte bei Sehbahnschädigung *kongruent* zu sein brauchen, sondern bei einer weitgehenden Ähnlichkeit doch nach Form und Ausdehnung merkliche Verschiedenheiten am rechten und linken Auge aufweisen können. Die Ursache für diese Eigentümlichkeit ist darin gegeben, daß die Fasern von den gleichnamigen Netzhauthälften des rechten und linken Auges in etwas verschiedenen Ebenen der Sehrinde ihre Endigung finden. Welche physiologische Bedeutung diese Anordnung hat, ist nicht ganz sicher. Man vermutet Beziehungen zum binokularen bzw. stereoskopischen Sehen.

Die *corticale Vertretung der Macula* besitzt eine recht beträchtliche Flächenausdehnung. Außerdem ist ihre Lage am hinteren Hirnpol, wo sie, wie wir sahen, bei den meisten Menschen auf die Konvexität nach außen übergreift, verhältnismäßig exponiert. So kann es nicht überraschen, daß bei Läsionen dieser Gegend *homonym-hemianopische Zentral- und Parazentralskotome* gelegentlich zur Beobachtung gekommen sind. Allerdings ist das Zustandekommen dieses hirnphysiologisch wichtigen Befundes wohl auf akut einsetzende Schädigungen wie Blutung und Trauma beschränkt, da bei allmählichem Zugrundegehen der macularen Rindenzone einer Seite die geschilderte Doppelversorgung der corticalen Macula schon frühzeitig zum Tragen kommen und damit die Beeinträchtigung des zentralen Sehens dem klinischen Nachweis entziehen muß oder doch nur mit subtilsten Methoden den Nachweis hemiamblyopischer Zonen gestattet.

Endlich ist noch ein seltener Befund zu erwähnen, der eine Ausnahme von der Regel darstellt, daß vom Chiasma aufwärts eine Läsion sich immer auf die GF der beiden Augen auswirken müsse: der *isolierte Ausfall des temporalen Halbmondes* im GF eines Auges. Der Befund ist mehrfach einwandfrei erhoben. Obduktionsfälle haben gezeigt, daß er bei *Zerstörung des rostralen Teiles der Unterlippe der Calcarina* zustande kommt. Man hat aus diesen Beobachtungen den Schluß gezogen, daß, wie oben erwähnt, der temporal nach jeder Seite das gemeinsame GF überragende sichelförmige Bezirk, der nur von einem Auge ausgenutzt werden kann, in dem Abschnitte der Calcarina seine Rindenvertretung findet, in welchem die Striata-Differenzierung in der Unterlippe weiter nach vorn reicht als in der Oberlippe.

In den Tractus weichen die Sehbahnen vom Chiasma aus in weitem Bogen von der Mittellinie nach außen und die Sehmarklamellen streben erst ziemlich weit hinten in kurzem Bogen der medial gelegenen Sehrinde zu. In diesem ganzen Verlauf müßte eine Schädigung, die die Sehbahn beider Seiten unterbrechen könnte – von der Zufälligkeit einer symmetrischen Lokalisation etwa von Tumoren abgesehen –, eine Ausdehnung haben, die mit der Erhaltung des Lebens nicht vereinbar wäre. Ganz im Gegensatz dazu liegen die Areae striatae der rechten und linken Seite, nur durch die Hirnsichel der Dura mater getrennt, in unmittelbarer gegenseitiger Nachbarschaft. Schädlichkeiten, die zwischen den Hemisphären vom medialen Hirnspalt aus wirken, z.B. Tumoren der Falx selbst sowie Tumoren oder Blutungen, die durch sie hindurch durch Druck die Gegenseite in Mitleidenschaft ziehen, können ohne weiteres beide Sehsphären teilweise oder ganz vorübergehend oder dauernd funktionsunfähig machen. Die Folge sind *beidseitige homonym-hemianopische GF-Defekte;* bei völliger Vernichtung oder wenigstens Ausschaltung beider Areae striatae die *komplette beidseitige HA* oder völlige Blindheit. Diese *Rindenblindheit* unterscheidet sich von einer beidseitigen Erblindung aus peripherer Ursache dadurch, daß der *Lichtreflex* der Pupille *ungestört* ist und der *Augenhintergrund* auch auf die Dauer *normal* bleibt. Die große Ausdehnung der corticalen Macula und ihre Lage an der Konvexität des hinteren Hirnpoles, die zwar bei von außen wirkenden Traumen eine erhöhte Gefährdung bedingt, bei von medial andringenden Schädlichkeiten aber um so weniger exponiert ist, führen nicht so selten dazu, daß bei beidseitiger HA ein kleines *maculares Restgesichtsfeld* erhalten bleibt oder sich nach einiger Zeit wiederherstellt. Praktisch sind derartige Kranke, auch wenn in dem erhaltenen kleinen GF volles Sehvermögen erreicht wird, Blinden gleichzuerachten, weil sie zur Orientierung im Raume die Außenwelt andauernd durch Blickbewegungen gewissermaßen abtasten müssen, ohne jemals einen Gesamteindruck ihrer Umgebung zu gewinnen.

Bestimmte *Verletzungen am Hinterkopfe,* z.B. Querschüsse oberhalb der Protuberantia occipitalis führen durch Zertrümmerung beider hinterer Hirnpole vollständige und dauernde kortikale Blindheit herbei. Auch wenn nur ein Hirnpol durch ein solches Ereignis oder eine ausgedehnte Blutung anderer Ursache zerstört wird, tritt oft zunächst völlige Erblindung dadurch ein, daß auch die andere Hemisphäre durch *Druck-* oder *Schockwirkung* vorübergehend ausgeschaltet wird. Mit dem Abklingen der akuten Erscheinungen stellt sich aber dann die eine GF-Hälfte und ein mehr oder weniger großes maculares Areal wieder her. Das grausame Massenexperiment des Krieges hat eine unübersehbare Menge von Beispielen der verschiedenen Möglichkeiten gegeben, wie sich Zerstörungen im Bereich der Sehrinde beider Seiten in Kombination miteinander und mit Schädigungen der Sehbahnen auf das GF auswirken. *Beidseitige obere und untere Quadrant-HA,* also Hemianopsia superior oder inferior (Abb. 13), *HA nach einer Seite mit Quadrant-HA nach der anderen,* also nur Erhaltenbleiben eines GF-Quadranten außer dem macularen GF, *HA oder Quadrant-HA mit Erhaltenbleiben der temporalen Sichel* nach der sonst blinden Seite seien herausgegriffen, um nur einige besonders markante Befunde den bereits erwähnten hinzuzufügen.

Außer den organischen Zerstörungen der Area striata können auch vorübergehende *Durchblutungsstörungen* dieses Rindengebietes zu Sehstörungen ein- oder beidseitig-hemianopischen Charakters führen.

Hierher gehört die *eklamptische Amaurose,* die völlige Erblindung bei erhaltenem Lichtreflex der Pupillen im Verlaufe oder schon als Vorbote der Geburtskrämpfe. Nach dem, was wir am Netzhautgefäßsystem bei der Eklampsie mit dem Augenspiegel direkt beobachten können, ist der Analogieschluß wohl erlaubt, daß es sich bei dieser Funktionsstörung um eine krampfartige *Verengerung der Arterien der Calcarinagegend* handelt, die entweder einen Blutmangel (Ischämie) im Bereiche der Sehrinde verursacht oder durch Ausbildung eines peristatischen Zustandes im Sinne Rickers (erweiterte Endstrombahn vor verengtem Arteriolensystem mit Liquordiapedese) zu Dyshämie bzw. Ausbildung eines örtlichen Hirnödems führt. In beiden Fällen wird die Funktion der Rindenzellen für die Dauer der Zirkulationsstörung ausgeschaltet, stellt sich aber mit dem Schwinden des Gefäßkrampfes nach erfolgreicher Beseitigung der Ursache völlig wieder her.

Der eklamptischen Amaurose erscheinungs- und wesensgleich ist die *urämische Amaurose.* Sie hat mit der eigentlichen Harnstoffvergiftung nichts zu tun, ist vielmehr eine der Auswirkungen der Durchblutungsstörungen der eklamptischen oder Pseudo-„urämie“.

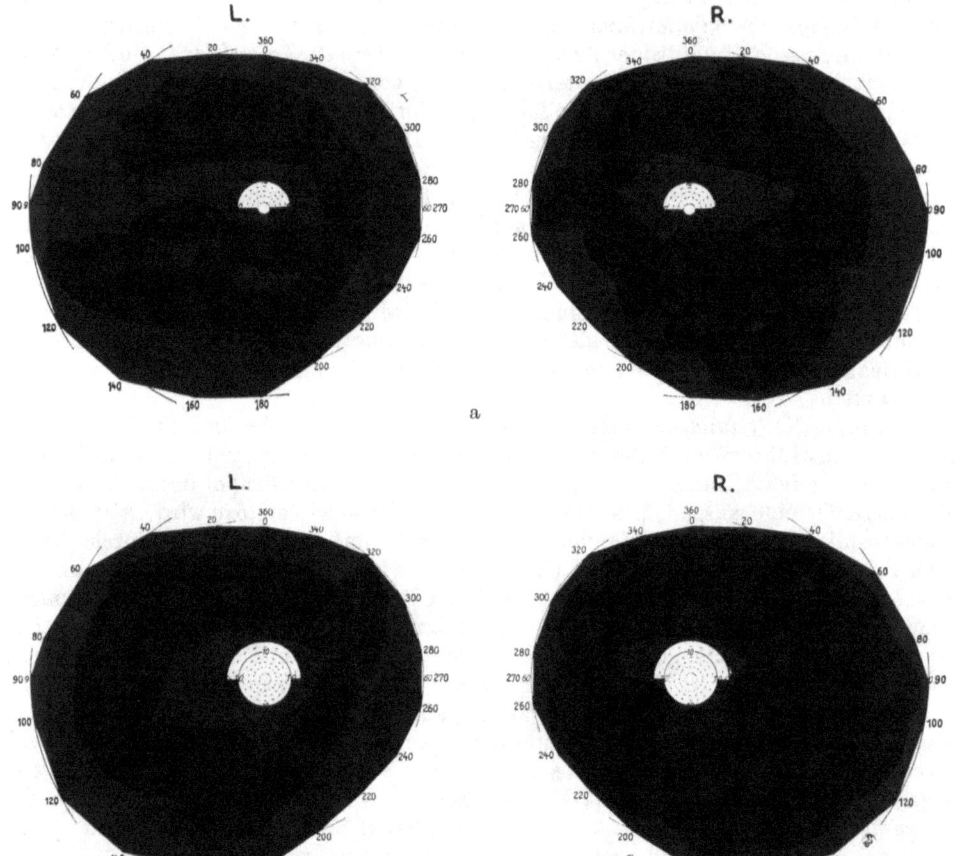

Abb. 13. Beidseitige obere und untere Quadrant-Hemianopsie nach Querschuß durch das Hinterhaupt; zunächst längere Zeit vollständig corticale Blindheit, dann Wiederherstellung des zentralen Sehens und eines kleinen halbkreisförmigen Gesichtsfeldes in der oberen GF-Hälfte, später Erweiterung dieses Bezirkes und Hinzutreten eines Bezirkes von 10° nach unten. Als beidseitige Quadrant-HA erweist sich die GF-Störung durch die scharfe Stufe zwischen oberem und unterem GF-Rest; wiederhergestellt ist im wesentlichen der maculare GF-Bezirk. Trotzdem ist der Verletzte praktisch blind, da das kleine Rest-GF nur eine höchst unvollkommene Orientierung ermöglicht

Eine weitere praktisch wichtige funktionelle vasculare Störung im Gebiet der Sehrinde ist das *Flimmerskotom* bei der sog. *Migraine ophthalmique.* Hier handelt es sich vor allem um Reizerscheinungen, die nur in einer Minderzahl von Fällen mit Ausfallserscheinungen kombiniert sind. Das Flimmerskotom tritt anfallsweise auf, manchmal ausgelöst durch irgendwelche besonderen optischen Reize wie Blendung oder ähnliches, sehr oft aber auch ohne erkennbaren auslösenden Anlaß. Die Hemikranie, der halbseitige Migraine-Kopfschmerz, der den vielgebrauchten französischen Namen veranlaßt hat, folgt den optischen Erscheinungen in der Regel nach, kann ihnen aber auch vorausgehen oder sie begleiten. Häufiger ist als Einleitung, wenn der Anfall nicht überhaupt ohne Vorboten beginnt, ein mehr allgemeines dumpfes Unlustgefühl.

In typischen Fällen beginnt das Flimmern in einem kleinen parazentralen Bezirk. Das flimmernde Gebiet weitet sich dann allmählich nach einer Seite in Form eines homonym-hemianopischen Defektes aus. Die Begrenzung pflegt aus einer heller leuchtenden und am stärksten flimmernden Zickzacklinie zu bestehen, die man in einem heutzutage langsam unverständlich werdenden Bilde mit Fortifikationslinien verglichen hat. Nach und nach dehnt sich der unruhige Bezirk so weit aus, daß er ein ganzes Halbgesichtsfeld füllt, um sich dann schließlich nach der Peripherie hin zu verflüchtigen oder wieder bis zum Verschwinden zusammenzuschrumpfen. In dem von der leuchtenden Zickzacklinie umschlossenen Bereich besteht manchmal eine gewisse Herabsetzung der Funktion. In Ausnahmefällen entwickelt sich sogar eine regelrechte HA bzw. ein hemianopisches Skotom, das sich aber mit Abklingen des Anfalles auch wieder aufklärt. Von dem Grundtypus gibt es auch sonst im Einzelfall mannigfache Abweichungen: Beginn in der Peripherie, Fehlen einer scharfen Begrenzungslinie, weniger deutliches Hervortreten des hemianopischen Charakters. Manchmal sind die Schilderungen der Patienten von ihren subjektiven Sensationen so unbestimmt und verschwommen, daß dadurch die Diagnose erschwert wird. Oft führt erst die Angabe des der Sehstörung folgenden oder vorausgehenden Halbseitenkopfschmerzes auf den richtigen Weg. Andererseits kann der Kopfschmerz auch völlig fehlen oder durch irgendwelche allgemeinen körperlichen Mißgefühle vertreten sein. Die subjektive Störung durch den Anfall und seine Begleiterscheinungen schwankt in weiten Grenzen, ebenso die Dauer der Anfälle und die Häufigkeit ihrer Wiederholung.

Welche Art von Störung dem Auftreten des Flimmerskotoms ursächlich zugrunde liegt, ist nicht sicher bekannt, doch dürfen wir mit an Sicherheit grenzender Wahrscheinlichkeit annehmen, daß es sich um eine *Zirkulationsstörung* handelt. Wie wir uns diese formal vorzustellen haben, steht noch dahin. Die gelegentliche Kombination der Reiz- und Ausfallserscheinungen erschwert die pathogenetische Deutung weiter, ebenso wie die Verknüpfung mit der Hemikranie. Auch der Augenhintergrundsbefund gibt bei diesem Leiden keine Anhaltspunkte, die auf die Spur der wahrscheinlich wirksamen Gefäßstörung führten. Wir müssen die Frage nach der Pathogenese also einstweilen noch offenlassen.

Sicher handelt es sich bei der Mehrzahl der Fälle um eine ungefährliche Störung, wenn sie auch, zumal bei häufiger Wiederholung, recht lästig werden kann. In ganz vereinzelten Fällen ist eine starke Häufung von Flimmerskotomanfällen als Vorspiel ernsthafter organischer zerebraler Erkrankungen arteriosklerotischer und aneurysmatischer Natur beschrieben. Die durchschnittliche Harmlosigkeit der Migraine ophthalmique wird durch diese Beobachtungen kaum in Frage gestellt.

In dem optischen Wahrnehmungszentrum der Fissura calcarina endet mit der Gratioletschen Sehstrahlung unsere exakte Kenntnis von den Wegen der optischen Erregungen. Sollen die Gesichtswahrnehmungen über die Auslösung optischer Reflexbewegungen hinaus nutzbar gemacht werden, so ist es notwendig, daß sie in der Hirnrinde als *optische Erinnerungsbilder* dauerhaft festgehalten werden in einer Art und Weise, die es ermöglicht, daß sie sowohl durch erneute Einwirkung gleicher oder ähnlicher Sehreize wie auch durch Reize aus anderen Sinnesgebieten, wie endlich durch rein psychische Vorgänge wiedererweckbar sind, so daß wir sie wiedererkennen oder vor unserem „inneren Auge“ ohne neue retinale Erregung erstehen lassen, sie uns vorstellen können. Ob diese höheren Sinnesleistungen ebenso wie die primitiveren primär motorischen und sensorischen Funktionen in umschriebenen Rindenfeldern eine verhältnismäßig genau lokalisierbare Vertretung besitzen oder an die Tätigkeit größerer, in den Einzelheiten nicht genauer abgrenzbarer Rindenareale gebunden sind, ist noch Gegenstand der wissenschaftlichen Diskussion. Jedes Sehding besitzt außer den optischen Qualitäten, zu denen außer Form und Farbe noch die Lokalisation im Sehfeld und die bereits komplexere Lokalisation im Raum sowie das Sehen von Bewegung gehören, noch taktile, thermische und je nach seiner Art mehr oder weniger hervortretende akustische, geruchliche und geschmackliche Eigenschaften. Deshalb kann sein Erinnerungsbild auch durch Erregungen einzelner oder mehrerer dieser Sinnesempfindungen wachgerufen werden. Hinzu kommt die Verknüpfung optischer Vorstellungen mit ihrem Ausdruck in Sprache, Schrift, Zahlen- und in gewissem Umfange auch Notenzeichen. Die Tatsache, daß einzelne dieser Funktionen wie das Lesen *(Alexie)* oder das Erkennen von Wörtern *(Wortblindheit)* bei zerebralen Erkrankungen isoliert ausfallen können, ist noch kein Beweis für ihre gesonderte Rindenvertretung. Andererseits spricht es für eine umschriebene Lokalisation, wenn z.B. optische Erinnerungsbilder auf dem normalen Wege über die optische Wahrnehmung unerweckbar sind, von anderen Sinnesgebieten aus aber hervorgerufen werden können. Das ist der Fall bei der sog. **Seelenblindheit,** von der eine ganze Anzahl einwandfreier Beobachtungen vorliegen. Bei solchen Kranken ist das optische Wahrnehmungsvermögen nicht oder doch nicht erheblich gestört. Auch die Gesichtsfeldgrenzen finden sich mit dem gewöhnlichen Verfahren der Perimetrie oft an normaler Stelle. Es ist den Patienten aber unmöglich, ihre Gesichtswahrnehmungen mit dem dazugehörigen Begriff zu verknüpfen, die gesehenen Dinge zu *erkennen* und zu *benennen.* Dagegen gelingt es unschwer, die optischen Erinnerungsbilder von anderen erhaltenen Sinnesgebieten aus zu erwecken, wenn die dargebotenen Gegenstände charakteristische Merkmale entsprechender Art aufweisen. So wird z.B. ein Prüfobjekt, etwa ein Schlüssel oder eine Bürste, dem der Untersuchte beim bloßen Betrachten hilflos gegenübersteht, sofort erkannt und richtig benannt, wenn es betastet werden kann.

Die *Rindenareale, die für das optische Erkennungsvermögen* von maßgebender Bedeutung sind, werden in unmittelbarer Nähe der Sehsphären an ihre Randpartien anschließend angenommen. Die zur Seelenblindheit führenden Schädigungen sind fast ausschließlich vasculärer Art. Manchmal werden Erweichungen in beiden Hemisphären gefunden. Auch der hintere Teil des Balkens weist oft Veränderungen auf. Daß bei solchen Herden außer der Hirnrinde auch das darunterliegende Marklager mit den in ihm verlaufenden Bahnen geschädigt wird, ergibt sich schon aus der Art der arteriellen Versorgung.

4. Kapitel

Pupillen, Akkommodation

Die Bewegung der Pupillen wird durch zwei im Stromablatt der Iris gelegene *glatte Muskeln* bewirkt: den kräftigen ringförmigen *Schließmuskel (Sphincter pupillae)* und den anatomisch schwer nachweisbaren radiärfaserigen *Erweiterer (Dilatator p.).* Die Irismuskulatur ist vom *vegetativen* Nervensystem innerviert, und zwar der *Sphinkter* vorwiegend von dessen *parasympathischem,* der *Dilatator* allein vom *sympathischen* Anteil. Die parasympathischen Fasern verlaufen von den oralsten (kleinzelligen) Abschnitten der *Oculomotoriuskerne* aus in diesem Nerven durch die lange Wurzel ins *Ziliarganglion*, welches die sympathischen, vom Zwischenhirn ausgehend, von dem im Halsmark gelegenen *Centrum ciliospinale* (Budge) aus durch das oberste Halsganglion des Grenzstranges über das periarterielle Geflecht der Karotis und der Art. ophthalmica erreichen. Beide Faserarten verlaufen dann in den *Nervi ciliares post. longi* zu ihrem Erfolgsorgan.

Die Innervation erfolgt in der Weise, daß Tonusvermehrung im sympathischen Anteil immer mit einer entsprechenden Hemmung oder Tonusverminderung im parasympathischen Anteil einhergeht und umgekehrt.

Eine große Menge allgemein *vegetativer* und auch *psychischer* Einflüsse wirken auf Weite und Bewegungsablauf der Pupillen ein und vermögen dem aufmerksamen Beobachter diagnostische Anhaltspunkte zu bieten. Die praktische *Pupillendiagnostik* beschränkt sich jedoch auf verhältnismäßig wenige gut überschaubare und exakt bestimmbare Störungen von Bewegungsabläufen und Reflexvorgängen. Das sind in erster Linie der *Lichtreflex* (LR) und die Naheinstellungs- oder *Konvergenzreaktion* (KR) der Pupillen, zu denen in manchen Fällen noch die *Lidschlußverengerung* und die *Erweiterungsreaktionen* auf *Schreck* und *Schmerz* ergänzend hinzutreten. Gelegentlich kann auch die Prüfung der *pharmakologischen* Beeinflußbarkeit aufschlußreich sein.

Die **Lichtreflexbahn** beginnt in den Sinneszellen der Netzhaut. Von hier verlaufen die Fasern des aufsteigenden Reflexbogens im Opticus und erfahren wie die visuellen Fasern eine Halbkreuzung im Chiasma. Danach verlaufen also die Fasern von den rechten Netzhauthälften (d.h. der temporalen Hälfte der rechten und der nasalen der linken Retina) im rechten Tractus, die der linken im linken. Kurz vor den primären Sehzentren im Corpus geniculatum laterale zweigen, wie erwähnt, die Pupillenfasern aus dem Tractus ab und erreichen über die Vierhügelgegend, das orale Kerngebiet des Oculomotorius. Von hier gelangt der absteigende Schenkel des Reflexbogens via Oculomotorius, Ganglion ciliare, Ziliarnerven zum Sphinkter. Jedes Sphinkterkerngebiet steht also mit Fasern von *beiden* Netzhäuten in Verbindung. Deshalb führt Belichtung eines Auges nicht nur zu einer Verengerung der Pupille dieses Auges *(direkter LR)*, sondern auch des anderen *(indirekter oder konsensueller LR)*.

Die Wege der Reflexübertragung von der Abzweigung der Pupillenfasern aus dem Tractus bis zum Sphinkterkern sind anatomisch noch nicht genau bekannt. Wir sind deshalb darauf angewiesen, sie aus dem Zusammenhalt klinischer Beobachtungen mit bei der Obduktion erhobenen Läsionsbefunden zu erschließen. Auf Grund solcher Vergleiche und Überlegungen sind eine ganze Anzahl schematischer Darstellungen der Reflexbahnen entworfen, deren Vielzahl bereits zeigt, daß bezüglich mancher Einzelheiten noch Meinungsverschiedenheiten bestehen. Als eines der bekanntesten Schemata sei das von *Behr* hierhergesetzt (Abb. 14). Es nimmt unter Berücksichtigung klinischer Überlegungen, auf die hier nicht eingegangen werden kann, eine zweite zentrale Kreuzung der pupillomotorischen Bahnen an.

Die Wiedererweiterung der Pupille nach Aufhören der Belichtung wird gewöhnlich als eine Rückkehr zum Ausgangszustande nach Fortfall des Reizes aufgefaßt. Die Pupille stellt sich aber schon bei andauerndem Lichtreiz nach erfolgter Anpassung (Adaptation) an die jeweilige Helligkeit auf eine neue mittlere Weite ein, die etwas größer ist als die bei der ersten Belichtung entstandene. Von dieser neuen Ausgangsweite aus tritt bei Verminderung der Beleuchtungsintensität eine Erweiterung ein. Es ist sehr wahrscheinlich, daß der Impuls zu dieser Erweiterung bei Herabsetzung der Beleuchtung, die ja zweifellos auch ein Reflexvorgang ist, auf einer besonderen Bahn verläuft, die von den Sinneszellen der Netzhaut über die vordere Sehbahn und sympathische Bahnen etwa via Centrum ciliospinale den Dilatator pupillae erreichen müßte. Unter dieser Voraussetzung hat man von einer Zwienatur des Lichtreflexes der Pupille gesprochen *(Poos)*.

Die *Naheinstellungsverengerung* oder **Konvergenzreaktion** (KR) erfolgt gleichzeitig mit der Akkommodation der Linse und der Konvergenz der Blicklinien bei Einstellung der Augen auf die Nähe. Die KR ist weder ein direkter Reflex noch eine Mitbewegung im üblichen Sinne. Will man den Ausdruck Zweckbewegung vermeiden, so kann man die KR als Teilvorgang einer koordinierten Bewegungsgruppe bezeichnen, die gewohn-

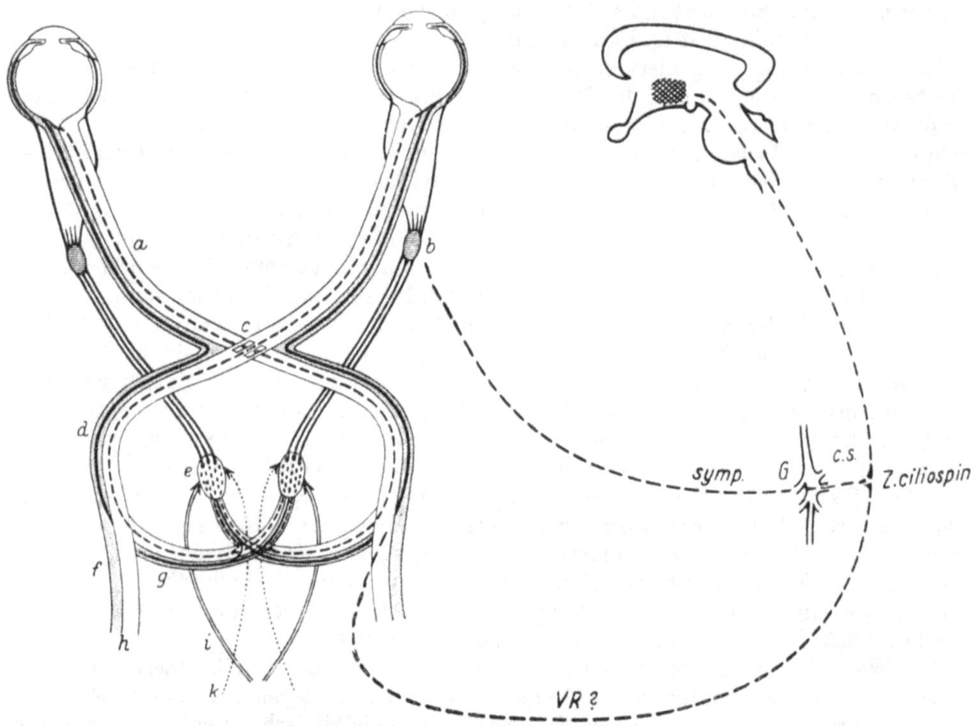

Abb. 14. Schema der Pupillenbahnen nach BEHR (ergänzt). *a* Opticus, *b* Ganglion ciliare, *c* Chiasma, *d* Tractus opticus, *e* Sphinkterkerngebiet, *f* Corpus geniculatum laterale, *g* isolierte zentrale Pupillenbahn (Sitz der hemianopischen Pupillenstarre ohne Hemianopsie), *h* Beginn der Sehstrahlung, *i* afferente Naheinstellungsbahn (Konvergenzakkommodationsbahn), *k* Bahn des Orbicularisphänomens. Schraffiertes Gebiet: vegetative Zentren m Hypothalamos, *Z. ciliospin* = Zentrum ciliospinale, *G. c. s.* = Ganglion cervicale sup., *symp.* = sympathische (pupillenerweiternde) Einflüsse, *VR?* = fragliche Bahn des Verdunkelungs- (Erweiterungs-) Reflexes

heitsmäßig bei Nahblick gleichzeitig innerviert wird. Jedenfalls erreicht der Impuls zur Naheinstellungsverengerung das III-Kerngebiet auf einem anderen Wege als der aufsteigende Schenkel des LR. Wahrscheinlich gibt es ein besonderes supranukleares Zentrum für das Nahesehen.

Das **Lidschlußphänomen** besteht in einer Pupillenverengerung bei krampfhaftem Lidschluß. Man beobachtet die Reaktion entweder direkt, indem man bei intendiertem Lidschluß durch passives Offenhalten der Lidspalte die Ausführung des Lidschlusses verhindert; oder man achtet auf die Wiedererweiterung der Pupille, wenn das Auge nach energischem Lidschluß wieder geöffnet wird. Natürlich muß man im zweiten Falle eine Überlagerung durch den LR durch geeignete Wahl der Beleuchtungsbedingungen vermeiden. Die Lidschlußverengerung der Pupille wird allgemein als *Mitbewegung* aufgefaßt. Der Impuls erreicht das Pupillenkerngebiet wieder auf einem anderen Wege als der zur KR.

Neuerdings wird, von den bisher als gültig anerkannten Auffassungen abweichend, die Anschauung vertreten, daß alle Verengerungsreaktionen der Pupille außer dem Lichtreflex, also die Naheinstellungsreaktion, die Lidschlußverengerung und die Miosis, die während des Schlafes eintritt, rein mechanisch dadurch ausgelöst werden, daß infolge einer Kontraktion des Ziliarmuskels die Radiärfasern der Iris ebenso wie die Fasern des Aufhängebandes der Linse (Zonula) entspannt werden und der Sphincter pupillae auf diesen Entspannungsreiz mit einer Zusammenziehung reagiert (Entspannungsmiosis, *Poos*). Dabei würde also ein zentralnervöser Impuls nur den Ziliarmuskel treffen.

Bei *Schmerz*, *Schreck* und *Angst* tritt eine *Pupillenerweiterung* auf. Schon entsprechende Vorstellungen vermögen sie bei manchen Menschen hervorzurufen. Regelmäßigkeit der Auslösbarkeit und Ausmaß der Erweiterung weisen große Unterschiede von Mensch zu Mensch auf. Die **Psychoreaktionen** sind als vegetative Tonusschwankungen zu deuten, an deren reflektorischer Auslösung die Hirnrinde beteiligt sein dürfte.

Die Beherrschung der **Akkommodation,** d.h. der Wölbungsvermehrung der Linsenoberfläche bei Nahblick unter dem Einfluß der Kontraktion des ringförmigen *Musculus ciliaris*, wird einer median zwischen den Sphinkterkerngebieten liegenden Ganglienzellgruppe, dem *kleinzelligen Mediankern*, zugeschrieben. Außer diesen parasympathischen Fasern sind aber auch sympathische an der Innervation des M. ciliaris beteiligt (MEESMANN). Mit dem Akkommodationsimpuls erfolgt, wie soeben ausgeführt, stets auch ein Impuls zur Pupillenverengerung. Die Akkommodationsfähigkeit der Linse erfährt bekanntlich physiologischerweise im Laufe des Lebens eine allmähliche Abnahme und geht jenseits des 60. Lebensjahres früher oder später völlig zu Verlust (*Presbyopie*, Alterssichtigkeit). Infolgedessen kann sich bei älteren Menschen sowohl eine Parese des Ziliarmuskels der Feststellung entziehen wie andererseits auch wegen des individuell verschiedenen Tempos der Entwicklung der Presbyopie eine pathologische Akkommodationsschwäche durch diese vorgetäuscht werden, zumal wenn das Vorliegen einer latenten Hyperopie übersehen wird. Man kann Erhaltensein und Ausmaß der Akkommodation einfach durch Bestimmung des Nahpunktes mittels einer Leseprobe prüfen, indem man mit dem Zentimetermaß mißt, bis zu welcher Nähe feinste Druckschrift noch gelesen werden kann. Bis zum 20. Lebensjahre ist normalerweise eine Annäherung bis zu etwa 10 cm, bis 40 etwa bis zu 20 cm, mit 50 bis 40 cm an das Auge möglich. Dabei müssen aber etwa vorhandene Refraktionsanomalien berücksichtigt und evtl. durch entsprechende Gläser ausgeglichen werden. Der Augenarzt wird es im Zweifelsfalle vorziehen, das Eintreten oder Ausbleiben der Akkommodationsmyopie sowie gegebenenfalls ihren Grad mit der Schattenprobe (Skiaskopie) objektiv sicherzustellen.

Bei der **Beurteilung der Pupillen** ist zunächst auf ihre *Weite* zu achten. Sie ist neben individuellen Verschiedenheiten und vegetativen Einflüssen allgemeiner Art von der Beleuchtung abhängig. Bei mittlerer Tageshelligkeit pflegt man Pupillen unter 2 mm als eng (miotisch), über 4 mm als übermittelweit und über 6 mm als weit (mydriatisch) zu bezeichnen, doch wird man in der Praxis die Pupillenweite im allgemeinen nicht messen, sondern schätzen. Man muß wissen, daß *bei stark seitlichem Lichteinfall* die dem Fenster nähere Pupille in individuell verschiedenem Grade *enger* ist als die vom Fenster abgewandte. Bei gleichmäßiger Beleuchtung sind die Pupillen bei den meisten Menschen gleichweit; geringe Grade von Pupillenungleichheit sind aber nur dann als sicher krankhaft zu bewerten, wenn sich gleichzeitig Abnormitäten des Bewegungsablaufes finden.

Größere Unterschiede in der Pupillenweite (*Anisokorie*) sind immer pathologisch; ebenso Entrundungen. Sie lassen auf Ungleichmäßigkeiten in der Innervation der verschiedenen Abschnitte der Pupillenmuskulatur schließen.

Im Greisenalter findet sich bei manchen Menschen eine Pupillenenge, die hohe Grade erreichen kann (senile Miosis). Sie ist für sich allein nicht als Krankheitszeichen zu bewerten.

Die **Prüfung der Pupillenbewegungen** nimmt man am besten bei diffusem Tageslicht vor. Man stellt den Patienten mit dem Gesicht zum Fenster und läßt ihn den Blick so weit heben, daß das helle Spiegelbild des Fensters die Beobachtung der Pupille nicht mehr stört. Die zur Decke gerichteten Augen verdeckt man beide mit der Hohlhand und gibt sie einzeln dem Lichteinfall frei (Prüfung des direkten LR). Man muß sich jeweils so stellen, daß man die Pupille des gerade geprüften Auges in dem Augenblick, in dem das erste Licht in sie einfallen kann, auch tatsächlich schon sieht und nicht mit der abgehobenen Hand noch für eine kurze Zeit verdeckt; denn in diesen Bruchteilen einer Sekunde kann der LR schon ganz oder teilweise abgelaufen sein, so daß ein ganz falsches Bild entsteht. – Den indirekten oder konsensuellen LR prüft man, indem man nur das eine Auge mit der Hohlhand verdeckt und beim Freigeben dieses Auges die Bewegung der Pupille des anderen beobachtet.

In ungenügend oder künstlich beleuchteten Räumen untersucht man den LR am besten mit einer elektrischen Taschenlampe. Dabei muß man darauf achten, daß der Patient nicht in das Licht hineinblickt. Sonst kann durch Überlagerung einer KR unter Umständen ein nicht vorhandener LR vorgetäuscht werden.

Zur Prüfung der KR läßt man den Untersuchten zunächst in die Ferne blicken und dann auf Kommando den nahe vorgehaltenen Finger des Untersuchers fixieren. Wenn, wie es nicht selten vorkommt, die Konvergenz auf Kommando nur ungeschickt und unvollkommen erfolgt, ist es zweckmäßig, den Finger des Untersuchten selbst als Fixierpunkt zu nehmen und durch Drücken dieses Fingers die Aufmerksamkeit darauf zu lenken. Die Prüfung der KR durch abwechselndes Nähern und Entfernen des fixierten Fingers ist weniger zweckmäßig.

Zur Auslösung der Schmerzerweiterung der Pupillen kann man z. B. eine Hautfalte auf dem Handrücken kneifen. Bei Wiederholung genügt meist schon die Berührung der Hand, um durch die Erwartung des Schmerzes die psychische Pupillenerweiterung auszulösen.

Bei der *Beurteilung der Pupillenreaktionen* achtet man auf das *Ausmaß* und den *Ablauf* der Bewegung. Die Verengerung kann ausgiebig, unausgiebig, nur spurweise vorhanden oder kaum merklich (eine Schwebung) sein; sie kann prompt oder in verschiedenem Grade träge, andererseits aber auch abnorm lebhaft („gesteigert") ablaufen. Schließlich kann jede sichtbare Bewegung fehlen, Pupillenstarre, Iridoplegie.

Selbstverständlich muß man sich vor der Diagnose einer Form- oder Reaktionsstörung der Pupillen davon überzeugt haben, daß nicht durch Verwachsungen oder Verklebungen mit der Linsenvorderfläche (hintere Synechien) als Folgezustand früherer Entzündungen der Irisrand in seiner Beweglichkeit behindert ist. Auch eine Nachwirkung örtlich oder innerlich angewandter Medikamente (Atropin, Skopolamin, Homatropin) kann die Diagnose fehlleiten.

Bei *peripherer* (kompletter, alle Äste betreffender) *Oculomotoriuslähmung* und bei Ausschaltung *sämtlicher kleinzelliger Abschnitte* des III. Kerngebietes, **Ophthalmoplegia interna,** ist die Pupille der kranken Seite übermittelweit bis weit und verengt sich – bei gleichzeitiger Akkommodationslähmung – weder auf Lichteinfall noch bei Nahblick. Die wohl auch jetzt noch eintretende Tonusverminderung im Dilatator bei Belichtung und Konvergenz führt bei der Schwäche dieses Muskels nur äußerst selten zu einer sichtlichen Pupillenverengerung; doch ist die an sich erhaltene Dilatatorfunktion manchmal durch Auslösbarkeit psychischer Erweiterungsreaktionen und die Möglichkeit einer Steigerung der Mydriasis durch Sympathikusreizung (z. B. Kokaineinträufelung) nachweisbar.

Eine erworbene periphere **Sympathikuslähmung**, z. B. durch Verletzung oder Tumoren im Halsbereich, schaltet die Funktion des Dilatator aus. Die Pupille der kranken Seite ist deshalb *eng*, spricht auf das sympathikuserregende Kokain nicht und auf das sphinkterlähmende Atropin (Homatropin) in geringerem Ausmaß als die gesunde Pupille an. Da jedoch der Sphinktermuskel ungleich kräftiger ist als der Dilatator, erfolgen die Pupillenbewegungen auf L und K *in fast normaler Weise;* denn nach Wegfall des Lichtreizes bzw. Aufhören der Konvergenz genügt die dann erfolgende Tonusverminderung im Sphinkter, um die Pupille wieder in ihre (miotische) Ausgangsweite zurückzuführen. Die gleichzeitige Lähmung der sympathisch innervierten *Lid-* und *Augenhöhlen*muskulatur (Musculi tarsalis und orbitalis Mülleri) ergänzt das Bild der Sympathikuslähmung durch *Ptosis* und *Enophthalmos* zum *Hornerschen Symptomenkomplex*, evtl. mit gleichseitigen Anomalien der Schweißsekretion im Gesicht. Bei *angeborener Sympathikuslähmung* ist auf der kranken Seite außer dem Bestehen des Hornerschen Syndroms auch noch der Pigmentaufbau der Iris gestört im Sinne einer *Pigmentarmut der kranken Seite (Sympathikusheterochromie)*. Diese Symptome sind neben anderen (Heterochromie der Mamillen, Trichterbrust, Spina bifida occulta u.a.) in der Regel Bestandteil eines sog. *Status dysraphicus*, der seinerseits wieder Beziehungen zu dem bekannten neurologischen Krankheitsbilde der Syringomyelie aufweist. Für den Augenarzt ist es weiter von Interesse, daß auch bei der sog. komplizierten Heterochromie mit Hornhautpräzipitaten und Linsentrübung eine Dysfunktion der sympathischen Innervation ursächlich in erster Linie in Frage kommt.

Nach den Grenzfällen der Oculomotoriuslähmung und der Sympathikuslähmung ist als dritter die *Unterbrechung des aufsteigenden Schenkels der Reflexbahn* für den Lichtreflex, also des Nervus oder Tractus opticus, zu erörtern. Ist ein *Opticus*, z. B. durch Abscherung im knöchernen Kanal bei Schädelgrundbruch, *durchtrennt*, so vermag natürlich Belichtung des blinden Auges eine Pupillenverengerung weder an diesem Auge selbst (dir. LR) noch am anderen (konsens. LR) zu bewirken. Dagegen ist am gesunden Auge nicht nur der direkte LR erhalten, sondern von ihm aus auch die konsensuelle Verengerung der Pupille des blinden Auges normal auslösbar, da ja der Oculomotorius unbeschädigt ist. Aus dem gleichen Grunde erfolgt die KR beidseits und seitengleich. Man spricht dann von einer **amaurotischen Pupillenstarre** (am kranken Auge LR dir. Ø, kons. +, am gesunden dir. +, kons. Ø, KR $r = l$ +). Bei hellem Tageslicht ist die Pupille des amaurotischen Auges infolge des starken vom gesunden Auge unterhaltenen „Lichttonus" meist nicht merklich weiter als die des gesunden. Bei herabgesetzter Beleuchtung tritt jedoch meist schon eine feststellbare *Anisokorie* auf, und bei Verdecken des gesunden Auges wird auch im Hellen die Pupille des blinden Auges deutlich weiter.

Die amaurotische Pupillenstarre kann von diagnostischer Bedeutung werden zur Feststellung einer Sehnervenschädigung bald nach einem Schädelgrundbruch, wenn eine sichtliche atrophische Verfärbung der Papille noch nicht eingetreten ist. Sie kann schon im Stadium der Bewußtlosigkeit wertvolle Fingerzeige geben, wenn sie nicht durch anderweitige Bewegungsstörungen der Pupillen als Folge einer allgemeinen Hirnschädigung überlagert ist.

Ist der Opticus nicht durchtrennt oder überhaupt weniger stark beschädigt, so findet man anstatt der amaurotischen Starre eine *amblyopische Reaktion* der Pupille, bei der der dir. LR am kranken Auge nur herabgesetzt und weniger ausgiebig als der konsensuelle ist, während am gesunden Auge die Belichtung des anderen keine oder nur eine geringfügige kons. Verengerung bei normalem dir. LR eintritt.

Erfolgt eine *Unterbrechung eines Tractus opticus*, so kann man die resultierende Reaktionsstörung der Pupillen als **hemianopische Pupillenreaktion** oder als *ha. Starre* bezeichnen: Bei Belichtung der sehenden Netzhauthälften erfolgt eine normale Pupillenverengerung, bei Belichtung der blinden keine oder (bei unvollständiger Schädigung) eine herabgesetzte oder weniger ausgiebige. Die Prüfung auf ha. Pupillenreaktion ist technisch oft schwer durchführbar. Sie kann nur im dunklen Zimmer erfolgen und bei Benutzung einer gewöhnlichen Taschenlampe oder ähnlichem bewirkt das von den Augenwänden zurückgeworfene Streulicht auch bei Beleuchtung der blinden Netzhauthälften eine Pupillenverengerung durch Miterregung der sehenden Netzhautabschnitte, besonders der macularen und paramacularen. Mit geeigneten Apparaten (Hemikinesimetern nach Heß und Behr) kann man diese Fehlerquelle in der Weise ausschalten, daß die ins Auge fallende Gesamtlichtmenge immer gleich bleibt. Bei Benutzung einer schwachen und nur nach einer Seite strahlenden Lichtquelle, z.B. eines nicht zu stark belasteten elektrischen Augenspiegels, geben aber auch schon merkliche Reaktionsunterschiede bei Belichtung (beider Augen) von rechts und von links manchmal verwertbare diagnostische Hinweise.

Bei vorhandener hemianopischer Pupillenstarre ist die die HA verursachende Schädigung vor der Abzweigung der Pupillenfasern, also *vor dem seitlichen Kniehöcker*, anzunehmen. Weiter hinten gelegene Unterbrechungen lassen das Pupillenspiel praktisch unbeeinflußt.

Diagnostisch bedeutungsvoller als die Pupillenstörungen, welche als Begleiterscheinungen von Oculomotorius-, Sympathikus- oder Opticusunterbrechung auftreten, sind die *isolierten Störungen des Pupillenspiels.* Die ihnen zugrunde liegenden pathologisch-anatomischen Veränderungen sind im allgemeinen in das Kerngebiet des Oculomotorius oder seine nächste Umgebung zu lokalisieren. Von den Hauptbewegungskomponenten der Pupillen kann entweder der LR allein oder der LR und die KR oder endlich die KR allein geschädigt sein. Die letzte dieser Störungen ist etwas problematisch und ihr Vorkommen nicht unbestritten. Die **Konvergenzstarre** ist wohl ausschließlich als Restsymptom der Encephalitis epidemica (s. S. 91) beschrieben, meist aber dann mit gleichzeitigen Störungen der Konvergenzbewegung; nur selten als isolierte Pupillenstörung.

Eines der wichtigsten Augenzeichen bei Nervenkrankheiten überhaupt ist die isolierte Aufhebung oder krankhafte Herabsetzung des Lichtreflexes, die **reflektorische Pupillenstarre.** Wenn man von reflektorischer Starre spricht, so ist damit gemeinhin das sog. *Argyll Robertsonsche Zeichen bei der Tabes dorsalis* gemeint. Dann bedarf die Pupillenstörung aber noch einer etwas genaueren Präzisierung. Bei der tabischen refl. P.-Starre sind die Pupillen *untermittelweit,* meist ausgesprochen *miotisch,* oft entrundet und von verschiedenem Durchmesser. Auf *Licht* erfolgt keine oder eine ganz geringfügige (unvollständige refl. Starre) oder träge (refl. Trägheit) Bewegung. Dagegen läuft die KR nicht nur in normaler Weise ab, sondern ist in der Regel deutlich *gesteigert,* sehr prompt und besonders ausgiebig, die *Miosis* danach oft *extrem.* Die *Erweiterungsreaktionen* auf Schmerz, Schreck usw. sind *nicht auslösbar* und die Ansprechbarkeit auf pupillenerweiternde *Pharmaka* ist stark *herabgesetzt* bis aufgehoben. In *dieser Form ist die reflektorische Starre mit einer in der Krankheitslehre seltenen Eindeutigkeit Symptom einer Tabes dorsalis.* Höchstens in Zeiten einer *Encephalitis-lethargica-*Epidemie könnten einmal diagnostische Zweifel entstehen, denn bei diesem Leiden scheint in ganz vereinzelten Fällen einmal eine der tabischen weitgehend entsprechende Form der reflektorischen Starre zur Beobachtung gekommen zu sein.

Meist beidseitig, kann die reflektorische Starre mit gleicher diagnostischer Bedeutung auch einseitig auftreten. Dann ist an der reflektorisch starren Pupille auch keine konsensuelle Verengerung bei Belichtung des anderen Auges, wohl aber an diesem der konsensuelle LR von dem Auge mit lichtstarrer Pupille aus zu erzielen. Verschiedenheiten im Grade der Ausbildung des Symptomes am rechten und linken Auge sind nicht selten, z. B. rechts vollständige, links unvollständige reflektorische Starre, rechts reflektorische Starre, links reflektorische Trägheit usw.

Auch wenn sich der reflektorischen Starre infolge tabischer OA eine ein- oder beidseitige amaurotische Pupillenstarre überlagert, pflegen die Pupillen relativ eng zu bleiben, während sonst bei beidseitiger Erblindung die Pupillen übermittelweit sind.

Wohin im Zentralnervensystem wir die zur reflektorischen Starre führende Läsion zu verlegen haben, ist trotz allen darauf verwandten Scharfsinnes noch nicht mit voller Bestimmtheit zu sagen. Da beweisende pathologisch-anatomische Befunde nicht vorhanden und bei der Art des Krankheitsprozesses auch kaum zu erwarten sind, sind wir auf logische Überlegungen angewiesen, die ihrerseits dadurch erschwert werden, daß die Bahnen der beteiligten Impulse und Erregungen großenteils aus klinischen Beobachtungen abgeleitet und teilweise noch umstritten sind. Eine Lokalisation im peripheren Oculomotorius scheidet aus, weil sie die isolierte Unterbrechung des LR nicht erklärt, denn die Impulse der erhaltenen KR benutzen denselben Weg. Herde im Kerngebiet beeinträchtigen ebenfalls für gewöhnlich alle Bewegungskomponenten der Pupillen. Außerdem gehen sie meist mit einer Herabsetzung des Sphinktertonus und deshalb mit einer Pupillenerweiterung einher. Ein elektives Zugrundegehen der den LR vermittelnden Pupillenfasern im Opticus ohne jede Störung der Sehfunktion und unter Erhaltenbleiben des konsensuellen LR bei einseitiger reflektorischer Starre ist ebenfalls schwer vorstellbar. Immerhin wäre sie denkbar, wenn man in Erwägung zieht, daß ja auch eine zweifellose, sichtbare Schädigung, nämlich die tabische Opticusatrophie, voll ausgebildet sein kann, ehe eine Funktionsstörung nachweisbar wird. Dann müßte man aber wieder eine Pupillenerweiterung erwarten, während gerade die Miosis eines der wichtigsten Kennzeichen der klassischen reflektorischen Starre ist. Und selbst wenn man zur Erklärung der „spinalen" Miosis einen zweiten Herd bzw. eine Sympathikusschädigung annehmen wollte – wozu das gelegentliche Vorkommen anderweitiger zentraler vegetativer Störungen bei der Tabes eine gewisse Berechtigung geben würde – so gehört doch zur Sympathikuslähmung, die wir am Auge im Hornerschen Syndrom oft genug studieren können, keinesfalls eine Steigerung der KR, wie wir sie bei reflektorischer Starre finden. Nimmt man einen Herd außerhalb aber in der Nähe des III-Kernes an, so müßte er so gelegen sein, daß er die den LR bewirkenden Impulse blokkiert, den Zustrom der die KR und die Lidschlußverengerung verursachenden aber gestattet. Er müßte dann etwa schalen- oder kappenförmig das Kerngebiet teilweise umschließen. Miosis und gesteigerte KR ließen sich als Reizwirkung auf den Kern infolge der nahen Nachbarschaft verstehen. Schließlich würde eine größere Ausdehnung eines solchen Herdes das Kerngebiet selbst mit schädigen und damit eine mehr oder weniger vollständige absolute Starre hervorrufen, wie sie bei der Tabes, wenn auch seltener, ebenfalls vorkommt. Bei dieser Erklärung stört aber wieder die Vorstellung, daß ein solcher Herd über Jahre oder gar Jahrzehnte einen Reizzustand aufrechterhalten sollte, ohne daß dieser schließlich in Lähmung überginge.

Schließlich fehlt es auch nicht an Stimmen, die dafür eintreten, daß der Sitz der Schädigung bei der reflektorischen Starre ganz in die Peripherie, ins Ganglion ciliare oder selbst in die äußersten Verzweigungen der vegetativen Nervenfäden zu verlegen sei. Jedenfalls steht eine völlig befriedigende Erklärung der Pathogenese dieses wichtigen Pupillenzeichens noch aus, und es wird noch mancher sorgfältigen klinischen Beobachtungen und pathologisch-anatomischer Untersuchungen bedürfen, bis wir der Lösung des Rätsels näherkommen.

Die *nichtluische Form der reflektorischen Starre* nähert sich in manchen Einzelfällen schon stark der gleich noch zu besprechenden unvollständigen absoluten Pupillenstarre. Die Pupille ist bei dieser Art der Reaktionsstörung von *mittlerer* Weite oder selbst ausgesprochen *mydriatisch.* Der LR fehlt oder ist hochgradig herabgesetzt. Dagegen erfolgt die KR in *normaler* Weise und Ausgiebigkeit, vielleicht auch etwas *verzögert* oder *träge,* jedenfalls aber auffällig ungestörter als der LR. Dieses Pupillenzeichen ist nun zwar nicht hinsichtlich der Art des Grundleidens diagnostisch zu verwerten, hat aber erhebliche *lokalisatorische* Bedeutung bei Krankheitsprozessen verschiedener Art. Es kommt nämlich so gut wie ausschließlich bei *Krankheitsherden in der Vierhügelgegend* vor (z. B. bei den Tumoren der Epiphyse). Eindeutig wird diese lokalisatorische Bedeutung, wenn zu der Pupillenstörung eine *Lähmung der Blickbewegungen nach oben und unten (vertikale Blicklähmung,* s. S. 64) hinzutritt.

Von **absoluter Pupillenstarre** sprechen wir, wenn außer dem LR auch die KR aufgehoben oder hochgradig beeinträchtigt (absolute Trägheit) ist. Absolut soll dabei nur andeuten, daß eben beide Bewegungskomponenten betroffen sind, im Gegensatz zur reflektorischen und zur Konvergenzstarre. Es gibt also auch eine *unvollständige absolute Starre,* wenn z. B. die Pupille auf Licht starr ist, bei Konvergenz aber noch eine geringfügige träge Verengerungsbewegung erkennen läßt. Die sprachlich unschönen und logisch anfechtbaren Bezeichnungen haben sich zur schnellen Verständigung über Art, Grad und Ausmaß einer Pupillenstörung als recht zweckentsprechend bewährt.

Von den möglichen Unterarten der absoluten Reaktionsstörungen der Pupillen ist die *vollständige absolute Starre* bei III-Lähmung (Iridoplegie) schon erwähnt. Sie ist außer bei peripherer Oculomotoriuslähmung nicht besonders häufig.

Bei Krankheitsprozessen im III-Kerngebiet und seiner nächsten Umgebung ist meistens noch auf irgendeine Weise mindestens ein geringer Bewegungsrest nachzuweisen, so daß *praktisch die unvollständige absolute Starre bzw. Trägheit der weitaus am häufigsten verwirklichte Sonderfall ist,* zumal sie natürlich auch durch unvollständige periphere Leitungsunterbrechung verursacht sein kann.

Bei der *unvollständigen absoluten Starre* ist die Pupille in der Mehrzahl der Fälle *übermittelweit.* Oft besteht *Anisokorie.* Auf Lichteinfall erfolgt entweder gar keine sichtbare oder nur eine unausgiebige, träge ablaufende Verengerung, oft nur eine Schwebung. Auch die KR ist unausgiebig und träge, in der Regel aber immerhin etwas besser auslösbar als der LR. Das liegt wahrscheinlich daran, daß bei der Prüfung des LR nur ein momentaner blitzartiger Reiz gesetzt wird, während der Konvergenzimpuls längere Zeit fließt, so lange nämlich, wie der Nahblick aufrechterhalten wird. Durch diesen Dauerreiz kann in einem zwar geschädigten, aber noch nicht vernichteten Kerngebiet allmählich noch eine Wirkung erzielt werden. Das gleiche gilt für die *Lidschlußverengerung.* Diese Pupillenreaktion ist sogar manchmal bei unvollständiger absoluter Starre besonders gut demonstrierbar, weil die Ansprechbarkeit auf Licht herabgesetzt ist, die sonst leicht das Lidschlußphänomen überlagert, insofern bei verhindertem Lidschluß eine Fliehbewegung der Bulbi nach oben (Bellsches Phänomen) mit leichter Beschattung eintritt (also Lidschlußverengerung minus Lichtverminderungserweiterung), bei freier Öffnung nach krampfhaftem Lidschluß im Gegenteil der Wiedererweiterung der verengten Pupillen die wieder ungehinderte Beleuchtung als erneuter Verengerungsimpuls entgegenwirkt.

Die unvollständige absolute Starre ist häufiger beid- als einseitig, doch sind *Verschiedenheiten im Ausmaß der Störung* zwischen rechts und links oft vorhanden. Fast immer besteht Anisokorie, nicht selten außerdem *Entrundung* der Pupillen.

Der träge Ablauf aller Pupillenbewegungen, die absolute Pupillenträgheit, steht bei deutlicher Ausgeprägtheit der vollständigen und unvollständigen absoluten Starre an diagnostischem Wert kaum nach. Der *Wert* der vollständigen oder unvollständigen absoluten Starre für die neurologische Diagnose ist *weniger eindeutig* als der der reflektorischen Pupillenstarre. Als weitaus häufigste Ursache steht, besonders bei beidseitiger Ausbildung des Symptomes auch hier die *Lues des ZNS (Lues cerebri, Tabes, Paralyse)* an erster Stelle.

Schon im *Frühsekundärstadium* der Syphilis wurden in Einzelfällen Anisokorie und leichte Störungen des Pupillenspieles beobachtet. Die große Menge der Pupillenstörungen von geringfügigen Beeinträchtigungen bis zur vollständigen absoluten Starre entfällt jedoch auf die syphilitische Erkrankung des ZNS im eigentlichen Sinne, die *Lues cerebrospinalis.* Wir wissen (s. S. 79), daß diese Erkrankungsform sich vor allem an der Hirnbasis ausbreitet und daß die Fossa interpeduncularis zwischen den Hirnschenkeln ein von ihr bevorzugtes Gebiet ist. Gerade hier tritt nun aber das dritte Hirnnervenpaar aus, und es ist leicht verständlich, daß eine Schädigung dieser Nerven durch die basalen Entzündungsvorgänge unvermeidlich ist. Offenbar sind die vegetativen Fasern im Oculomotorius entweder durch oberflächliche Lage im Nervenstamm oder infolge geringerer biologischer Widerstandsfähigkeit besonders leicht lädierbar. Jedenfalls sind die Pupillenbewegungen *zuerst* und oft lange *isoliert* beeinträchtigt. Da es sich um eine periphere Schädigung handelt, so versteht es sich von selbst, daß sowohl LR als KR betroffen sind; weiter aber auch, daß *auf die Dauer* die Pupillenstörungen kaum isoliert bleiben können. Früher oder später treten vielmehr, wenn nicht die Behandlung den Prozeß vorher zum Rückgang bringt, auch *Lähmungen äußerer Augenmuskeln* oder des Levator palpebrae *(Ptosis)* hinzu.

Sind bei der *meningitischen* Form der L. cerebri die Pupillenstörungen peripher bedingt, so kann eine isoliert oder gleichzeitig bestehende *vasculäre Lues* auch Herde im III-Kerngebiet und damit auch isolierte Pupillenstörungen erzeugen. Auch sie sind aber auf die Dauer doch relativ selten und müssen immer den Verdacht erwecken, daß eine Komplikation der L. cerebri mit einer Tabes oder Paralyse vorliegt.

Es wurde schon erwähnt, daß bei der *Tabes*, wenn auch wesentlich seltener als die charakteristische reflektorische, die absolute Starre ebenfalls vorkommt. Bei der *Paralyse* dagegen ist die absolute Starre oder Trägheit das gewöhnliche Pupillenverhalten, und man sollte hier beim Vorliegen einer reflektorischen Starre mit Miosis bereits besser von *Tabesparalyse* sprechen. Die Pupillenstörung kann bei der Paralyse alle Abstufungen zwischen vollständiger absoluter Starre und unvollständiger leichter absoluter Trägheit aufweisen. Ganz normales Verhalten der Pupillen findet sich nur bei wenigen Krankheitsfällen.

Als ein praktisch wichtiger und durch die Eigentümlichkeit des Bewegungsablaufes ungemein charakteristischer Sonderfall der unvollständigen absoluten Pupillenstarre muß noch die **Pupillotonie** *(Nonne, Strasburger, Saenger)* genannt werden. Die Veränderung ist in etwa zwei Drittel der Fälle nur *einseitig.* Die abnorme Pupille ist bei mittlerer diffuser Tagesbeleuchtung meist *weiter als die gesunde.* Manchmal *wechselt* ihre Weite von einem Tag zum anderen oder auch innerhalb eines Tages ohne ersichtlichen Anlaß. Bei den gewöhnlichen Prüfungsmethoden ist *keine* oder nur eine *minimale wurmförmige* Verengerung auf Licht zu erkennen. Trotzdem läßt sich ein *Einfluß der Beleuchtung* auf die Pupillenweite auch bei scheinbar völlig lichtstarren Pupillen meist *noch nachweisen,* wenn man den Patienten 30—45 Minuten in einen *lichtlosen* Raum setzt und dann *plötzlich hell beleuchtet.* Auch die kranke Pupille hat sich dann in der Regel merklich erweitert, und während die normale sich auf den Lichteinfall prompt und ausgiebig zusammenzieht, erfolgt die Verengerung der tonischen Pupille wesentlich *langsamer* und offenbart oft schon deutlich den Bewegungscharakter, dem die Pupillenstörung den Namen verdankt, indem sie ausgesprochen *zäh, „tonisch"*, abläuft. Noch viel überzeugender tritt dieser *tonische* Ablauf aber bei der *Konvergenzreaktion* hervor. Die gesunde Pupille bewegt sich auch hierbei in normaler Weise. Bei der tonischen Pupille erfolgt — oft nach einem kurzen Zögern *(Latenzzeit)* — eine *langsame, zähe, tonische,* aber meist *sehr ausgiebige Zusammenziehung.* Sie benötigt zu ihrem Ablauf *mehrere bis viele Sekunden.* Die danach erreichte *Miosis* ist in den typischen Fällen *extrem* und jedenfalls hochgradiger als die der gesunden Pupille. Bei Fernblick nach Aufhören der Konvergenz erfolgt die *Wiedererweiterung* der tonischen Pupille — auch wieder oft nach kurzer Latenzzeit — in ganz entsprechender Weise *zögernd, zäh und oft in mehreren Schüben* oder Absätzen, bis die Ausgangsweite wieder erreicht ist. Die *Dauer der Wiedererweiterung* ist immer *wesentlich länger* als die der Verengerung. Sie kann Minuten erfordern, doch ist ihre Beendigung natürlich noch schwieriger sicher zu konstatieren als die der Verengerung.

Die *Lidschlußverengerung* ist bei Pupillotonie oft besonders deutlich auslösbar und erfolgt dann ebenfalls *tonisch.* Erweiterung auf Schmerz und Schreck ist bei den meisten Patienten zu erzielen.

Die *Ansprechbarkeit auf peripher angreifende* Pharmaka (Kokainerweiterung, Pilokarpinverengerung) ist an der *tonischen* Pupille gegenüber der normalen *gesteigert,* im Gegensatz zur luischen unvollständigen absoluten Starre, bei der sie herabgesetzt ist,

Bei manchen Patienten mit Pupillotonie zeigt die Akkommodation eine ganz analoge Störung *(Akkommodationstonie)* derart, daß ihre Anspannungszeit und noch mehr ihre Entspannungszeit gegenüber dem normalen Auge erheblich verlängert ist. Die Akkommodationstonie wird meist in recht charakteristischer Weise subjektiv empfunden, insofern es bei plötzlichem Übergang von Nah- zu Fernblick oder umgekehrt immer erst eine Weile dauert, bis jeweils in der neuen Entfernung scharf gesehen wird. Die Beteiligung der Akkommodation an der tonischen Bewegungsstörung ist übrigens anscheinend besonders häufig bei beidseitiger Ausbildung der Abnormität und dann natürlich auch subjektiv noch auffälliger, als wenn am einen Auge die Akkommodation in normaler Schnelligkeit erfolgt.

Wenn die Pupillenbewegungsstörung sich — meist im jugendlichen bis mittleren Lebensalter — einmal ausgebildet hat, bleibt sie wohl immer *dauernd* bestehen. Jedenfalls ist eine Rückbildung zu normaler Reaktion bisher noch nicht beschrieben. Andererseits fehlt auch eine Neigung zur Progredienz, etwa in der Richtung einer absoluten Pupillenstarre. Würde es sich soweit nur um ein bemerkenswertes Pupillenphänomen handeln, gewinnt die Pupillotonie ein großes praktisches Interesse dadurch, daß bei einer ganzen Anzahl der mit ihr behafteten Patienten die neurologische Untersuchung das *Fehlen mehrerer oder aller Sehnen- und Periostreflexe* aufdeckt. Nun wird jeder Arzt, wenn er beispielsweise das Fehlen von ASR und PSR in Verbindung mit einer wenn auch nur einseitigen Lichtstarre der Pupille bei „erhaltener" KR feststellt, unbedingt zu der Diagnose Tabes dorsalis neigen, auch wenn es sich nicht um die typische Form der reflektorischen Starre handelt, wie sie oben gekennzeichnet wurde. Deshalb ist es besonders wichtig, auf den *Bewegungscharakter* der KR zu achten, der bei der Pupillotonie kaum verkennbar und bei einiger Aufmerksamkeit stets mit Sicherheit von einer luischen reflektorischen oder unvollständigen absoluten Starre abgrenzbar ist. Denn, wenn auch über die *Ätiologie* und *Pathogenese* der *Pupillotonie mit fehlenden Reflexen,* die in dieser Kombination meist als *Adiesches Syndrom* bezeichnet wird, noch *nichts Sicheres* bekannt ist, so kann man doch die negative Feststellung machen, daß dieses Krankheitsbild *weder mit der erworbenen noch mit der angeborenen Lues ursächlich in Zusammenhang* steht. Von welch weittragender Bedeutung diese Entscheidung für den Patienten ist, braucht nicht besonders hervorgehoben zu werden.

Von einer *Lokalisation* der Schädigung zu sprechen ist bisher ebensowenig möglich, wie man ihre Ätiologie kennt. Sicher liegt die Störung, wie sich schon durch die pharmakologische Prüfung erweisen läßt, *nicht im Muskel.* Ebenso läßt sich eine organische Zerstörung im Oculomotoriuskerngebiet ausschließen, z. B. durch die Verbesserungsmöglichkeit des Lichtreflexes durch Strychnin. Die Störung muß mit größter Wahrscheinlichkeit an der Übergangsstelle des aufsteigenden auf den absteigenden Schenkel des

Reflexbogens liegen. Wegen der kaum je fehlenden *allgemein-vegetativen Störungen* bei den Patienten mit Pupillotonie bzw. dem Adieschen Syndrom hat die Annahme einer vasomotorisch bedingten funktionellen Unterwertigkeit der betreffenden Abschnitte des Reflexbogens viel für sich.

Wenn, wie es häufiger der Fall ist, nur eine Pupille tonisch reagiert, ist durch den Vergleich des Bewegungsablaufes mit dem der normalen die Diagnose besonders leicht, aber auch bei beidseitiger typischer Ausgeprägtheit der tonischen Naheinstellungsverengerung ist sie kaum zu verfehlen. Schwieriger wird es, wenn in atypischen Fällen die KR weniger ausgiebig, der LR noch weitgehend erhalten oder die tonische Pupille enger ist als die normale. Im Zweifelsfalle tut man dann besser, zunächst eine unvollständige absolute Starre oder Trägheit anzunehmen und weitere diagnostische Hilfsmittel heranzuziehen.

Eine weitere Pupillenstörung, von der manchmal lebenswichtige therapeutische Entscheidungen abhängen, ist die **Mydriasis** und allmählich sich entwickelnde *absolute Starre* **als Begleiterscheinung eines epiduralen Hämatoms.** Bei schweren Kopfverletzungen mit Schädelbruch kann es auch ohne Eröffnung der Schädelhöhle durch die im Augenblick der Gewalteinwirkung eintretende momentane Verschiebung der Knochenfragmente zu einer *Zerreißung der Arteria meningea media* kommen. Das allmählich sich entwickelnde extradurale Hämatom führt erst nach einer gewissen Latenzzeit zu klinischen Erscheinungen in der Form zunehmender Benommenheit. Ein allgemeiner Hirndruck mit Stauungspapille braucht zunächst nicht zu bestehen. Dagegen führt eine örtliche Druckübertragung, deren Mechanismus noch nicht ganz geklärt ist, zu einer anatomisch sichtbaren *Druckschädigung* des dem Extravasat *gleichseitigen Oculomotorius.* Als deren Folge tritt auf der Seite der Schädigung zuerst eine *Pupillenerweiterung*, dann unter zunehmender Mydriasis nach und nach eine immer deutlichere Trägheit der Verengerung auf Licht und – wenn der Allgemeinzustand eine entsprechende Prüfung noch erlaubt – auch der KR ein, also eine *absolute Trägheit* oder eine *unvollständige absolute Starre.* Ein Fortschreiten zu völliger Iridoplegie oder zum Hinzutreten äußerer Augenmuskellähmungen, wie es bei der peripheren Schädigung erwartet werden müßte, dürfte ein recht seltenes Ereignis bleiben, da vorher entweder der Tod oder der lebensrettende operative Eingriff dazwischen getreten ist. Da, wie erwähnt, ein allgemeiner Hirndruck oft nicht nachweisbar ist, kann die einseitige Mydriasis neben der Bewußtseinsstörung das *einzige Symptom eines epiduralen Blutergusses* sein und längere Zeit bleiben. Außerdem aber bietet sie den sichersten Anhalt für die *Seitendiagnose* des Hämatoms. Dieses liegt nämlich so gut wie ausnahmslos *auf der Seite der Mydriasis.* Die richtungweisende Bedeutung dieses Symptomes *übertrifft* die etwa vorhandener halbseitiger *Lähmungserscheinungen*, denn es ist des öfteren vorgekommen, daß auf Grund von der Pupillenstörung gleichseitigen, also auf die entgegengesetzte Hirnseite hinweisenden Halbseitenerscheinungen zunächst auf der Seite der normalen Pupille erfolglos trepaniert wurde, weil das Hämatom sich – durch eine zweite Trepanation oder die Obduktion bestätigt – auf der Seite der Mydriasis fand.

Außer durch den für die Mydriasis bei epiduralem Hämatom angenommenen Mechanismus können Pupillenerweiterungen und -reaktionsstörungen bis zur Starre ebenso wie andererseits krampfhafte Miosis sowohl bei geschlossenen wie bei offenen *Hirnverletzungen* als *vegetative Reiz-* und *Ausfallserscheinungen* auftreten. Sie sind dann der Ausdruck von Zirkulations- oder Druckschäden im *verlängerten Mark* und *Warnzeichen* von bedeutendem klinischem Wert, weil sie sich meist frühzeitig ausbilden und es damit ermöglichen, mit den notwendigen chirurgischen oder medikamentösen Maßnahmen dem Übergreifen der Schädigung auf die lebenswichtigen Zentren der Umgebung, vor allem für Kreislauf und Atmung, zuvorzukommen. *Die Beobachtung der Pupillen ist deshalb bei jeder Schädelverletzung von größter Wichtigkeit.*

Endlich sind als Ursache isolierter Pupillenlähmung bzw. Lähmung der inneren Augenmuskulatur noch zwei **Vergiftungen** zu nennen, die *Tollkirschen-* und *Wurstvergiftung.* Im ersten Falle liegt die Wirkungsweise nach den bekannten pharmakologischen Eigenschaften des *Atropins* klar. Es handelt sich um eine Lähmung der parasympathischen Endorgane im M. sphincter pupillae und M. ciliaris. Beim *Botulismus* dürfte es sich um eine Giftwirkung auf das Oculomotoriuskerngebiet handeln.

Für die *Diphtherie* ist die *isolierte Lähmung der Akkommodation* als toxische Nachkrankheit charakteristisch. Pupillenstörungen kommen dabei nur ganz ausnahmsweise vor.

Die ständig dem Sphinkterkern zufließenden Verengerungs- und Erweiterungsimpulse infolge wechselnder Belichtung und Beschattung (Lidschlag), des Wechsels von Nah- und Fernblick, hauptsächlich aber endogener psychischer und vegetativer Einflüsse führen zu einem dauernden leichten Schwanken des Pupillendurchmessers um eine mittlere Weite, das als **physiologische Pupillenunruhe** bezeichnet wird. Die Pupillenunruhe ist individuell nach Ausmaß und Lebhaftigkeit verschieden ausgesprochen. Bei manchen krankhaften Zuständen erscheint sie ungewöhnlich lebhaft, bei ausgeprägter reflektorischer Starre und anderen *Pupillenstörungen* ist sie *herabgesetzt* oder *erloschen.* Bei der Pupillotonie stellt sie sich manchmal als eigentümliches *träges Wogen und Wallen* des Pupillarsaumes ohne eigentlichen Verengerungseffekt dar. Ist die Amplitude der Schwankungen abnorm *gesteigert* und erfolgen die Weitenschwankungen in einem bestimmten Rhythmus, so spricht man von **Hippus.** Diese Pupillenbewegungsanomalie ist bei verschiedenen organischen Nervenleiden beobachtet, bei keinem aber mit solcher Häufigkeit oder gar Regelmäßigkeit, daß ein anderer diagnostischer Hinweis aus ihrem Vorhandensein entnommen werden könnte als der auf vegetative Tonusregulationsstörungen nicht exakt definierbarer Art.

Durch *abnorme Steigerung des Dilatatortonus* kann es unter bestimmten krankhaften Bedingungen nicht nur zu einer Mydriasis, sondern auch zu einer *Unerregbarkeit der Pupillen auf Belichtung* kommen *(spastische mydriatische Starre, katatonische Starre [Westphal], Spasmus mobilis [Kehrer]).* Dieses Pupillenzeichen kommt bei Geisteskrankheiten und hie und da auch bei psychischen Anomalien vor, die mit Angstzuständen oder einer Stimmungslage ängstlicher Spannung einhergehen. Ausnahmsweise soll es auch bei Hysterie auftreten.

Ebenfalls eine *krampfhafte Tonuserhöhung im Dilatator* liegt der *Pupillenstarre im epileptischen Krampfanfall* zugrunde. Trotz des erwähnten ausnahmsweisen Vorkommens einer ähnlichen Pupillenstörung bei Hysterischen bleibt die *mydriatische Starre* neben dem Zungenbiß das *wichtigste differentialdiagnostische Kriterium* bei der Unterscheidung eines *epileptischen* von einem *hysterischen* Anfall.

5. Kapitel

Augenbewegungen

Die zentrale Innervation der Augenbewegungen wird dadurch bestimmt, daß *beide Augen* zusammen in physiologischem Sinne ein *einheitliches Organ* darstellen, das *Doppelauge.* Wenn ein Zerfall der Seheindrücke der beiden getrennten Aufnahmeapparate in Doppelbilder vermieden werden soll, muß der Blickpunkt (Fixierpunkt) stets in beiden Augen auf der Macula lutea abgebildet werden. Bei Verlegung des Blickpunktes müssen also *beide Augen* nach den Seiten, nach oben und unten *gleichsinnig* oder — bei Blick in die Nähe und danach wieder in die Ferne — um den gleichen Betrag nach innen bzw. wieder bis zur Parallelstellung nach außen bewegt werden. Alle Augenbewegungen sind deshalb *Blickbewegungen*. Von ihnen werden die *Willkürbewegungen* von entsprechenden *Blickzentren* des Zentralnervensystems aus in Gang gesetzt.

Eines dieser corticalen **Blickzentren** ist seit langem bekannt. Es ist das für die *seitlichen Blickbewegungen* und liegt im Frontallappen im hinteren Teil der mittleren Stirnwindung nahe dem für die seitlichen Kopfwendungen.

Für die *vertikalen Blickbewegungen* ist aus klinischen Tatachen mit größter Wahrscheinlichkeit die Existenz eines Zentrums im *Vierhügelgebiet* abzuleiten. Es ist allerdings nicht ganz sicher, ob diesem Zentrum noch ein anderes übergeordnet ist. Bekannt ist ein solches übergeordnetes Zentrum bisher nicht. Schließlich sind noch für die *Konvergenz-* und *Divergenzbewegung* umschriebene Zentren anzunehmen, ihrer Lage nach aber nicht sicher zu bestimmen. Sie dürften in der Nähe der Augenmuskelkerne zu suchen sein. Die zuletzt genannten Zentren sind vermutlich unpaarig. Die vertikalen Blickzentren dürften, wenn überhaupt paarig, dicht beieinander liegen. Dagegen liegen die Rindenbezirke für die seitlichen Blickbewegungen in den Hirnhälften getrennt, in der rechten Hemisphäre das für Linksblick, in der linken das für Rechtsblick.

Außer den Willkürimpulsen wirken auf die Augenbewegungen noch eine Anzahl *reflektorischer* Einflüsse.

Da sind zunächst die reflektorischen Blickbewegungen, die von den Gesichtswahrnehmungen selbst über die *Sehrinde* ausgelöst werden. Zu ihnen gehören die Spähbewegungen, die ohne Überlegung oder besonderen Willensimpuls erfolgen, wenn in der Peripherie des Gesichtsfeldes ein Seheindruck oder eine Bewegung unsere Aufmerksamkeit erregt. Außerdem ermöglicht uns diese reflektorische Steuerung, bewegte Dinge ununterbrochen mit den Augen zu verfolgen. Man nennt diese Bewegungen, wenn man sie z.B. mit dem bewegten Finger prüft, *Führungsbewegungen*. Ebenso wie bei der Verfolgung bewegter Gegenstände mit den Augen sind unbewußte Bewegungsimpulse wirksam, wenn wir uns selbst in Bewegung befinden und feststehende Objekte nacheinander ins Auge zu fassen bestrebt sind. Bei passiver Bewegung, z.B. beim Blick aus einem fahrenden Eisenbahnzuge, springt dann der Blick, wenn ihn nicht Willkür-einflüsse in bestimmter Richtung fixieren, in regelmäßigem Rhythmus von einem nach der einen Seite verschwindenden Sehdinge, das er eine Weile festgehalten hat, auf ein von der anderen Seite (Fahrtrichtung) auftauchenden über, um nun von diesem wieder eine kurze Zeit mitgeführt zu werden. So entsteht der *optomotorische Nystagmus*, nach seiner häufigsten Entstehungsursache auch *Eisenbahnnystagmus* genannt. Er tritt übrigens in gleicher Weise auch auf, wenn der Beobachter stillsteht und das Gesichtsfeld in seinen zentralen Abschnitten zum großen Teil von einigermaßen gleichmäßig in einer Richtung bewegten Gegenständen erfüllt ist, wie z.B. beim Blick auf ein sich drehendes Karussell aus der Nähe. Diese Tatsache benutzt man zur *untersuchungsmäßigen* oder *experimentellen Auslösung* des optomotorischen Nystagmus, indem man z.B. eine mit schwarzen und weißen Streifen senkrecht beklebte *Trommel* nahe vor den Augen des Untersuchten in gleichmäßige Drehung versetzt. Obgleich der optomot. Ny. durch willkürliches Festhalten eines bestimmten Blickpunktes gestört und zeitweise aufgehoben werden kann, ist er doch auf die Dauer nicht zu unterdrücken, wenn das Bild der bewegten Trommel bzw. der bewegten Objekte den größten Teil der Netzhaut bedeckt.

Bekannter und für die neurologische Untersuchung auch wichtiger sind die **Beziehungen des Gleichgewichtsorgans** *im Innenohr (Vestibularapparat)* **zu den Augenbewegungen.** Bei aktiven und passiven Kopfbewegungen bewirken die in den *Bogengängen* dabei entstehenden Bewegungen der Endolymphe die Erregungen, welche die erforderlichen Ausgleichsbewegungen der Augen auslösen. Durch diese automatischen

Korrekturen des Lageverhältnisses der Augen zum Kopfe als Ganzes wird das von den motorischen Zentren im Hinterhauptslappen in der geschilderten Weise gesteuerte Festhalten der Fixation unter diesen Bedingungen erleichtert. Wir haben die Möglichkeit, uns diese Einwirkung vor Augen zu führen durch experimentelle Erregung des Labyrinthes mittels kalorischer oder Bewegungs- (Dreh-) Reize, die Auslösung des *kalorischen* und *Drehnystagmus.*

Schließlich wirken noch sensible Reize von der Haut und den Muskeln des Halses *(Stell- und Haltungsreflexe)* mit, um das in der räumlichen Orientierung führende Sehorgan auch mit dem aktiv bewegten Gesamtorganismus in ununterbrochener harmonischer Verbindung zu erhalten. Von den Bahnen, welche die genannten Reize den Augenmuskelkernen zuleiten, verlaufen nur die Willkürbahn für die seitlichen Blickbewegungen und die Bahn für den optomotorischen Nystagmus durch die Markmasse der Hemisphären.

Die **Seitenblickbahn** zieht von den corticalen Blickzentren am Fuße der zweiten Stirnwindung durch den *vorderen Teil der inneren Kapsel* ins *Brückengebiet.* Hier findet eine *Kreuzung* zur Gegenseite statt. Vor der Einstrahlung der Willkürbahn in das Augenmuskelkerngebiet nimmt man noch eine besondere subcorticale Schaltstelle an, das sog. *pontine Blickzentrum.* Es liegt nahe dem Abduzenskerngebiet.

Die *optomotorischen Bahnen* schließen sich als gesonderte Faserzüge der Sehmarklamelle an, innerhalb deren die Sehstrahlung die sensorischen Erregungen in entgegengesetzter Richtung rindenwärts leitet. Die *labyrinthären* Reize strömen im vestibularen Anteil des VIII. Hirnnerven zum *Vestibulariskern* und von dort auf kurzem Wege zu den Augenmuskelkernen, während die Halsreflexe von den entsprechenden Spinalnerven vermittelt werden.

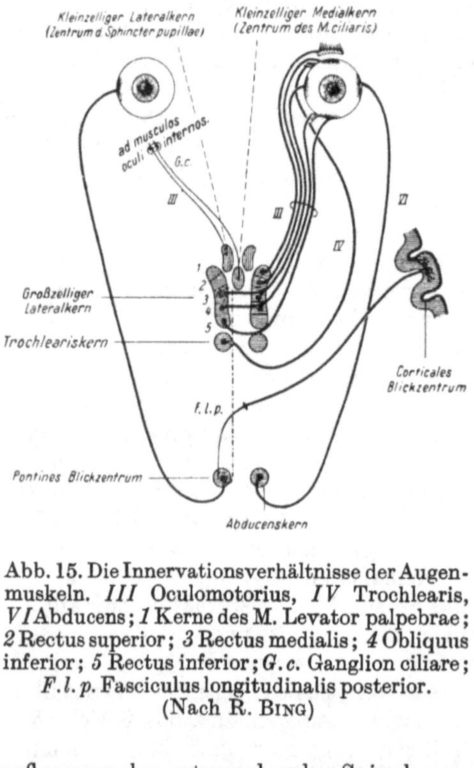

Abb. 15. Die Innervationsverhältnisse der Augenmuskeln. *III* Oculomotorius, *IV* Trochlearis, *VI* Abducens; *1* Kerne des M. Levator palpebrae; *2* Rectus superior; *3* Rectus medialis; *4* Obliquus inferior; *5* Rectus inferior; *G. c.* Ganglion ciliare; *F. l. p.* Fasciculus longitudinalis posterior. (Nach R. Bing)

Der zwischen den Augenmuskelkernen untereinander und zwischen ihnen und den kaudaleren Kernen vermittelnde Faserzug ist das *hintere Längsbündel (Fasciculus longitudinalis posterior).*

Die **Augenmuskelkerne** (AM-Kerne) verteilen sich auf das Gebiet nahe der Mittellinie zwischen III. und IV. Ventrikel (Abb. 15). Am weitesten vorn liegt unter dem Aquädukt der *Oculomotoriuskern.* Das Gebiet des Kernpaares weist im histologischen Bilde die bekannte Schmetterlingsfigur auf. Seine (kleinzelligen) oralsten Abschnitte sind die *Sphinkterkerne* für die Pupillenmuskulatur. Zwischen ihnen und noch etwas mehr oralwärts liegen die Zellgruppen für die *Akkommodation.* Von den großzelligen Hauptkernen des Oculomotorius erfolgt die Innervation der äußeren Augenmuskulatur, wobei einzelne Muskeln Fasern von beiden Seiten zu beziehen scheinen. Nach dem bekannten Schema von *Bing* bezieht der M. rect. inf. alle Fasern von der Gegenseite, Obliqu. inf. und Rect. medialis erhalten Fasern von beiden Seiten und Rect. sup. und Levator nur von der gleichen Seite. Von Wichtigkeit sind die nahen örtlichen Beziehungen des Oculomotoriuskerngebietes zu einem am Ausgang des Aquäduktes in den dritten Ventrikel gelegenen Bezirk des zentralen Höhlengraus, in welchem man auf Grund gut gestützter klinischer Beobachtungen ein Zentrum für die *Schlafsteuerung* vermutet.

Kaudalwärts folgt auf den Oculomotoriuskern, durch einen geringen Abstand von seinem kaudalsten Ende getrennt, der *Trochleariskern* und als letzter in größerem Abstand, bereits zwischen vorderem und mittlerem Drittel der Rautengrube der *Abduzenskern.* Um das Abduzenskerngebiet ziehen die intramedullaren Faserzüge des VII. Hirnnerven unter Bildung des sog. *inneren Fazialisknies* in einem fast Dreiviertelkreisbogen herum.

Von den **peripheren Nervenstämmen** verlassen die *Oculomotorii,* deren Wurzel den *Hirnschenkelfuß* durchzieht, in der *Fossa interpeduncularis* und die *Abduzentes* am *hinteren Brückenrande* das Zentralnervensystem. Der *Trochlearis* ist der einzige Hirnnerv, der dorsal austritt. Sein Verlauf ist deshalb bei intrakranialen Erkrankungen weniger gefährdet als der der beiden anderen, die einen weiten Weg an der Schädelbasis durchlaufen. Die Wurzelfasern des Trochlearis *kreuzen* im vorderen Marksegel *zur Gegenseite.* Nach seinem Austritt hinter der Vierhügelplatte verläuft er in dem Winkel, den Brücke und Hirnschenkel bilden, zur Basis.

Alle drei Augenbewegungsnerven treten durch die *Fissura orbitalis superior* in die Augenhöhle ein und erreichen hier ihre Erfolgsorgane, die Augenmuskeln.

Der *N. oculomotorius* innerviert außer dem *Oberlidheber (Levator palpebrae)* die geraden Augenmuskeln *Mm. rectus superior, medialis und inferior* sowie den unteren schrägen *(M. obliquus inf.)* und durch Vermittlung des Ganglion ciliare die *innere Augenmuskulatur.* Der *N. trochlearis* versorgt den gleichnamigen oberen schrägen Muskel *(M. obliquus sup. seu trochlearis)* und der *N. abducens* den nach seiner Funktion benannten Muskel gleichen Namens, den geraden äußeren Seitenwender *(M. rect. lat. seu abducens).*

Wenn man *Augenmuskellähmungen* richtig erkennen und diagnostisch verwerten will, muß man sich über die *Funktion jedes einzelnen Muskels* klar sein (Abb. 16). Alle AM, mit Ausnahme des M. obliquus inferior, entspringen von einem sehnigen Ringe, der in der Tiefe der Orbita den Opticus umzieht. Von hier ziehen die *Mm. recti med.* entlang den medialen einander parallelen Orbitalwänden gerade nach vorn zu ihren Ansatzstellen an der medialen Bulbusseite. Die *Mm. rect. sup.* und *inf.* verlaufen in der Richtung der Orbitalachsen, also leicht divergierend zum oberen und unteren Augenpol, die *Levatores palp. sup.* oberhalb der Rect. sup. zum Tarsus des Oberlides. Die *Mm. abducentes* erreichen, parallel den äußeren Orbitalwänden, also noch stärker divergierend, die temporale Bulbuswandung. Der *M. trochlearis (obliqu. sup.)* strebt von der Orbitalspitze zur Trochlea, dem mit einer derben Faserschlinge versehenen Knochenvorsprung vorn oben innen in der Augenhöhle, der ihm den Namen gegeben hat. Durch die Faserschlinge zieht seine lange Sehne schräg rückwärts nach außen zum oberen Augenpol. Der *M. obliqu. inf.* entspringt vorn innen unten am Boden der Orbita und setzt nach hinten und außen und oben ziehend am unteren Augenpol an. Da die Ansatzstellen der geraden Muskeln vor, die der schrägen hinter dem Bulbusäquator liegen, haben alle Muskeln verhältnismäßig lange Abrollstrecken. Zwischen den den Augapfel nach hinten ziehenden geraden und den ihn nach vorn ziehenden schrägen Muskeln sind die Bulbi gewissermaßen freischwebend aufgehängt und drehen sich, hinten noch gestützt durch das orbitale Fettpolster und die eine Art Gelenkpfanne bildende *Tenonsche Kapsel* mit geringstem Widerstande um ihren Mittel- bzw. Drehpunkt.

Aus dem geschilderten Verlauf und Ansatzpunkt der einzelnen Muskeln ergibt sich ihre Wirkungsweise. Sie ist bei den ***Horizontalmotoren***, den Mm. recti med. und laterales (abducentes) ohne weiteres klar: sie ziehen die Augäpfel in der Waagrechten nach rechts und links. Dagegen ist bei den ***Vertikalmotoren*** die Wirkung augenscheinlich ganz

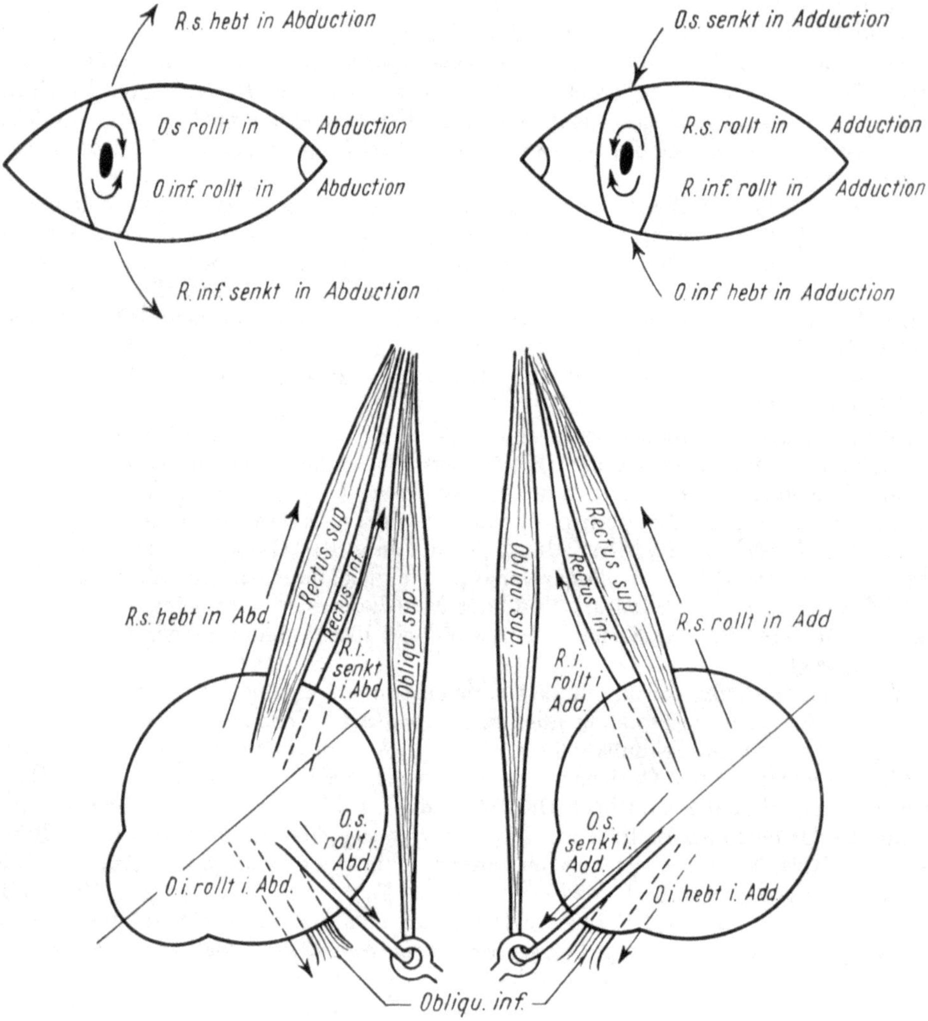

Abb. 16. Wirkung der Vertikalmotoren der Augen bei seitlicher Blickrichtung. Abkürzungen: *R.s.* M. rectus superior; *R.i.* M. rect. inferior, *O.s.* M. obliquus superior; *O.i.* M. obliqu. inferior; *Abd.* Abduktion; *Add.* Adduktion

verschieden, je nachdem ob das Auge nach innen oder außen gewendet, adduziert oder abduziert ist (Abb. 16). Die ***Mm. recti sup.*** und ***inf.*** haben bei ihrer Verkürzung am mäßig ***abduzierten*** Auge (Hornhautscheitel nach außen, Augenachse in Richtung der Orbitalachse und gleichzeitig in Richtung des Muskelbauches) eine ***rein hebende*** (sup.) bzw.

senkende (inf.) Wirkung; dagegen wird bei *adduziertem Auge* (Hornhautscheitel nach innen, Augenachse annähernd senkrecht zur Orbitalachse und gleichzeitig zur Muskelrichtung) bei Verkürzung des M. rect. sup., der obere Augenpol, bei Verkürzung des M. rect. inf. der untere Augenpol nach innen gezogen, der Augapfel also in beiden Fällen *um seine Längsachse gerollt*, und zwar ist man übereingekommen, im ersten Falle von Rollung nach innen, im zweiten von Rollung nach außen zu sprechen. Da die Wirkungsrichtung der *Mm. obliquui* annähernd senkrecht zu der der Mm. rect. liegt, müssen hier die Verhältnisse genau umgekehrt liegen, nur mit dem Unterschied, daß hier in *Adduktion* der obere Muskel *(Trochlearis)* der *senkende*, der untere *(M. obliqu. inf.)* der *hebende* ist, während in *Abduktion* der *obere* schräge Muskel (ebenso wie der obere gerade in Adduktion) den Bulbus, d. h. den oberen Augenpol nach *innen*, der *untere schräge* nach *außen rollt.*

Bedenkt man, daß bei Seitenblick immer das eine Auge ab-, das andere adduziert ist, und daß bei Geradeausblick beide Augen eine Mittelstellung zwischen Ab- und Adduktion einnehmen, so ermißt man, ein wie kompliziertes Zusammenspiel der 6 Augenmuskelpaare erforderlich ist, um in allen Blickrichtungen die Parallelstellung bzw. die passende Konvergenz der Blicklinien aufrechtzuerhalten. Dieses Zusammenspiel wird reflektorisch gelenkt durch den *Fusionszwang*, d. h. das zwanghafte Streben nach Vereinigung der Scheindrücke beider Augen zu einem einheitlichen Bilde *(binokulare Bildvereinigung oder Fusion).*

Entsprechend den geschilderten zentralen Innervationsbedingungen sind *alle Bewegungsstörungen der Augen, die durch Hirnschäden oberhalb der Ebene der AM-Kerne verursacht werden,* **Blickbewegungsstörungen**, und zwar entweder Blicklähmungen oder -paresen oder abnorme Reizzustände in Gestalt von unwillkürlichen rhythmischen oder krampfhaften Blickbewegungen (Blickkrämpfe).

An Häufigkeit stehen an erster Stelle die *Störungen der gleichsinnigen (konjugierten) Blickbewegungen.* Ihr gemeinsames Merkmal ist das *Fehlen von Doppelbildern*, da die Augen beide in gleichem Ausmaß von der Beweglichkeitsstörung betroffen werden und die Blicklinien untereinander parallel bleiben.

Eine *Unterbrechung der Seitenblickbahn* zwischen dem Rindenzentrum am Fuße der zweiten Stirnwindung und der Blickbahnkreuzung oberhalb der Brücke bewirkt, ebenso wie *Ausschaltung des Rindenzentrums* selbst, einen *Ausfall der Blickbewegungen nach der Gegenseite*, bei rechts sitzendem Herde also Blicklähmung nach links. Daß die zu willkürlichem Seitenblick unfähigen Muskeln und die sie versorgenden Nerven an sich funktionstüchtig sind, läßt sich dadurch erweisen, daß der durch termische oder Drehreize über das Labyrinth ausgelöste Nystagmus in normaler Weise erzielbar ist und daß der bei intendiertem Seitenblick bewegungslose M. rect. med. der Herdseite bei Nahblick prompt an der Konvergenzbewegung teilnimmt, deren Impuls ihn von einem anderen supranukleären Zentrum her erreicht.

Blickbahnkreuzung, pontines Blickzentrum und *Abduzenskerngebiet* sind im Brückenbereich ziemlich nahe benachbart. *Unterbrechungen der Blickbahn nach der Kreuzung* sind deshalb immer in dieses Gebiet zu verlegen. Die durch sie verursachte *Blicklähmung* betrifft nun natürlich die Bewegung *nach der Herdseite*, bei rechtsseitiger Läsion also die Blickwendung nach rechts.

Für die genaue *Lokalisation* eines Blicklähmung verursachenden Herdes innerhalb der inneren Kapsel und des Ponsgebietes sind Art und Ausdehnung des Mitbetroffenseins anderer Nervenbahnen ausschlaggebend. Bei tiefem Sitz der Schädigung deutet *Ausfall der labyrinthären Erregbarkeit* auf den Bereich der Einstrahlung der Vestibularisbahnen in das AM-Kerngebiet, d. h. auf das *hintere Längsbündel* in Abduzenskernnähe. Tritt zu der Blicklähmung eine gleichseitige VI-Lähmung hinzu, so ist damit der

Sitz des Herdes in unmittelbarer Nähe des Abduzenskernes fast mit Sicherheit bewiesen.

Bei jeder seitlichen Blicklähmung kommt es vorübergehend in der ersten Zeit nach ihrem Auftreten infolge Herabsetzung des Tonus in den für Seitenblick gelähmten Muskeln und daher Überwiegens des Tonus der Antagonisten zu einer *Gleichseitenabweichung nach der der Lähmung entgegengesetzten Seite (Déviation conjugée)* (Abb. 17). Sie geht meist bald zurück, da der Zusammenhang der Muskeln mit ihren Kernzentren und damit der Zufluß reflektorischer Bewegungsimpulse ungestört ist. Außerdem stellt sich aber nach einiger Zeit, oft schon nach wenigen Tagen, die Blickbewegung selbst wieder her dadurch, daß Rindenbezirke der ungeschädigten Hirnhälfte die Funktion der ausgeschalteten übernehmen. Es besteht hier, wie bei den motorischen Leistungen überhaupt, nicht nur eine gegenhirnige, sondern auch eine gleichhirnige Innervationsmöglichkeit, von denen nur unter normalen Verhältnissen die gegenhirnige vollkommen vorherrscht.

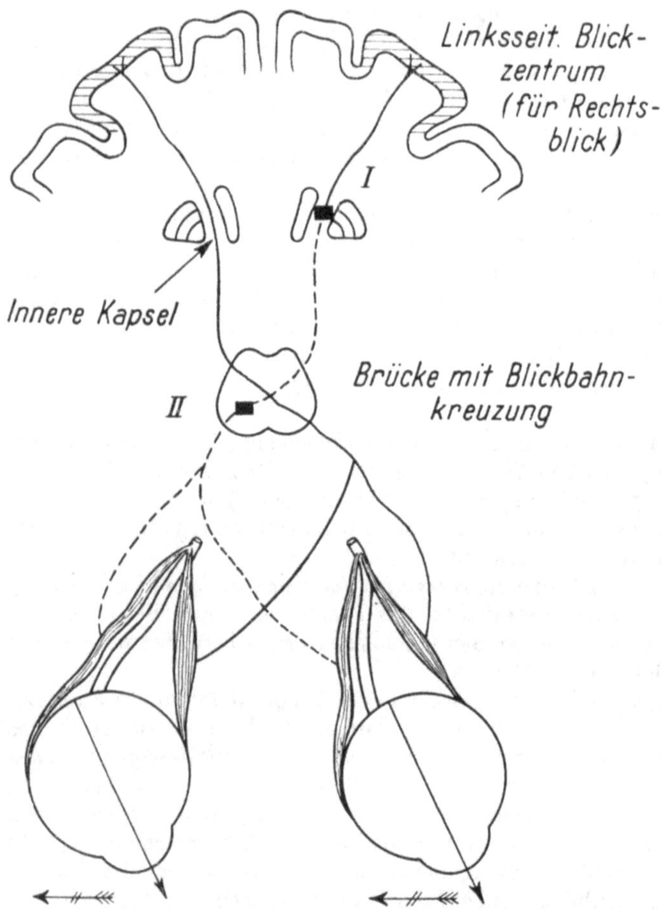

Abb. 17. Zustandekommen der Gleichseitenabweichung (Déviation conjuguée) bei Blickbahnunterbrechung: Erschlaffung der Agonisten, Überwiegen des Tonus der Antagonisten = Blicklähmung nach der Gegenseite bei Unterbrechung vor der Blickbahnkreuzung *(I)* bzw. der gleichen Seite bei Unterbrechung nach der Kreuzung *(II)*, Gleichseitenablenkung (im Schema nach links) bei Unterbrechung vor der Kreuzung *(I)* nach der Herdseite, bei Unterbrechung nach der Kreuzung *(II)* von der Herdseite weg. ←#≪ = Bewegung fällt aus

Als *Zentrum für die vertikalen Blickbewegungen* ist uns, wie schon gesagt, nur die *Vierhügelgegend* bekannt. Wir kennen eine *Blicklähmung* nach *oben*, nach *unten*, und eine völlige Lähmung *aller Blickbewegungen in der Senkrechten*, bei der sowohl Aufblick wie Abblick unmöglich ist. Dabei erfolgen die Augenbewegungen in der Horizontalen völlig uneingeschränkt. Bei Prüfung des Aufblickes muß man allerdings wissen, daß die Erhebung des Blickes über die Horizontale schon normalerweise wenig

„gebahnt" ist, denn auch bei uneingeschränkter Beweglichkeit pflegen wir wegen der anatomischen Hindernisse von oberem Augenhöhlenrand, Brauenwulst und Brauen beim Blick nach oben den ganzen Kopf zu heben oder nach hinten zu beugen.

Auch auf die vertikalen Augenbewegungen findet eine *reflektorische Einwirkung des Bogengangsapparates* statt in dem Sinne, daß bei Kopfneigung nach vorn eine Aufwärtsbewegung und bei Hebung des Kinns und Beugung nach hinten eine Abwärtsbewegung der Bulbi ausgelöst wird mit dem Erfolg, daß die Blickebene in der Horizontalen bleibt, wenn nicht anderweitige Willkürbewegungen einwirken. Durch passives Heben und Senken des Kopfes kann man diese Stellungsreflexbewegung untersuchungsmäßig auslösen. Ihr Erhaltensein beweist die Intaktheit des AM-Kerngebietes und gestattet damit, eine vertikale Blicklähmung von einer kombinierten Heber- oder Senkerlähmung infolge Kernschädigung abzugrenzen, die einen ähnlichen Beweglichkeitsdefekt ergeben kann. Die Unversehrtheit des AM-Kerngebietes bei vertikaler Blicklähmung kann auch durch das Erhaltenbleiben des *Bellschen Phänomens* (s. S. 72) bewiesen werden.

In Verbindung mit Lichtstarre der normal- oder übermittelweiten Pupillen bei erhaltener Konvergenzreaktion deutet eine *vertikale Blicklähmung* mit an Sicherheit grenzender Wahrscheinlichkeit auf einen Krankheitsherd in der Gegend der *Vierhügelplatte.*

Schließlich gibt es noch isolierte *Lähmungen der Konvergenz- und Divergenzbewegung.* Sie sind seltene Vorkommnisse und noch am relativ häufigsten durch Herde der *Encephalitis epidemica* (s. S. 91) verursacht. Die Schädigung ist in der nahen Umgebung der III-Kerne anzunehmen, wohin wir ja das hypothetische Konvergenz- und Divergenzzentrum lokalisieren. Von den konjugierten Blicklähmungen unterscheiden sich die disjungierten durch das *Auftreten von Doppelbildern,* die Divergenzlähmung außerdem meist noch durch das Vorhandensein einer *Schielstellung* nach innen. Wenn das *Konvergenzvermögen aufgehoben* ist wird in die Ferne zwar einfach gesehen; bei Näherung des Fixierpunktes treten aber von einem bestimmten Näherungsgrade ab Doppelbilder auf, deren Abstand sich bei weiterer Annäherung vergrößert. Dabei kann auch die KR der Pupillen fehlen (Konvergenzstarre). Bei *Divergenzlähmung* oder -parese stehen die Augen in mehr oder weniger starker Konvergenz und können auch noch stärker konvergieren. Dagegen ist eine Divergenzbewegung nach Aufhören der Konvergenz nur insoweit möglich, als sie durch das Nachlassen des Tonus der Interni erfolgt, und die Bulbi kommen nicht zur Parallelstellung für den Fernblick. Bei Entfernung des Fixierpunktes von nächster Nähe wird deshalb bald ein Punkt erreicht, von dem ab Doppeltsehen auftritt. Die Doppelbilder bei der Konvergenz- und Divergenzlähmung oder -parese vergrößern und verkleinern ihren Abstand bei Annäherung und Entfernung des Fixierpunktes. Dagegen bleibt bei Seitenbewegung ohne Tiefenverschiebung des Fixierpunktes der Abstand der Doppelbilder unverändert.

Als *Ursache von seitlichen Blicklähmungen* durch Unterbrechungen der Blickbahn während ihres Verlaufes durch die innere Kapsel kommen vor allem apoplektiform einsetzende Schädigungen in Frage *(Blutung, Erweichung).* Bei langsam wachsenden und ganz allmählich die Blickbahn schädigenden Krankheitsprozessen, wie z. B. Tumoren, haben die gleichhirnigen Blickzentren und -bahnen Zeit, die Funktion der langsam erliegenden gegenhirnigen so frühzeitig zu übernehmen, daß eine massive Lähmung gar nicht erst zustandekommt.

Bei den *pontinen Blicklähmungen* und auch bei den *vertikalen* durch Herde im Vierhügelgebiet kann ein solcher Ausgleichsmechanismus nicht mehr wirksam werden. Deshalb finden wir als Ursache dieser Blickparesen neben Zirkulationsstörungen *andere herdförmige Erkrankungen,* und zwar besonders *Tumoren,* weiter aber auch umschriebene *Entzündungsherde* der plurifokal-infektiösen Nervenkrankheiten, der multiplen Sklerose u. a.

Wenn eine Blicklähmung in der *Entwicklung* oder in der *Rückbildung* begriffen ist, besteht manchmal für einige Zeit ein Zustand, in welchem der Blick in der der beginnenden bzw. schwindenden Parese entsprechenden Richtung wohl noch oder schon wieder möglich ist, aber noch abnorm leicht erlahmt. Die Bulbi „schwimmen" dann nach einiger Zeit aus der intendierten unwillkürlich zur Geradeaus-Richtung zurück, werden aber, wenn der Kranke das „merkt", mit einem Ruck wieder in die erstrebte Blickrichtung zurückbefördert. Es entsteht so ein rhythmisches Zucken der Augen, ein **Nystagmus,** den man auf Grund seiner Entstehungsursache *blickparetischen Nystagmus* nennt. Seine schnelle Zuckungskomponente schlägt in Richtung der Blickparese, also bei Blickparese nach rechts nach rechts, bei Blickparese nach oben nach oben usw.

Von diesem *Nystagmus* (Ny) zu unterscheiden ist der *labyrinthäre Ny.* Er ist eine *labyrinthäre Reizerscheinung* peripherer oder zentraler Genese. Wie der erwähnte blickparetische Ny besteht er aus einer langsamen und einer schnellen Phase. Die erste, langsame, ist die eigentliche Reizbewegung. Durch die schnelle Zuckung werden die Bulbi, wahrscheinlich unter Mitwirkung corticaler Einflüsse, wieder in die Ausgangsstellung zurückbewegt. Da die letztere ruckartige Bewegung die auffallendere ist, erfolgt nach ihr die Benennung der Richtung des Ny, obgleich, wie gesagt, die langsame die Reizphase ist.

Der peripher ausgelöste labyrinthäre Ny beschäftigt uns hier nur insoweit, als seine normale experimentelle Auslösbarkeit bei Anwendung der gebräuchlichen thermischen und Drehreize uns das Erhaltensein der ihn vermittelnden Bahnen anzeigt und dadurch für die topische Diagnose von Blicklähmungen von Wichtigkeit ist. Praktisch zieht man, da ein Drehstuhl nicht immer verfügbar sein wird, zu diesen diagnostischen Zwecken hauptsächlich die kalorischen Ny-Prüfungen heran, also Ausspülen des äußeren Gehörganges mit Wasser von 40—45 bzw. 20—30 Grad. Im ersten Falle schlägt der Ny nach der Seite des gereizten Labyrinthes, im zweiten nach der Gegenseite.

Spontannystagmus entsteht als *zentrale Reizerscheinung* durch *Herde im verlängerten Mark* im Bereich der Vestibulariskerne und des hinteren Längsbündels. Durch einen solchen Herd können direkt dauernd sichtbare Zuckungen ausgelöst werden. Der häufigere Fall ist, daß derartige Schädlichkeiten eine latente *Ny-Bereitschaft* herbeiführen. Es besteht dann kein Spontan-Ny bei Geradeausblick, sondern die Ny-Zuckungen treten erst bei *Blickbewegungen,* am deutlichsten bei Blick in Richtung der Reizkomponente, auf *(Fixations-Ny).*

Der bei Erkrankungen des *Kleinhirns* häufige Nystagmus ist vorwiegend als Fern- bzw. Nachbarschaftssymptom zu deuten, denn vom Cerebellum selbst ist ein Augenzittern nicht auslösbar. Möglicherweise gehen aber vom Kleinhirn unter normalen Bedingungen nystagmushemmende Einflüsse aus, nach deren Fortfall eine gesteigerte Nystagmusbereitschaft eintritt.

Die häufigste Form des Ny ist der *Horizontal-Ny.* Zu den Zuckungen in der Horizontalen tritt oft eine mehr oder weniger deutliche *rotatorische* Komponente im Sinne einer Rollung des oberen Augenpols nach außen (am anderen Auge nach innen) in Richtung der horizontalen Komponente. Eine besondere etwa topisch-diagnostische Bedeutung kommt dieser Kombination nicht zu.

Der *Vertikal-Ny* ist wesentlich seltener als der horizontale und horizontal-rotatorische. Er muß immer, wenn auch nicht mit gleichgroßer Wahrscheinlichkeit wie eine vertikale Blicklähmung, den Verdacht auf eine Schädigung im Vierhügelgebiet erwecken.

Disjungierte Ny-Bewegungen, z.B. *Konvergenznystagmus,* sind äußerst selten und kaum anders denn als blickparetischer Ny zu erklären.

Die diagnostische Bedeutung des Vorhandenseins eines Nystagmus wird recht verschieden beurteilt. Ohne Zweifel hat dieses Symptom an Gewicht verloren, seit sich für die Diagnose der multiplen Sklerose, vor allem in Gestalt der Frühsymptome von seiten des Opticus, andere diagnostische Gesichtspunkte ergeben haben. Einige Zurückhaltung in der Bewertung des immerhin mehrdeutigen Zeichens ist jedenfalls empfehlenswert. Vor allem aber ist davor zu warnen, jede nystagmusartige Augenzuckung, wie sie leicht auch als einfaches Ermüdungszeichen bei extremem Seitenblick auftreten kann, für ein Symptom einer organischen Nervenkrankheit, etwa einer multiplen Sklerose, zu erklären.

Eine höchst eigenartige **Reizerscheinung im Bereiche des Augenbewegungsapparates** haben wir im Anschluß an die Enzephalitisepidemien nach dem ersten Weltkrieg kennengelernt, die *Blickkrämpfe* oder *Schauanfälle.* Sie sind ein Symptom des postenzephalitischen Parkinsonismus (s. S. 96). Es handelt sich um eine zwanghafte Blickbewegung, die oft von eigentümlichen Zwangsgedanken oder vegetativen Erscheinungen der verschiedensten Art begleitet ist. Sie wird manchmal stundenlang beibehalten, obgleich sie durch Willensimpulse vorübergehend unterbrochen werden kann. In der Mehrzahl der Fälle weichen die Augen nach oben und mehr oder weniger stark nach einer Seite ab. Blickkrämpfe mit reiner Seitenwendung oder nach unten sind selten. Oft ist die Blickbewegung mit einer entsprechenden Hebung und Wendung des ganzen Kopfes verbunden. Da die enzephalitischen und postenzephalitischen Herde das Gebiet der Stammganglien und des zentralen Höhlengraus bevorzugen, ist anzunehmen, daß die Blickkrämpfe durch Veränderungen in der Umgebung des Aquäduktes ausgelöst werden.

Als letzte krampfhafte Bewegung der Augen sind noch die Konvergenzkrämpfe zu erwähnen, deren klinisches Bild keiner besonderen Schilderung bedarf. Obgleich nicht zu bestreiten ist, daß ein enzephalitischer Herd auch einmal diese Art von Blickkrämpfen hervorrufen kann, handelt es sich doch bei den Konvergenzkrämpfen fast immer um ein *funktionelles Symptom* (s. S. 139), dem eine organische Ursache nicht zugrunde liegt.

Schädigungen, die das *Kerngebiet*, den *faszikularen Abschnitt*, oder die *peripheren Nerven* der Augenmuskeln betreffen, führen nicht zu Blicklähmungen, sondern zu *Lähmungen* eines oder mehrerer *Augenmuskeln.* **Augenmuskellähmungen** unterscheiden sich von konjugierten Blicklähmungen grundsätzlich durch das Auftreten von *Schielstellungen* und *Doppelbildern.*

Zur Auswertung der Doppelbilder (DB) bei AM-Lähmungen muß man zunächst die Seheindrücke des rechten und linken Auges unterscheidbar machen. Das geschieht durch Vorsetzen farbiger Gläser, z. B. einer Brille mit einem roten Glas rechts und einem grünen links. Als Fixierpunkt wird eine Kerzenflamme benutzt, die man langsam in einem Abstand von etwa 2 m vom Patienten in der Horizontalen und Vertikalen sowie nacheinander in den bekannten Wirkungsrichtungen der einzelnen Muskeln (s. S. 62) bewegt.

Wenn die Blicklinien einer paralytischen Schielstellung in der Horizontalen *auseinanderweichen (divergieren)*, so hat der Patient *gekreuzte DB* (das Bild des rechten Auges scheint links, das des linken rechts zu stehen); *überkreuzen* sich die Blicklinien, indem sie *konvergieren*, so sind die DB *gleichnamig* (das rechte rechts, das linke links). Ist an einem Auge die *Abwärtsbewegung* gelähmt, so steht das Bild dieses Auges *tiefer* als das des gesunden, weil in diesem Auge ein Punkt, dem das andere nach unten gefolgt ist, infolge der unveränderten oder mindestens weniger geänderter Stellung oberhalb der Macula abgebildet, und also mehr nach unten lokalisiert wird. Betrifft die Lähmung einen Muskel, der bei bestimmten Blickrichtungen eine *Rollung* des Bulbus bewirkt, so steht das Bild des gelähmten Auges bei entsprechender Blickrichtung *schräg* (Kerzenflamme mit der Spitze nach rechts oder links geneigt). Bei Bewegung des Fixierpunktes *in der Wirkungsrichtung* eines gelähmten oder paretischen Muskels *nimmt der Abstand der DB voneinander zu;* bei *entgegengesetzter Bewegung* nimmt er *ab*, und es kommt u. U. sogar bis zu *binokularer Bildvereinigung* und Einfachsehen. Es sei wiederholt, daß es *besser ist, sich die Wirkungsweise jedes einzelnen Muskels bei der Analyse einer Lähmung immer wieder klarzumachen, als mechanisch nach einem vorgedruckten Schema zu verfahren.*

Der am häufigsten isoliert gelähmte Muskel ist der *Abduzens.* Der lange Verlauf des ihn versorgenden N. abduzens an der Schädelbasis setzt ihn einer großen Zahl von Schädigungsmöglichkeiten aus. So kann eine Abduzenslähmung z. B. schon als *Zeichen eines allgemeinen Hirndruckes* auftreten. Bei diffusen entzündlichen Erkrankungen aller Art an der Schädelbasis *(Basalmeningitiden)* ist die Abduzenslähmung ein häufiges Frühsymptom, zumal wenn die Hirnhautentzündung von einer Eiterung im Mittel- oder Innenohr ausgeht, denn der sechste Hirnnerv zieht ja dicht an der Spitze der Felsenbeinpyramide vorüber. Außerdem wären als mögliche Ursachen von Abduzenslähmungen eigentlich alle entzündlichen Nervenkrankheiten zu nennen, außerdem Tumor, Blutung und Erweichung. Die Tatsache einer VI-Lähmung *allein* ist dieser vielseitigen Schädigungsmöglichkeiten wegen weder topisch-diagnostisch noch hinsichtlich des verursachenden Krankheitsprozesses von wesentlichem Wert. Dagegen kann die *Abduzenslähmung im Zusammenhang mit anderen neurologischen Zeichen* durchaus topisch-diagnostische Bedeutung bekommen. So deutet die Kombination einer *Abduzenslähmung* mit einer *Fazialislähmung* der gleichen Seite auf eine Schädigung im *hinteren Brückengebiet* hin, die gleichzeitig das VI-Kerngebiet und die diesen Kern umziehenden Faserzüge des inneren Fazialisknies in Mitleidenschaft zieht. Besteht außer der *Abduzenslähmung* noch eine *Blicklähmung nach der gleichen Seite,* so zeigt das ebenfalls einen Herd im *Ponsgebiet* an, der oberhalb des Abduzenskernes liegend das gleichseitige pontine Blickzentrum ausschaltet. Schließlich kann ein größerer Herd innerhalb der Brücke zu einer Unterbrechung der hier noch nicht gekreuzten Pyramidenbahnen und gleichzeitiger Schädigung des Abduzenskernes führen. Es kommt dann zu einer *Abduzenslähmung mit Hemiplegie der Gegenseite (Fovillesche Lähmung).*

Die gar nicht so seltene *angeborene Abduzenslähmung* führt man, wie manche Ophthalmoplegien, auf eine anlagemäßige Aplasie des betreffenden Abduzenskernes zurück. Die kongenitale Natur der Lähmung erkennt man daran, daß bei Blickwendung *nach der Gegenseite* eine meist recht deutliche *Retraktion des Bulbus* auf der gelähmten Seite eintritt. Das liegt daran, daß der von Geburt auf funktionslose Muskel in einen wenig nachgiebigen Gewebsstrang verwandelt ist. Dadurch ist er nicht nur zur Kontraktion sondern auch zur Erschlaffung und Verlängerung unfähig, und der Bulbus wird bei Verkürzung des Rectus medialis tiefer in die Augenhöhle hineingezogen. Infolge des vorübergehenden Enophthalmos sieht man dann auch eine leichte Verengerung der Lidspalte eintreten.

Ist der Abduzens der am häufigsten gelähmte Augenmuskel, so ist der *Trochlearis* der *am seltensten isoliert* betroffene. Das erklärt sich daraus, daß sein Verlauf von seiner dorsal gelegenen Austrittsstelle weniger von den an der Schädelbasis sich ausbreitenden Entzündungs- usw. Prozessen bedroht ist. Sein Kern schließt sich dem des Oculomotorius kaudal so nahe an, daß der lokaldiagnostische Wert einer zentralen Trochlearisparese mit dem einer partiellen III-Parese fast gleichbedeutend ist.

Am vielseitigsten sind die klinischen Bilder der *Oculomotoriuslähmung* in ihren verschiedenen Ausprägungen.

Zunächst die *vollständige* (ohne Beweglichkeitsrest in den gelähmten Muskeln) *totale* (alle vom III versorgten Muskeln betreffende) *Oculomotoriuslähmung:* Das Auge ist infolge einer kompletten *Ptosis* (Levatorlähmung) *geschlossen.* Bei passiver Öffnung sieht man das Auge in *Schielstellung nach außen* infolge Überwiegens des Tonus des funktionstüchtigen Abduzens. An Bewegungen ist nur noch ausführbar: eine weitere Abduktion des Bulbus und eine Rollung nach innen bei intendiertem Blick nach innen-unten weil der funktionierende Trochlearis am abduzierten Auge eine vorwiegend rollende Wirkung ausübt. Da auch die innere Muskulatur des Auges gelähmt ist, ist die *Pupille übermittelweit,* auf Licht und Naheinstellung *unbeweglich (absolute Pupillenstarre)* und die *Einstellung des Auges auf die Nähe* (Akkommodationsbewegung) *unmöglich.*

Die *totale einseitige Oculomotoriuslähmung* ist nur durch eine *infranukleare* Schädigung möglich an einer Stelle, wo alle Fasern der Nerven schon als geschlossenes Bündel verlaufen *(faszikulare Lähmung)* oder im Verlaufe des *peripheren* Nerven. Sie kann während ihrer Entwicklung oder Rückbildung alle möglichen Grade einer partiellen III-Lähmung durchlaufen. Zuerst geschädigt ist bei peripherer Läsion meist die innere Augenmuskulatur, besonders der Pupillen. Dann folgt Ptosis durch Erlahmen des Levator palpebrae und erst dann Versagen der übrigen vom Oculomotorius versorgten äußeren Augenmuskeln. Bei der Rückbildung geht es auch für gewöhnlich in dieser Reihenfolge wieder aufwärts.

Lähmungen *einzelner vom III versorgter Augenmuskeln,* die auf die Dauer *isoliert* bleiben, deuten in der Regel auf einen *Sitz des Herdes im Kerngebiet.* Da man nach klinischen Beobachtungen Grund hat, anzunehmen, daß einzelne Zellgruppen der Hauptkerne Muskeln der Gegenseite mit oder ganz versorgen, wird man bei ausgedehnten Schädigungen, auch wenn sie tatsächlich auf den Kern einer Seite beschränkt sind, Funktionsausfälle von Muskeln *an beiden Augen* erwarten müssen.

Eine Aufzählung der verschiedenen Möglichkeiten, in denen sich eine partielle Oculomotoriuslähmung auswirken kann, ist nicht erforderlich, weil eine genauere Lokalisation innerhalb des Kerngebietes auf Grund der Beteiligung bestimmter äußerer Augenmuskeln doch praktisch unmöglich ist.

Als klinische Besonderheit sei nur genannt die sog. *internukleare Lähmung eines* M. rect. medial. *nur in seiner Funktion als Seitenwender* bei *erhaltener Funktionsfähigkeit des gleichen Muskels für die Konvergenzbewegung.* Bei dieser Störung bleibt also das eine Auge bei Blick nach der Gegenseite geradeaus gerichtet (unter Auftreten von Doppeltsehen), während das andere in normaler Weise abduziert wird. Dagegen beteiligt es sich an der Konvergenzbewegung bei Nahblick in voller Ausgiebigkeit. Ein Herd, der dieses klinische Bild erzeugt, muß *im engeren Kernbereich das hintere Längsbündel* schädigen.

Ebenfalls mit einer Schädigung des hinteren Längsbündels hängt möglicherweise eine seltene Koordinationsstörung der Augenbewegungen zusammen, die Hertwig-Magendiesche Schielstellung (Waagebalkenschielen, Strabisme à bascule, Skew deviation). Bei ihr ist das eine Auge nach oben, das andere (der Herdseite entsprechende) nach unten abgelenkt, manchmal unter gleichzeitiger seitlicher Abweichung beider Bulbi vom Herde weg. Die Pathogenese dieser Schielstellung, die bei Herden im Hirnstamm und vereinzelt bei Kleinhirn- und Kleinhirn-Brückenwinkelgeschwülsten beobachtet ist, harrt noch der Aufklärung.

Ein Herd, der gleichzeitig den *Oculomotorius* und die noch nicht gekreuzte *Pyramidenbahn* unterbricht, führt zu einer *III-Lähmung mit Hemiplegie der Gegenseite (Hemiplegia cruziata, Webersche Lähmung).* Diese Kombination ist nur im Bereich des *Hirnschenkelfußes* möglich, wo der interzerebrale faszikulare Abschnitt des Oculomotorius der Py-Bahn nahe benachbart ist. Sie hat deshalb eine sehr exakte lokalisatorische Bedeutung.

Als *Ursache* peripherer III-Lähmungen kommen *alle basalen Hirnkrankheiten* in Frage. Unter den entzündlichen Erkrankungen an der Schädelbasis steht auch hier die

L. cerebri bzw. die *basale luische Meningitis* an erster Stelle, zumal, wie schon erwähnt, die Fossa interpeduncularis ein von dieser Krankheit bevorzugtes Lokalisationsgebiet ist.

Faszikuläre Lähmungen werden z.B. durch die die weiße Substanz hauptsächlich befallende *multiple Sklerose* und die ihr nahestehenden Erkrankungen hervorgerufen. Bei den *nuklearen Lähmungen* stehen *Tabes* und *Encephalitis epidemica* voran. Im übrigen können natürlich die verschiedensten herdförmigen Krankheitsprozesse bei entsprechender Lokalisation Oculomotoriuslähmungen hervorrufen, wobei nächst den genannten Nervenkrankheiten Zirkulationsstörungen (kleine Blutungen oder Erweichungen bei Lues, Arteriosklerose oder funktionelle Durchblutungsstörungen) an Bedeutung überwiegen.

Für kombinierte Lähmung mehrerer Augenmuskeln (unter Ausschluß der Blicklähmungen) ist der Ausdruck **Ophthalmoplegie** gebräuchlich. Schon die meisten Oculomotoriuslähmungen fallen unter diesen Begriff. Die Lähmung aller äußeren von diesem Nerven versorgten Muskeln wird oft auch als *Ophthalmoplegia externa*, die der inneren als *Ophthalmoplegia interna* (s. S. 50) bezeichnet. Unter einer *Ophthalmoplegia totalis* versteht man eine völlige Bewegungsunfähigkeit der Bulbi mit gleichzeitiger Lähmung der Pupillen und der Akkommodation. Da bei einer *Blicklähmung nach beiden Seiten*, einem äußerst seltenen Ereignis, in der Regel auch die vertikalen Augenbewegungen mit ausfallen, könnte dieser Zustand einer *beidseitigen Ophthalmoplegie* klinisch gleichen. Die Unterscheidung wird aber, von den begleitenden anderweitigen neurologischen Zeichen abgesehen, dadurch immer möglich sein, daß eine supranukleare Lähmung die *Pupillenbewegungen* intakt läßt und daß bei ihr die Ptosis fehlt und die Auslösbarkeit *reflektorischer Augenbewegungen* ungestört ist.

Ophthalmoplegien können durch alle Prozesse verursacht werden, die als Ätiologie von Lähmungen einzelner Augenmuskeln bereits aufgezählt wurden. Eine besondere Stellung und klinische Bedeutsamkeit kommt aber einer Gruppe kombinierter Augenmuskellähmungen zu, für die eine *nukleare* Genese anzunehmen oder erwiesen ist.

Von ihnen sind zunächst zu nennen einige *auf angeborener Veranlagung* entstandene oder sich entwickelnde *Ophthalmoplegien*, als deren Grundlage wir eine anlagemäßige Aplasie oder Minderwertigkeit der betroffenen Kerne annehmen.

So gibt es eine *angeborene Oculomotoriuslähmung*, die allerdings wohl immer partiell ist. In angedeuteter Form stellen manche Fälle von *Ptosis congenita* mit Fehlen jeglicher Levatorfunktion diesen Zustand dar. Wichtiger, wenn auch selten, ist die angeborene sog. *zyklische Oculomotoriuslähmung (Axenfeld-Schürenberg)* (s. S. 125). Bei ihr wird der Lähmungszustand, der meist ziemlich bald nach der Geburt bemerkbar wird, in bestimmten Zeitabständen unterbrochen durch minutenlange *krampfartige Kontraktion der gelähmten Muskeln*. Das vorher herabhängende Oberlid wird krampfhaft retrahiert, das vorher in Schielstellung nach außen abgewichene Auge geht in Mittelstellung oder Adduktion und die paralytisch weite Pupille verengert sich. Danach stellt sich allmählich der frühere Zustand wieder her.

Diesem Krankheitsbilde nahe steht die sog. Migraine ophthalmoplégique. Ihre Entstehung auf Grund von Durchblutungsstörungen, wie wir sie für die Migraine ophthalmique annehmen, ist sicher nicht sehr häufig. Sie ist wohl mehr ein Symptomenkomplex, der durch Ursachen verschiedener Art bewirkt werden kann. Relativ oft scheinen Aneurysmen der Schädelbasis dazu Veranlassung zu geben.

Ebenfalls auf angeborener Grundlage entwickeln sich fortschreitende Ophthalmoplegien, die den *chronisch-progressiven Amyotrophien* (amyotrophische Lateralsklerose) zuzuzählen sind. Sie treten dann mit anderweitigen degenerativen Muskellähmungen auf, können aber auch das einzige Symptom der Erkrankung sein. Bei den Augenmuskellähmungen dieser Herkunft bleibt die innere Augenmuskulatur (Pupillen und Akkommodation) frei. Sie sind oft nur partiell. Am häufigsten besteht Ptosis.

Endlich sind in diesem Zusammenhang die eigentümlichen Augenlähmungserscheinungen der *Myasthenia gravis pseudoparalytica* anzuführen (s. S. 132).

Unter den infektiösen zentralnervösen Erkrankungen sind als Ursachen von Ophthalmoplegien am wichtigsten die *Encephalitis lethargica* (epidemica) und die *Tabes.* Bei der ersten beherrschen sie bei der ophthalmoplegischen Verlaufsform anfänglich neben der Schlafsucht das klinische Bild, sind aber mit Ausnahme von restlichen Pupillenstörungen *wenig dauerhaft;* bei der Tabes sind sie seltener, dafür aber von *hartnäckig progressivem* Charakter.

Wahrscheinlich mehr toxischer Natur sind die seltenen *Ophthalmoplegien nach Diphtherie.* Sie treten gegenüber der postdiphtherischen Akkommodationslähmung (s. S. 58) an Bedeutung völlig zurück.

Auch beim *Botulismus* sind die Pupillenstörungen wichtiger als etwa ausnahmsweise vorhandene äußere Augenmuskellähmungen.

Dagegen stehen die Ophthalmoplegien bei der *Polioencephalitis haemorrhagica superior (Wernicke)* infolge von schwerem Alkoholismus neben Bewußtseinstrübungen mit Delirien und Halluzinationen wieder mit im Vordergrunde des klinischen Geschehens. Sie entwickeln sich meist ziemlich schnell fortschreitend an beiden Augen, beschränken sich jedoch im allgemeinen auf die äußeren Muskeln. Eine reflektorische Pupillenstarre ist zwar bei chronischem Alkoholismus auch beschrieben, gehört aber nicht zum Bilde der Polioenzephalitis. Außerdem wäre in solchen Fällen immer erst eine daneben bestehende Tabes auszuschließen. An sich sind die Bedingungen für die Entstehung von Pupillenstörungen bei der Wernickeschen Enzephalitis durchaus gegeben, denn die hämorrhagischen Herde der Erkrankung, die meist in ziemlich raschem Verlaufe zum Tode führt, durchsetzen vor allem die *Umgebung des Aquäduktes* und des 3. und 4. Ventrikels.

6. Kapitel

Fazialis, Trigeminus, Sympathikus

Die **Fazialis***bahn* entspringt aus dem unteren Teil der Rinde des Gyrus praecentralis und zieht im hinteren Schenkel der inneren Kapsel nahe deren Knie abwärts. Sie verläuft dann weiter mit der Pyramidenbahn. Im hinteren Brückengebiet kreuzen die Fasern größtenteils zur Gegenseite, doch erreicht ein Teil von ihnen, und zwar die Fasern für die Stirn- und Augenlidmuskulatur auch das Fazialiskerngebiet der gleichen Seite. Deshalb ist bei Fazialisparese das Erhaltenbleiben der Funktion im Stirn-Augenast das Kennzeichen einer supranuklearen zentralen Genese der Gesichtslähmung.

Das *Fazialiskerngebiet* liegt ventral und seitlich vom *Abduzenskern.* Die von ihm ausgehenden Fasern nähern sich zunächst aufsteigend dem Höhlengrau des vierten Ventrikels und liegen dann, den gleichseitigen *Abduzenskern* in ziemlich engem Bogen *umziehend (inneres Fazialisknie)* nach unten und hinten, wo der Nerv am hinteren Brückenrande austritt.

Nach einer kurzen intrakranialen Verlaufsstrecke tritt er mit dem N. statoacusticus und intermedius in den inneren Gehörgang und aus ihm in den Canalis facialis (Fallopi), um am Foramen stylomastoideum den Schädel zu verlassen und sich im Bereiche der Ohrspeicheldrüse in seine Endverzweigungen aufzulösen. Durch die rechtwinklige Abbiegung des knöchernen Kanals im Felsenbein entsteht ein *zweites (äußeres) Fazialisknie*. An ihm liegt das *Ganglion geniculi*, und von hier aus zieht durch den Hiatus canali facialis der *N. petrosus superficialis major* in die Flügelgaumengrube zum *Ganglion sphenopalatinum*.

Der Fazialis hat am Auge zunächst eine *motorische* Funktion. Er innerviert den *M. orbicularis oculi* und bewirkt dadurch den willkürlichen und reflektorischen Lidschluß. Der willkürliche Lidschluß wird von dem Hirnrindenzentrum im Gyrus praecentralis ausgelöst. Der reflektorische erfolgt vorwiegend durch Vermittlung des *Trigeminus* bei Berührung und anderweitiger Reizung von Konjunktiva *(Konjunktivalreflex)* und Cornea *(Cornealreflex)*. Außerdem wird ein reflektorischer Lidschluß verursacht durch optische Reize, Annäherung von Gefahr und starke Belichtung *(Blinzelreflex)*. Andauernde äußerliche Reizzustände und seelische Einflüsse können einen langdauernden krampfhaften Lidschluß erzeugen *(Blepharospasmus)*.

Bei Innervation des Orbicularis erfolgen zwei *Mitbewegungen*, deren Beobachtung diagnostisch wichtig werden kann. Beide wurden schon kurz erwähnt: die *Lidschlußverengerung* der Pupille (s. S. 48) und das *Bellsche Phänomen*.

Das *Bellsche Phänomen* ist ein physiologischer Vorgang. Es besteht darin, daß bei jedem Lidschluß beide Bulbi eine Fliehbewegung nach oben und meist etwas nach außen ausführen. Bei passivem Offenhalten der Lidspalten sieht man die Aufwärtsbewegung ohne weiteres; aber auch durch die geschlossenen Lider ist die Fluchtstellung der Augäpfel unschwer an der Vorwölbung zu erkennen, die die Cornea an der zarten Oberlidhaut hervorruft. Das Bellsche Phänomen ist offenbar an den corticalen Impuls zum Lidschluß gebunden, denn es fehlt bei supranukleärer Fazialisparese.

Lähmung des Augenfazialis, die aus den angeführten Gründen des supranuklearen Faserverlaufes *nur bei nuklearen und peripheren Schädigungen* eintritt, verursacht *Schlußunfähigkeit* und *Offenstehen der Lidspalte* des betroffenen Auges *(Lagophthalmos)*. Das Bellsche Phänomen ist unter diesen Bedingungen am deutlichsten zu beobachten, kann aber beim gewöhnlichen reflektorischen Lidschluß durch die infolge des Offenbleibens der Lidspalte aufrechterhaltene Fixation unterdrückt werden.

Bei *Lagophthalmos* ist das Auge äußeren Schädlichkeiten, insbesondere infolge des fehlenden reflektorischen Lidschlages Fremdkörperverletzungen in erhöhtem Maße ausgesetzt. Es entstehen deshalb leicht Hornhautentzündungen *(Keratitis e lagophthalmo)*. Diese Keratitiden sind durch die Ungeschütztheit des vorderen Augenabschnittes und evtl. (s. unten) durch Verminderung der Tränensekretion bedingt, also vorwiegend mechanischen Ursprungs.

Es muß aber auch in Betracht gezogen werden, daß außer den vegetativen Fasern für die Tränensekretion noch andere, vasomotorische und trophische Bahnen diesen Weg einschlagen, deren Ausfall die Ausbildung evtl. Hornhautaffektionen mit beeinflussen könnte, während andererseits ihre erhaltene Funktion bei der Ausheilung der Keratitis neuroparalytica (s. unten) eine Rolle spielen könnte *(Marchesani)*.

Zur Verhütung von Hornhautkomplikationen ist manchmal eine operative Verengerung der Lidspalte erforderlich.

Außer den motorischen Fasern enthält der Fazialis während einer beträchtlichen Strecke seines Verlaufes auch *(parasympathische) vegetative Fasern für die Tränensekretion* (Abb. 18). Sie entspringen aus einem vegetativen Zentrum des Hirnstammes *(Nucleus salivatorius pontis)* unweit des Fazialiskernes, schließen sich diesem Hirnnerven an und verlaufen in seinem Stamm bis zum äußeren Fazialisknie. Hier treten sie, ohne das Ganglion geniculi zu passieren, in den *N. petrosus superficialis major* und gelangen mit ihm zum *Ganglion sphenopalatinum*. Von diesen Nervenknoten aus folgen sie dem

N. zygomaticus aus dem zweiten Trigeminusast und erreichen durch einen Verbindungsast mit dem N. lacrimalis (aus V/1), ***Ramus communicans cum nervo zygomatico***, ihre Erfolgsorgane, die orbitale und palpebrale ***Tränendrüse***. Reizung der parasympathischen Bahnen vermehrt, Schädigung vermindert die Tränenabsonderung.

Die ***Tränensekretion*** erfolgt entweder ***reflektorisch*** via Trigeminus auf periphere Reize mechanischer oder chemischer Natur von Konjunktiva und Cornea sowie von der Nasenschleimhaut aus oder ***durch Rindenerregungen*** unter psychischen Einflüssen. Eine Miterregung der Tränendrüsen findet sich gelegentlich als Begleiterscheinung vermehrter Sekretion der Speicheldrüsen beim Essen.

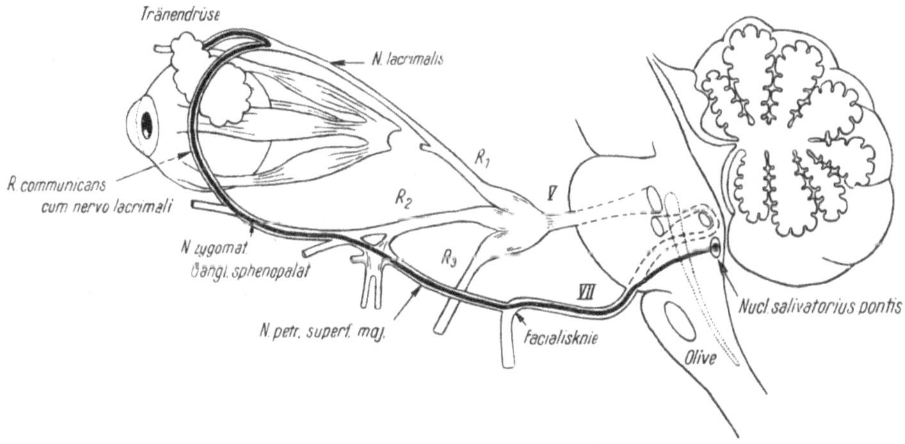

Abb. 18. Innervation der Tränensekretion

Aus den geschilderten anatomischen und physiologischen Verhältnissen sind die klinischen Erscheinungen bei Reizung oder Lähmung des Gesichtsnerven unschwer abzuleiten.

An ***Reizerscheinungen*** sind zu nennen die Beteiligung des Augenfazialis an allgemeinen ***Fazialistiks*** der gesamten mimischen Muskulatur sowie die auf den Augenast beschränkten ***Blinzeltiks***. Sie sind oft *funktionellen* („hysterischen") *Ursprungs*, können aber auch organisch bedingt sein, z. B. bei der ***Encephalitis epidemica***. In manchen Fällen steigern sie sich zum ***Blepharospasmus*** bzw. ***Lidschlußkrampf***. Sie können dann auch mit vermehrter Tränensekretion einhergehen.

Bei ***Lähmungen*** hängt es vom Ort der Unterbrechung der Leitung ab, ob außer dem ***Lagophthalmos*** auch ein ***Versiegen der Tränensekretion*** eintritt. Von der Stelle der Einstrahlung der sekretorischen Fasern in den faszikularen Abschnitt des Nerven bis zu seinem äußeren Knie im Canalis facialis wird die Tränenabsonderung stets mehr oder weniger ***mitbeschädigt*** sein. Zu einem völligen Trockenwerden der Konjunktiva kommt es allerdings nie, da ein gewisser Grad von Befeuchtung durch die akzessorischen Tränendrüsen der Bindehaut, deren Innervation offenbar nicht an die Funktionsfähigkeit des Fazialis gebunden ist, aufrechterhalten wird. Bei peripheren Läsionen des Nerven nach seinem Austritt aus dem Foramen stylomastoideum, die meist traumatischer Genese sind, ist im Gegenteil Tränenfluß (Epiphora) eine häufige Begleiterscheinung, weil die Konjunktiva infolge des mangelnden Schutzes in erhöhtem Maße äußeren Schädlichkeiten ausgesetzt ist.

Eine *isolierte Alteration der Tränenabsonderung* ohne Fazialislähmung setzt eine Unterbrechung oder Schädigung der Leitung im Verlaufe des N. petr. superfic. maj., dem Ganglion sphenopalatinum, dem N. zygomaticus oder dessen Verbindungsast zum N. lacrimalis voraus. Sie kann in Verbindung mit anderen Zeichen von lokaldiagnostischem Wert sein, z.B. bei Erkrankungen im Bereiche der Flügelgaumengrube, die der Fissura orbitalis superior nahe benachbart ist. Von den motorischen Augennerven, die durch die Fissura orbitalis superior die Augenhöhle betreten, liegt der *Abduzens* am weitesten unten, also dem unteren Augenhöhlenspalt am nächsten. Krankhafte Prozesse, besonders *Tumoren der Flügelgaumengrube* können deshalb eine charakteristische Symptomkombination erzeugen: *einseitiges Versiegen der Tränensekretion mit Sensibilitätsstörungen im zweiten Trigeminusast und Abduzenslähmung der gleichen Seite (Behrs Syndrom der Fossa pterygopalatina).*

Zur *Prüfung der Tränensekretion* im beiderseitigen Vergleich bedient man sich der folgenden einfachen Methode: Zwei etwa 5 mm breite Streifen von Fließ- oder Löschpapier werden an einer Seite leicht schräg abgeschnitten und scharf so nach hinten umgeknickt, daß man sie mit dem umgeknickten dreieckigen Ende am medialen Augenwinkel auf den Intermarginalteil des Lidrandes aufhängen kann. Die Spitze des Dreiecks taucht dann gerade in den Tränensee zwischen den Tränenpünktchen ein. Der Patient muß die Augen einige Zeit (5–10 Minuten) ruhig geschlossen halten. Die Länge des danach von Tränenflüssigkeit durchtränkten Teiles der Streifen wird mit Blei- oder Farbstift dauerhaft markiert und messend verglichen. Natürlich muß darauf geachtet werden, daß die beiden Streifen genau gleiche Lage haben. Ist die spontane Tränensekretion zu gering um ein sicher verwertbares Ergebnis zu erzielen, so verstärkt man sie durch Reizung der Nasenschleimhaut mittels der bekannten Geruchsreize (Ammoniak, Zwiebeln usw.).

Bei *unvollständigen* Paresen des Gesichtsnerven sowie im *Beginn* und bei der *Rückbildung* von Lähmungen kann der Lagophthalmos *fehlen* und die Innervationsschwäche nur in einem *minder kräftigen Lidschluß* auf der kranken Seite zum Ausdruck kommen, von der man sich an der Verschiedenheit des Widerstandes gegen passive Öffnung der zugekniffenen Lidspalten leicht überzeugen kann.

Während bei voll ausgebildetem Lagophthalmos die Lidspalte an der betroffenen Seite infolge Überwiegens des lidöffnenden Levatortonus und Herabsinkens des erschlafften Unterlides weiter ist als die des gesunden, tritt nach Rückbildung der Lähmung nicht selten infolge *Kontraktur* eine *Verengerung der Lidspalte* auf der Seite der überstandenen Lähmung auf.

Auf die lokalisatorische Bedeutung der Kombination einer Fazialis- mit einer Abduzenslähmung wurde schon S. 68 eingegangen.

Auch angeborene Fazialislähmungen sind nicht selten mit gleichseitiger angeborener Abduzenslähmung kombiniert.

Ätiologisch kommen für eine Fazialislähmung neben Erkrankungen des Nerven selbst (rheumatischer, neuritischer, traumatischer Art) entzündliche und geschwulstige Veränderungen in der Nachbarschaft des Nervenstammes an der Schädelbasis und im Felsenbein sowie alle entsprechend lokalisierten entzündlichen Prozesse und Tumoren des Zentralnervensystems in Frage. Von den multilokular-entzündlichen Erkrankungen sei nur die multiple Sklerose besonders genannt.

Der sensible Nerv des Auges ist der **Trigeminus.** Bei ihm entspricht das *Ganglion semilunare* (Gasseri), das in einer Knochenvertiefung (Impressio trigemini) an der Großhirnseite des Felsenbeins liegt, einem Spinalganglion der Rückenmarksnerven. Von hier aus zieht der faszikulare Teil des Nerven zur Brücke, in deren vorderen Teil er eintritt. Von den beiden *Endkernen* liegt der eine (vorwiegend motorische) unterhalb der Rautengrube vorwärts und etwas lateralwärts vom *Abduzenskern.* Der andere (sensible) erstreckt sich weit kaudalwärts bis fast ins Halsmark. Die kortikopetalen sensiblen Bahnen ziehen zum *Thalamus* und von dort zur Rinde der Regio postcentralis.

Von den drei peripheren Nervenästen, die das Ganglion Gasseri verlassen bzw. erreichen, treten die beiden ersten in Beziehung zum Auge. Der vorwiegend motorische dritte Ast versorgt die Kaumuskulatur und sensibel das Hautgebiet von Kinn und Wange über dem Unterkiefer.

Der *N. ophthalmicus* (V/1) tritt durch die Fissura orbitalis superior in die Augenhöhle, in der er sich in seine Endverzweigungen auflöst. Von diesen zieht der *N. lacrimalis* zur *Tränendrüse* und der Haut und Bindehaut des äußeren Augenwinkels. Durch den erwähnten *Ramus communicans cum N. zygomatico* geht er eine wichtige Verbindung mit diesem Nerven (aus V/2) ein. Der N. frontalis versorgt Lid- und Bindehaut am medialen Augenwinkel sowie die Haut der Augenumgebung und der Stirn bis in die Scheitelgegend; der N. supraorbitalis, der durch das gleichnamige Foramen aus der Augenhöhle dringt (Druckpunkt des ersten Trigeminusastes), das Hautgebiet zwischen den vom N. frontalis und N. lacrimalis versorgten Bezirken. Der N. *nasociliaris* gibt als wichtigste Äste die *sensible Wurzel (Radix longa) des Ganglion ciliare* und die *Nn. ciliares longi* ab, außerdem eine Anzahl Äste zur Schleimhaut und Haut der Nase. Klinische Beobachtungen sprechen dafür, daß der N. ophthalmicus außer den sensiblen auch *trophische* Fasern führt.

Der zweite Trigeminusast, der *N. maxillaris*, zieht durch das Foramen rotundum der Schädelbasis in die *Flügelgaumengrube* und von dort durch die *Fissura orbitalis inferior* in die Augenhöhle, die er durch den Canalis infraorbitalis (Druckpunkt des 2. V) wieder verläßt, um die Unteraugengegend sensibel zu versorgen. Andere Äste gehen zur Kieferhöhle und zu Zähnen und Zahnfleisch des Oberkiefers. Die Beziehungen zum Auge sind also *vorwiegend lokaler* Natur mit Ausnahme der mehrerwähnten wichtigen Verbindung des im übrigen die Haut der Schläfen- und Jochbeingegend versorgenden N. zygomaticus mit dem N. lacrimalis.

Der *motorische Anteil* des fünften Hirnnerven gewinnt ophthalmo-neurologisches Interesse lediglich durch eine abnorme *Mitbewegung der Lider bei Innervation der Kaumuskulatur*, die hin und wieder zur Beobachtung kommt. Die Erscheinung, die auch *Marcus Gunnsches Zeichen* genannt wird, besteht darin, daß beim Kauen oder seitlicher Verschiebung des Unterkiefers eine *Retraktion des Oberlides* durch Mitinnervation des Levator eintritt. Meist besteht im Ruhezustande eine *Ptosis*. Die Anomalie ist fast immer *angeboren* und *stationär* bei sonst gesunden Individuen und auf ein Auge beschränkt. Ob die Erklärung des fehlerhaften Synergismus in einer abnormen Faserverbindung zwischen motorischem Trigeminus- und Oculomotoriuskern oder einer supranukleären Fehlinnervation zu suchen ist, steht noch dahin.

Von den durch den Trigeminus vermittelten *Reflexen* wurden der Korneal- und Konjunktivalreflex sowie die reflektorische Tränenabsonderung bereits erwähnt. Nachzutragen ist noch der *Aschnersche Reflex:* Druck auf den Bulbus bewirkt bei den meisten Menschen eine Verlangsamung der Herzschlagfolge. Außer dem Druck auf den Augapfel selbst ist dabei sicher auch die Fortpflanzung des Druckes auf den Augenhöhleninhalt mit im Spiele.

Unterbrechung des Trigeminus oder seines Ramus ophthalmicus führt zu *Anästhesie von Konjunktiva, Cornea und Lidhaut* (bei isolierter V/1-Unterbrechung nur des Oberlides). *Konjunktival- und Kornealreflex erlöschen*. Diese *Areflexie*, die manchmal frühzeitig bei *Hirntumoren*, besonders der hinteren Schädelgrube, beobachtet ist, wird, falls sie allein vorhanden ist, in ihrem diagnostischen Wert dadurch beeinträchtigt, daß sie auch ohne organische Schädigung als rein funktionelle Störung vorkommt (s. S. 139). Außerdem ist jedem Augenarzt bekannt, daß bei Männern, die häufigen *Fremdkörperverletzungen* der Hornhaut ausgesetzt sind, wie Steinhauern, Schleifern usw., sich oft eine erhebliche *Hyposensibilität* der Hornhaut entwickelt, die auch zu erschwerter Auslösbarkeit des Kornealreflexes Veranlassung geben kann.

Es liegt auf der Hand, daß die Gefühllosigkeit der Hornhaut für das Auge insofern eine Gefahrenquelle darstellt, als oberflächliche Verletzungen leicht unbemerkt bleiben, sich infizieren und zu Geschwürbildung (Ulcus corneae, Ulcus serpens) führen können. *Derartige Keratitiden dürfen nicht verwechselt werden mit der* **Keratitis neuroparalytica.** Diese Krankheit unterscheidet sich schon klinisch von allen anderen Hornhautaffektionen durch einen sehr charakteristischen Lokalbefund: An dem durch Erweiterung seiner Bindehautgefäße geröteten Auge bildet sich in einer diffus leicht trüb erscheinenden Hornhaut, die ihren normalen Glanz verloren hat, ein ziemlich scharf begrenzter rundlicher oder häufiger horizontalovaler äußerst therapieresistenter *Epitheldefekt.* Ränder und Grund des Defektes trüben sich später manchmal stärker. Erst sekundäre Veränderungen, Infektion und Hypopyonbildung können die Abgrenzung von Hornhautgeschwüren anderer Ätiologie erschweren.

Eine Keratitis neuroparalytica bildet sich hauptsächlich dann aus, wenn eine Schädigung entzündlicher oder anderer Art das Ganglion Gasseri, seine Umgebung oder den von ihm ausgehenden Nervus ophthalmicus trifft. Nur äußerst selten, wenn überhaupt, kommt sie bei Erkrankungen im Kern- und Wurzelgebiet des Trigeminus vor. Insofern hat sie also eine gewisse lokalisatorische Bedeutung.

Daß die Keratitis neuroparalytica mit der Anästhesie als solcher ursächlich nichts zu tun hat, geht schon daraus hervor, daß sie keineswegs bei jeder Trigeminuslähmung auftritt, sondern nur bei einer Minderzahl von Fällen. Es ist vielmehr mit Sicherheit anzunehmen, daß es sich bei den Hornhautveränderungen um Folgen einer Störung der Funktion des vegetativen Nervensystems handelt, sei es nun im Sinne einer Reizung sympathischer Fasern *(Behr)* oder des Ausfalls parasympathischer Einflüsse *(Marchesani)*. Die erste Auffassung hat zur Voraussetzung, daß sich im Bereiche des Ganglion semilunare sympathische Nervenfäden dem Trigeminusaste anschließen, die zweite, daß besondere für die Trophik der Hornhaut wichtige parasympathische Bahnen im fünften Hirnnerven und seinem Augenast verlaufen, bei zu Hornhautanästhesie führenden Schädigungen aber nicht immer mitunterbrochen sind.

Aus der Annahme der Reizätiologie der Ker. neuroparal. hat man die therapeutische Maßnahme einer Dämpfung der Erregbarkeit durch retrobulbäre Alkoholinjektion in die Gegend des Ganglion ciliare abgeleitet.

Ebenfalls eine trophische Störung liegt den Bläscheneruptionen des Herpes zoster zugrunde, den man bei Begrenzung der Erscheinungen auf den ersten Trigeminusast als Herpes zoster ophthalmicus bezeichnet. Für gewöhnlich beschränkt sich der Bläschenausschlag auf die vom Ramus ophthalmicus versorgte Lid- und Stirnhaut, doch kann auch die Hornhaut unter Entstehung analoger Epithelveränderungen in den Prozeß mit einbezogen werden.

Außer direkten Verletzungen und Beschädigungen des Nerven bei Schädelbasisbrüchen können Leitungsstörungen im Trigeminus durch zahlreiche diffuse und lokalisierte Schädlichkeiten an der Schädelbasis und im Hirnstamm bewirkt werden. Sie brauchen nicht im einzelnen angeführt zu werden. Verhältnismäßig oft ist jedoch *der Nerv selbst* Sitz der Erkrankung. Neben den seltenen *Tumoren* des Nervenstammes oder des *Ganglion Gasseri* sind es hauptsächlich *Entzündungen*, von denen die dem Herpes zoster zugrunde liegende wahrscheinlich durch ein besonderes Virus hervorgerufen wird. Besonders zu erwähnen sind schließlich bei diesem Nerven die *artifiziellen Leitungsunterbrechungen* durch die chirurgische Behandlung der Trigeminusneuralgie. Da einige der chirurgischen Methoden (Ausdrehung des Nerven, Alkoholinjektion ins Ganglion Gasseri) weitgehend im Dunklen arbeiten und der Effekt anderer, wie der Elektrokoagulation nicht streng auf die Stelle des Eingriffes beschränkt bleibt, ist bei ihnen immer die Möglichkeit vorhanden, daß sekundäre Veränderungen auf die geschädigten oder in Regeneration begriffenen Nervenfasern einen Reiz ausüben (Ker. neuroparal.!).

Schon bei der Besprechung der Pupillenbewegungen und der Akkommodation sowie soeben bei der der trophischen Störungen als Begleiterscheinung bestimmter Trigeminusaffektionen hatten wir uns mit der Tätigkeit des *autonomen Nervensystems* zu befassen. Die klinisch verwertbaren vegetativen Funktionen und Reaktionen, soweit sie am Auge und seinen Schutzorganen zum Ausdruck kommen, seien hier noch einmal kurz zusammengestellt.

Die antagonistische Wirksamkeit der beiden Komponenten des autonomen Nervensystems, des **Sympathicus** und **Parasympathicus,** tritt am sinnfälligsten an der *Pupille* in Erscheinung. Dieses gut beobachtbare Organ spielt deshalb schon von jeher beim Studium vegetativer Reaktionen und Verhaltensweisen eine besondere Rolle als „Spannungsmesser“ und Testobjekt. Es sind unter diesem Gesichtspunkt nicht so sehr die für die neurologische Diagnostik obenan stehenden wohlcharakterisierten Störungen der reflektorischen Pupillenbewegungen, denen das Interesse sich zuwendet, als vielmehr die *Weite der Pupillen* als Ausdruck des *vegetativen Tonus*, eventuelle *Spontanbewegungen* als Zeichen abnormer *vegetativer Erregungen* und ihre *Ansprechbarkeit auf Pharmaka* bekannter Wirksamkeit. Denn die Forschungsmethoden der Physiologie und Pathophysiologie des Sympathikus-Parasympathikus-Systems sind trotz der bedeutungsvollen Ergebnisse, die die Neurohistologie in letzter Zeit gerade auf diesem Gebiet zutage gefördert hat, und trotz mancher Fehlerquellen vorläufig noch in großem Umfange pharmakologischer bzw. pharmakodynamischer Art.

Die Innervation der Pupillenmuskulatur wurde bereits geschildert. Auch die Versorgung der glatten Muskelfasern in den Lidern und am Boden der Augenhöhle durch den Sympathikus wurde bereits erwähnt; doch ist dem noch einiges hinzuzufügen.

Die *Funktion der Mm. palpebrales* besteht nicht eigentlich darin, die Lider zu *bewegen*, sondern darin, *die Weite der Lidspalte* innerhalb gewisser Grenzen *konstant zu erhalten* und die von den quergestreiften Mm. orbicularis oculi und levator palpebrae bewirkten aktiven Lidbewegungen *abzufangen* und weicher zu gestalten. Ihre Wirksamkeit ist also vorwiegend eine *statische* und dynamisch nur insoweit als der Orbicularis ja im Levator nur einen Teilantagonisten für die aktive Öffnung der Lidspalte hat. *Reizkontraktur der Mm. palpebrales* bewirkt *Lidspaltenerweiterung*, *Lähmungserschlaffung Lidspaltenverengerung.*

Der *M. orbitalis* überbrückt die Fissura orbitalis inferior, soweit sie nicht durch den N. maxillaris in Anspruch genommen wird. Die zarte Muskelplatte wird von größeren und kleineren Venen durchsetzt. *Erschlafft* der Muskel, so kann infolge des fehlenden Widerhaltes der Orbitalinhalt ein wenig in die Knochenlücke *ausweichen* und der Augapfel dann etwas tiefer in seine Höhle zurücksinken *(Enophthalmos)*. Ob bei einer Kontraktion der M. orbitalis imstande ist, allein den gegenteiligen Effekt, also einen Exophthalmos, zu verursachen, ist zweifelhaft; zum mindesten ist anzunehmen, daß, wenn ein solcher Erfolg als Folge einer Sympathikusreizung tatsächlich auftreten sollte, eine venöse Stauung infolge Abflußbehinderung der den Muskel durchschreitenden Venen und eine Verminderung des den Bulbus zurückhaltenden Liddruckes durch pathologische Lidspaltenerweiterung mit im Spiele ist.

Die Symptome einer *Sympathikuslähmung am Auge* sind nach dem Gesagten: *Miosis* (infolge Lähmung des M. dilatator pupillae), *Ptosis* bzw. Lidspaltenverengerung (infolge Lähmung der glatten Lidmuskeln), *Enophthalmos* (infolge Lähmung des M. orbitalis). Von diesen Zeichen ist die Miosis am regelmäßigsten und deutlichsten vorhanden, während der Enophthalmos am häufigsten fehlt, oder doch nicht ohne messende Methoden feststellbar ist. Die sympathische Ptosis ist immer unvollständig, meist sogar ziemlich geringgradig.

Zur exakten Messung eines Ex- und Enophthalmos benutzt man das *Hertelsche Exophthalmometer.* Zum beidseitigen Vergleich kann man sich bei Fehlen dieses Instrumentes auch so helfen, daß man von rechts und links visierend die Lage des Hornhautscheitels zum Nasenrücken beobachtet oder mit einem gewöhnlichen Maßstab mißt. Um verwertbare Ergebnisse zu erzielen muß man dann aber darauf achten, daß das visierende Auge bei der Beobachtung von rechts und von links sich jeweils möglichst genau in der Frontalebene befindet.

Die Trias *Miosis, Ptosis, Enophthalmos* ist der sog. *Hornersche* (auch *Claude Bernardsche) Symptomenkomplex.* Es kann noch eine Verringerung der Schweißsekretion an der Stirnhaut hinzutreten.

Am häufigsten und ausgesprochensten wird ein Horner durch Läsionen des *Grenzstranges im Halsabschnitt,* des *Ganglion cervicale supremum* und des Halsmarkes *(Zentrum ciliospinale)* hervorgerufen. Unsere Kenntnis der übergeordneten Bahnen und Zentren speziell für den Augensympathikus ist noch recht lückenhaft. Daß aber auch höher gelegene Herde zu Miosis und auch zum ausgeprägten Horner führen können, zeigen Beobachtungen, in denen das Syndrom bei Herden in der *seitlichen Medulla oblongata* und *lateralen Brückenbezirken* sowie schließlich zusammen mit einem sog. *Thalamussyndrom,* das hauptsächlich durch Sensibilitätsstörungen, Spontanschmerzen, vasomotorische und trophische Störungen ausgezeichnet ist, bei Schädigungen im *Sehhügelbereich* auftrat.

Eine Sympathikuslähmung oder -parese in Gestalt eines mehr oder weniger deutlich ausgebildeten Horner ist keine Seltenheit. Anders ist es mit der Umkehrung dieses klinischen Bildes, das man als Ausdruck einer Reizung des Halssympathikus erwarten sollte. Wohl sind Fälle beschrieben, in denen ein *einseitiger Exophthalmos mit Lidspalten- und Pupillenerweiterung* in dieser Weise erklärt wurde, und ohne Zweifel kann das Vorhandensein mechanisch den Grenzstrang irritierender krankhafter Prozesse im Bereich der Halswirbelsäule zu einer Pupillenerweiterung auf der erkrankten Seite führen. Das erste Ereignis ist aber eine ausgesprochene Rarität und auch die Mydriasis durch Grenzstrangreizung kein häufiges Vorkommnis.

Noch problematischer sind die Augenzeichen, die man auf eine *allgemeine Tonus- oder Erregbarkeitssteigerung* des sympathischen Systems auf Grund von innersekretorischen Einflüssen zurückführt. Gewiß könnte man das *Glanzauge* (durch vermehrte Tränenbefeuchtung) und die *Lidspaltenerweiterung* bei *Hyperthyreoidismus* als sympathische Reizerscheinungen deuten; aber das *Fehlen einer Mydriasis,* also des Ansprechens eines der empfindlichsten vegetativen Reaktionsorgane, verbietet die Annahme einer *allgemeinen* Tonuserhöhung. Eher wäre hier eine *zentrale Herderscheinung* ursächlich in Erwägung zu ziehen, denn z. B. bei der *Encephalitis epidemica* (s. S. 91), aber auch bei anderen enzephalitischen oder *enzephalomalazischen Prozessen,* kommen bei einzelnen Kranken nicht nur diese, sondern auch andere ,,Basedow"-Zeichen zur Beobachtung. Die zentralen Läsionen bei den zur Obduktion gelangten Fällen dieser Art sind aber bisher noch zu ausgedehnt oder zu zerstreut gewesen, als daß eine genauere Lokalisation der verantwortlichen Zentren sicher möglich gewesen wäre. Daß sie wie die Ursprungsstätten so vieler vegetativer Bahnen in den grauen Massen des Hirnstammes zu suchen sind, ist höchstwahrscheinlich, eine zuverlässige Abgrenzung aber noch nicht gelungen.

Es gibt kaum Lebensvorgänge, bei denen das vegetative Nervensystem nicht beteiligt wäre und genug Krankheitszustände, bei denen seine maßgebliche Mitwirkung eindrucksvoll hervortritt. In der Relationspathologie *Rickers* ist der großzügige Versuch unternommen, den Rahmen noch weiter zu spannen und für die Gesamtheit der pathischen Erscheinungen dem Nerveneinfluß und der nervösen Reizbeantwortung das pathogenetische Primat zuzuweisen. Ebenso haben die Lehren *Speranskys* wesentliche neue Gesichtspunkte zutage gefördert. Diese Gedankengänge haben sich für eine ganze Anzahl von Erkrankungen am Auge bereits als fruchtbar erwiesen, zumal auch solcher, die in Verbindung mit anderen offenkundig neurologischen Symptomen auftreten. Die Forschung ist in dieser Richtung aber noch zu sehr im Fluß, und die Auswertung ihrer Ergebnisse für Diagnose und Therapie wird noch einige Zeit erfordern.

Nervenkrankheiten mit Augensymptomen

7. Kapitel

Die luischen Erkrankungen des Zentralnervensystems

Die **Lues cerebrospinalis** tritt in einer vorwiegend *vascularen* und einer vorwiegend *einfach* oder *gummös meningitischen* Form auf. Beide Formen können im Einzelfalle auch miteinander kombiniert vorkommen. Die durch luische Gefäßerkrankung verursachten Zirkulationsstörungen unterscheiden sich in ihrer okularen Symptomatologie nicht grundsätzlich von Durchblutungsstörungen anderer Ätiologie und werden bei diesen mit abgehandelt werden. Die solitären Gummen der tertiären Syphilis erscheinen zweckmäßigerweise mit bei den Tumoren.

Die *luische Meningitis* spielt sich hauptsächlich an der *Hirnbasis* ab (Abb. 19). Die größeren Liquorräume der Basis, die *Zysternen*, sind Prädilektionsstellen des spezifischen Granulationsgewebes. Von ihnen interessieren uns hier im besonderen die *Zysterna chiasmatis* und die *Fossa interpeduncularis*, in denen sich die Erkrankung mit besonderer Vorliebe ansiedelt. Die *Zysterna chiasmatis* umgibt die vordere Sehbahn, die *intrakranialen Optici*, das *Chiasma* und den Anfang der *Tractus*. In der *Fossa interpeduncularis* tritt *das dritte Hirnnervenpaar* aus den Hirnschenkeln aus, und auch die anderen Augenbewegungsnerven, *Trochlearis* und *Abduzens*, passieren in ihrer Nähe.

Die *Oculomotorii* durchziehen demnach ein durch die Basalmeningitis besonders gefährdetes Gebiet, und so finden wir denn auch in ihrem Versorgungsgebiet für gewöhnlich die *ersten Augensymptome*.

Am frühesten leiden die *Pupillenbewegungen*. Da es sich um eine Schädigung des peripheren Nerven handelt, müssen alle Bewegungen des Sphinkter, sowohl auf Licht wie bei Konvergenz, beeinträchtigt sein, wenn auch manchmal in verschiedenem Grade. Es kommt zur Ausbildung einer mehr oder weniger vollständigen *absoluten Starre oder Trägheit*, oft mit *Erweiterung*, *Entrundung* und *Ungleichheit* der Pupillen. Wird auch die *Akkommodation* beteiligt, so vervollständigt sich das Bild zur *Ophthalmoplegia interna*. Wenngleich von den Pupillenbewegungen der LR oft stärker herabgesetzt ist als die KR, so ist doch eine eigentliche *reflektorische Pupillenstarre* durch periphere Schädigung allein *nicht* zu erklären. Mit *Miosis* ist sie als ein *tabisches* Symptom zu werten. Von den quergestreiften vom dritten Hirnnerven versorgten Muskeln wird am leichtesten der Levator palp. sup. funktionsbeschränkt mit dem Erfolg einer *Ptosis* des Oberlides.

Die besondere Empfindlichkeit der Pupillen- und Levatorfasern hat man dadurch zu erklären versucht, daß sie im Nervenstamm verhältnismäßig oberflächlich liegen.

Unter den *Lähmungen der äußeren Augenmuskeln* überwiegen die der vom *Oculomotorius* innervierten. Daß alle von diesem Nerven versorgten Muskeln paretisch werden, ist allerdings ein seltenes Ereignis. Die Regel sind vielmehr *partielle III-Lähmungen*. Der *Abduzens* ist weniger häufig, der *Trochlearis* selten geschädigt und noch seltener kommt es zum Ausfall aller äußeren und inneren AM, *Ophthalmoplegia totalis*. Ein- und beidseitige Paresen wechseln je nach Ausdehnung der Entzündung.

Blicklähmungen sind bei der Lues cerebrospinalis die Folge von encephalitischen oder vascularen Herden oder entsprechend lokalisierter Gummen. Sie werden ebenso wie *Nystagmus* verhältnismäßig selten beobachtet und sind ohne spezielle diagnostische Bedeutung.

Die *AM-Lähmungen* und das dadurch verursachte *Doppeltsehen* sind es recht oft, die den Patienten zum Bewußtsein seiner Erkrankung führen. In Verbindung mit Reaktionsstörungen der Pupillen machen sie dann die Diagnose einer luischen Erkrankung des ZNS schon in hohem Grade wahrscheinlich.

Demgegenüber können die *Schädigungen der vorderen Sehbahn* durch eine luische Basalmeningitis längere Zeit ohne subjektive Störungen von seiten der Augen einhergehen. Wenn die spezifische Entzündung auf den Sehnerven übergreift, so geschieht das in der Form einer *Perineuritis* bzw. *Neuritis peripherica*, die zu ophthalmoskopisch sichtbaren Veränderungen zunächst nicht zu führen braucht. Selbst eine bereits vorhandene Funktionsstörung kann der Aufmerksamkeit des Patienten entgehen, weil sie in der weniger beachteten Gesichtsfeldperipherie beginnt.

Wird die konzentrische *GF-Einschränkung* stärker oder dringt sie in

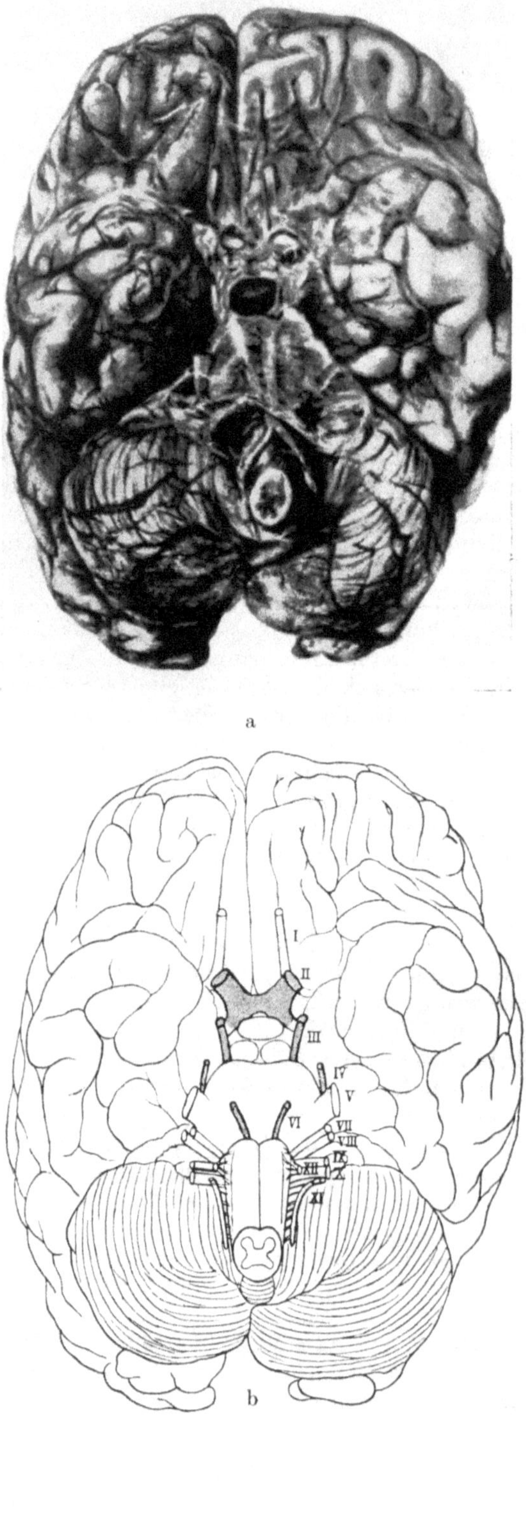

Abb. 19. Abgeheilte basale luische Meningitis nach WILBRAND-SAENGER a). Zur Orientierung darüber, welche Gebilde der Hirnbasis durch das Exsudat verdeckt und einer Schädigung dadurch ausgesetzt sind, sind im gleichen Maßstab in der schematischen Abbildung b) die Austrittsstellen der Hirnnerven aus dem Großhirn dargestellt (Augennerven grau)

einzelnen Abschnitten sektorenförmig gegen die GF-Mitte vor, so wird sie dem Kranken eher auffallen. Dann wird auch der Augenspiegel in den meisten Fällen schon *Papillenveränderungen* aufdecken. Entweder überwiegt von vornherein eine *atrophische Abblassung* der Sehnervenscheibe, die wegen der Nähe des Entzündungsprozesses meist leicht unscharf begrenzt ist, oder es entwickelt sich eine sichtbare intraokulare *Neuritis* mit Schwellung und Rötung der Papille, Gefäßerweiterung und Blutungen. Tritt eine Hirndrucksteigerung infolge der intrakranialen Entzündung ein, so kann sich der Hintergrundsbefund einer typischen *Stauungspapille* entwickeln. Das ist am häufigsten bei der gummösen Basal- und auch Konvexitätsmeningitis bzw. Meningoenzephalitis der Fall. Zu sichtlichen ophthalmoskopischen Veränderungen kommt es in etwa der Hälfte der Krankheitsfälle. Eine Funktionsstörung kann auch bei noch normalem Augenhintergrundsbefunde auftreten. Dagegen ist das Vorkommen einer richtigen Neuritis retrobulbaris mit Zentralskotom eine seltene Ausnahme.

Infolge der Lokalisation der L. c. in der Umgebung der Sehnervenkreuzung, die wiederum gerade bei der gummösen Form recht oft gegeben ist, kann es auch — sei es mit, sei es ohne sichtliche Abblassung der Papillen — im GF zu Ausfällen im Sinne eines *Chiasma-Syndroms* kommen. Dann können diagnostische Schwierigkeiten entstehen, besonders wenn das spezifische Granulationsgewebe die *Hypophyse* mitschädigt und zu Ausfalls- oder Reizerscheinungen dieses Organs führt. Auch echte *luische Erkrankungen der Hypophyse selbst* sind beobachtet. Da in der Behandlung beider syphilitischer Manifestationen grundsätzliche Unterschiede nicht bestehen, ist es für den Kranken unschädlich, wenn in solchen Fällen die Diagnose klinisch nicht sichergestellt werden kann.

Noch weiter hinten erreicht die basale Entzündung die *Tractus optici*. Ihre Schädigung findet in *homonym-hemianopische GF-Defekten* ihren klinischen Ausdruck. Ausfallserscheinungen der Sehbahn hinter den primären Sehzentren sind selten vorhanden. Sie sind dann wohl ausschließlich auf vasculare Prozesse oder isolierte Gummigeschwülste zurückzuführen.

Sekundär kann das Auge in seiner *Sensibilität* und Trophik sowie durch Schädigung seiner Schutz- und Anhangsorgane leiden bei Einbeziehung des *Trigeminus* oder *Fazialis* in den Krankheitsprozeß. Die dadurch zustande kommenden klinischen Bilder sind an anderer Stelle besprochen (s. S. 71ff.).

Mit der Ausbreitung und evtl. Rückbildung des meningoenzephalitischen Entzündungsprozesses nehmen auch die Augensymptome nach Ausmaß und Intensität zu oder ab. Sie können aber auch längere Zeit in einem einmal erreichten Zustande verharren. Was sie aber vor allem gegenüber den noch zu besprechenden Augenzeichen bei Tabes und Paralyse auszeichnet, ist die *prompte Beeinflußbarkeit durch spezifische Behandlung* des Grundleidens. Das gilt sowohl von den Störungen der eigentlichen Sehfunktion wie für die Augenmuskellähmungen, und selbst bis zu einem gewissen Grade für die Pupillensymptome, deren völliges Verschwinden allerdings selten ist. Am Augenhintergrunde bleibt, falls eine stärkere Neuritis längere Zeit bestanden hat oder eine beginnende Atrophie bereits sichtbar geworden war, eine atrophische Blässe der leicht oder deutlich unscharf begrenzten Papillen zurück. Die Funktion kann sich trotzdem ohne nachweisbare Einbuße wiederherstellen.

Über die Pathogenese der **Tabes dorsalis** sind die Ansichten noch geteilt und wesentlich kontroverser als bei der L. cerebri. Bei der L. c. ist pathologisch-anatomisch der ursächliche Zusammenhang augenscheinlich: Das spezifische Granulationsgewebe umschnürt die Hirnnerven und dringt in ihren Stamm ein, das endarteriitisch erkrankte Gefäß verursacht eine Durchblutungsstörung, das Gumma komprimiert einen Nervenstamm oder unterbricht eine Leitungsbahn. Bei der Tabes besteht Einigkeit eigentlich nur darüber, daß der Krankheitsprozeß degenerative Veränderungen setzt, die weitgehend irreversibel sind. Diskrete Entzündungsvorgänge an den Hirnhäuten oder an den Wurzelnerven des Rückenmarkes reichen nicht aus, das Bedürfnis nach einer kausalen Erklärung der unaufhaltsamen Degeneration von Faserbahnen und Kerngruppen wirklich voll zu befriedigen und zwingen zu Hilfshypothesen. Bei der Besprechung der *tabischen Opticusatrophie* (s. S. 11) wurde näher auf eine der Denkmöglichkeiten eingegangen, die wenigstens hinsichtlich dieses wichtigen Symptoms mit den klinischen und pathologisch-anatomischen Befunden noch am besten vereinbar ist. Vielleicht spielen ähnliche Ernährungsstörungen mit durch den verschiedenen histologischen Bau bedingten Abweichungen auch bei der Entstehung der übrigen Degenerationen eine mehr oder weniger unterstützende oder auch entscheidende Rolle. Eine ausführliche Erörterung des Für und Wider der verschiedenen in dieser Frage geäußerten Ansichten ist hier nicht am Platze.

Das diagnostisch wichtigste und häufigste Augensymptom ist die *reflektorische Pupillenstarre.* Ihr klinisches Bild und ihre Pathogenese wurden bereits besprochen (s.S. 52). Sie ist, wenn man die diagnostisch fast ebenso eindeutigen Reaktionstypen der unvollständigen reflekt. Starre und der reflekt. Trägheit mitrechnet, in etwa $^4/_5$ der Tabesfälle vorhanden und, wie noch einmal wiederholt sei, in ihrer charakteristischen Ausprägung mit *Miosis* für die Krankheit so gut wie *pathognomonisch.* Es sind Fälle beobachtet, in denen sie bis zum Tode an einer anderweitigen Erkrankung das *einzige* Symptom blieb, wo aber die Obduktion den anatomischen Beweis erbrachte, daß tatsächlich der tabische Krankheitsprozeß auch in anderen Abschnitten des ZNS in der Entwicklung begriffen war. Neben der reflekt. Starre bzw. Trägheit kommen *andere Pupillenstörungen* von der unvollständigen absoluten Trägheit bis zur abs. Starre und Ophthalmoplegia interna vor, haben aber diagnostisch eine ungleich geringere Bedeutung. Ganz normales Pupillenverhalten dürfte bei der Tabes auf die Dauer kaum je erhalten bleiben.

Lähmungen äußerer Augenmuskeln spielen in der Klinik der Tabes eine verhältnismäßig geringere Rolle als bei der Lues cerebr. Flüchtig auftretendes und schnell wieder verschwindendes *Doppeltsehen* findet sich zwar nicht so selten in der Vorgeschichte und kann auch während des manifesten Krankheitsverlaufes auftreten. Dabei fehlen aber oft nachweisbare wirkliche Muskelparesen, und man muß daran denken, daß es sich um *Störungen der Bewegungskoordination* handeln könnte, wie sie ja in anderen Muskelgebieten wesentlich mit zum Bilde der Tabes gehören. In einzelnen Fällen sind Erscheinungen dieser Art auch tatsächlich als Augenataxie gedeutet. Handgreifliche AM-Lähmungen sind seltener. Einmal aufgetreten teilen sie dann allerdings die *Hartnäckigkeit* und *Therapieresistenz* der übrigen Tabessymptome. Wieder stehen Lähmungen im Bereiche des *Oculomotorius,* überwiegend partieller Natur, an erster Stelle; sie haben teilweise den Charakter progressiver Ophthalmoplegien. Es folgen *Abduzens-* und an letzter Stelle *Trochlearislähmungen.*

Dem klinischen Verhalten wie dem anatomischen Befunde nach sind die AM-Lähmungen bei Tabes meist *nuklearen* oder *faszikularen* Ursprungs. Einige Untersucher haben zwar auch am peripheren Oculomotorius histologisch Veränderungen gefunden, die sie in Analogie mit denen an den Wurzelnerven des Rückenmarkes setzen. Trotzdem sprechen Art und Verteilung der meisten tab. AM-Lähmungen sowie ihre Kombination mit Pupillenstörungen für eine überwiegend nukleare Schädigung.

Dementsprechend gehören *Blicklähmungen* und *Nystagmus nicht* zum Krankheitsbild der Tabes. Vereinzelte Beobachtungen dieser Art haben nur das Interesse ungewöhnlicher Komplikationen.

Der klinische Verlauf und die mutmaßliche Pathogenese der *tabischen Opticusatrophie* haben uns schon beschäftigt (s. S. 12). Hier bleibt noch ihre Stellung in der Gesamtsymptomatologie des Leidens zu erörtern. Die OA ist ein *Frühsymptom* der Tabes. Sie kann dem Auftreten anderer neurologischer Zeichen lange *vorausgehen.* Ihre ersten Anfänge entgehen fast immer der Feststellung, da, wie oben ausgeführt, das ophthalmoskopische Bild voll entwickelt ist, ehe eine Funktionsstörung eintritt. So ist es ganz unmöglich, die Zeitspanne vom ersten Beginn der Atrophie bis zum klinischen Krankheitsbeginn bestimmt anzugeben.

Der *neurologische Gesamtbefund* ist bei Tabikern mit OA in der Regel auffallend *symptomarm.* Er beschränkt sich oft auf den Verlust von ASR oder PSR und unbedeutende Sensibilitätsstörungen oder Parästhesien neben Pupillenstörungen, meist der reflekt. Starre, die charakteristischerweise auch bei völliger Erblindung mit relativer Pupillenenge einhergeht. Man nennt diese Verlaufsform auch „*Tabes superior*". Nur verhältnismäßig selten kommt es zu ausgesprochen ataktischen Erscheinungen. Somit ist die Prognose dieser Verlaufsformen *hinsichtlich der Lebenserwartung* relativ *günstig.* Um so schwerer fällt die absolut *ungünstige* Prognose des *Sehnervenleidens* ins Gewicht, die den Kranken zu einem unter Umständen jahrzehntelangen Blindendasein verurteilt.

Auch die Opticusatrophie ist in einzelnen autoptisch gesicherten Tabesfällen bis zum Tode das einzige klinische Symptom geblieben. Zahlenmäßig ist bei etwa $^1/_{10}$ der Tabiker mit einer OA zu rechnen, wenn sich das Leiden aus einer erworbenen Lues entwickelt. Bei der *juvenilen Tabes* auf Grund einer Lues congenita ist die Sehnervenerkrankung wesentlich *häufiger.* Sie findet sich hier in rund $^1/_3$ der Fälle. In diesem Zusammenhange sei gleich noch eine andere Besonderheit der juvenilen Tabes angeführt, die vom Erscheinungsbilde der Tabes nach akquirierter Syphilis abweicht. Die reflektorische Starre tritt nicht mit derselben Häufigkeit auf, und es findet sich relativ öfter eine unvollständige oder vollständige *abs. Starre mit mittelweiten* oder *übermittelweiten* Pupillen.

Im übrigen ist die juvenile Tabes mit OA ebenso *symptomarm* wie die der Erwachsenen. Für die allgemeine Pathogenese ist die Beobachtung interessant, daß ein gewisser *Antagonismus* zwischen der Entwicklung einer kongenital-luischen *Tabes* und der Erkrankung an *Keratitis parenchymatosa* zu bestehen scheint.

Die übrigen im Bereiche des Sehorgans gelegentlich bei Tabikern beobachteten Zeichen wie *Sensibilitätsstörungen* im Trigeminusgebiet, fehlende Schmerzempfindung bei Druck auf den Bulbus *(sog. Haenelsches Zeichen)* beanspruchen praktisch geringeres Interesse. Lediglich der Analogie mit im Gesamtbilde der Krankheit bedeutungsvollen anderweitigen Symptomen wegen sei schließlich erwähnt, daß auch im Augenbereich *krisenartige Erscheinungen* vorwiegend *vegetativen* Charakters (krisenartig auftretender Tränenfluß und Blepharospasmus, Akkommodationskrisen) vorkommen und daß man *trophische Störungen,* wie sie in der Form der Arthropathien eine so quälende Auswirkung finden können, auch für die oft feststellbare *Vereinfachung der Stromazeichnung der Iris* bei tabischer Pupillenstarre verantwortlich gemacht hat.

Wenn eine **progressive Paralyse** mit *reflektorischer Pupillenstarre* und *Miosis* oder mit einer *malignen Opticusatrophie* einhergeht, so ist man berechtigt von *Tabes-Paralyse* zu sprechen, denn diese beiden Krankheitsmanifestationen sind Tabessymptome und haben mit dem die Paralyse anatomisch charakterisierenden Rindenprozeß nichts zu tun. Und doch haben diese beiden Zeichen auch bei der Paralyse deshalb großen diagnostischen Wert, weil sie, wie sie bei der Tabes manchmal längere Zeit isoliert bestehen, auch bei der Paralyse das einzige Krankheitssymptom neben den psychischen Veränderungen sein können und dann die Abgrenzung von anderen Geisteskrankheiten mit Sicherheit gestatten. Zieht man in Betracht, daß von Untersuchern mit großem Beobachtungsgut in über der Hälfte der Fälle von Paralyse eine vollständige oder unvollständige refl.

Starre konstatiert ist, so erhellt daraus, daß die Kombination der beiden wichtigen zentralnervösen luischen Erkrankungen außerordentlich häufig ist. Auch anatomisch sind die nicht corticalen, sondern an Kernen und Fasern der Augenbewegungsnerven und am Opticus erhobenen Befunde bei der Paralyse mit denen der Tabes identisch, unsere Kenntnisse gerade über die Tabes großenteils sogar an mit Paralyse komplizierten Fällen gewonnen, da deren vitale Prognose wesentlich schlechter ist.

Trotzdem ist es gerechtfertigt, die Augensymptome bei der p. P. besonders zu besprechen, denn nicht jeder Fall ist mit Tabes kompliziert und so ist die Gruppierung der Augensymptome, aufs Ganze gesehen, doch etwas anders. Wesentlich *häufiger* als bei der Tabes finden wir z.B. alle Abstufungen von der *unvollständigen bis zur vollständigen absoluten Pupillenstarre.* Sie kommt in mehr als $^1/_3$ der Paralysefälle zur Beobachtung. Andererseits können in einem gewissen Prozentsatz die Pupillen und ihre Reaktionen bei sicher Paralysekranken längere Zeit normal bleiben (bis zu 10%).

Noch ausgesprochener als bei der juvenilen Tabes findet sich bei der *juvenilen Paralyse* an den Pupillen ein Überwiegen weiter und vollständig oder unvollständig absolut starrer Pupillen. Das Vorkommen einer reflektorischen Pupillenstarre kann fast als selten bezeichnet werden.

Die *äußeren Augenmuskellähmungen* sind bei der Paralyse seltener als bei der Tabes, sonst aber von gleichem Charakter und gleich refraktärem Verhalten gegenüber Behandlungsmaßnahmen. Partielle Oculomotoriuslähmungen sind auch hier relativ am häufigsten, Abduzens- und Trochlearisparesen selten.

Blickparesen nach *paralytischem Insult* unterscheiden sich klinisch nicht von denen anderweitiger apoplektiformer vascularer Entstehung.

Die *maligne OA* ist wesentlich *seltener* als bei reiner Tabes. Ihre Häufigkeit bei der p. P. ist etwa auf 1–3 % zu veranschlagen. Diese Fälle sind, wie gesagt, Tabesparalysen. Sie weisen auch anatomisch meist Hinterstrangdegenerationen wechselnder Deutlichkeit auf.

Da die vascularen Veränderungen bei der Paralyse offenbar eine größere Rolle spielen als bei der Tabes, ist anzunehmen, daß es nicht so selten zu Ausfallserscheinungen von seiten der *optischen Leitungsbahnen und -zentren* kommt. In systematischen Untersuchungen sind anatomisch sogar in rund $^1/_3$ der durchforschten Paralytikergehirne Degenerationsherde in den *Okzipitallappen* aufgefunden. Die Aufdeckung der entsprechenden Gesichtsfelddefekte wird aber bei den meisten Kranken durch ihren psychischen Zustand unmöglich gemacht werden. Für die Diagnose sind diese Auswirkungen des Krankheitsprozesses ja auch ohne Bedeutung. Ob derartige oder corticale Störungen in der Area striata zu Ausfalls- oder Reizerscheinungen führen, die zu optischen Halluzinationen ausgestaltet werden können, ist nicht sicher zu entscheiden.

Lues cerebrospinalis, Tabes und Paralyse wurzeln alle drei in der syphilitischen Infektion. Bei allen dreien sind die Spirochäten, wenn auch in verschiedener Zahl und Regelmäßigkeit, im ZNS nachgewiesen. So kann es nicht überraschen, daß die unterschiedlichen Krankheitsprozesse trotz ihrer grundsätzlichen Verschiedenheit im Einzelfalle einmal nebeneinander zur Entwicklung kommen können. Die häufige *Kombination von Tabes und Paralyse* hat uns soeben beschäftigt. Die meningealen Entzündungserscheinungen der L. cerebr. können nicht nur für sich allein durch bestimmte Lokalisation zu tabesähnlichen klinischen Bildern führen *(Pseudotabes syphilitica)*, sondern auch mit echten *tabischen* oder *paralytischen* Krankheitsvorgängen *vergesellschaftet* sein. Einige der Augensymptome wie die reflektorische Pupillenstarre und die maligne Opticusatrophie einerseits und die Neuritis oder Perineuritis interstitialis peripherica andererseits sind durchaus geeignet, zur klinischen Unterscheidung der einzelnen Krankheitskomponenten beizutragen; doch werden immer noch einzelne Fälle übrigbleiben, in denen allein dem klinischen Erscheinungsbilde nach eine Entscheidung nicht mit voller Sicherheit gefällt werden kann. Hier tritt dann die serologische und Liquordiagnostik in ihre Rechte.

Weitere Anhaltspunkte für die Differenzierung der verschiedenen Erkrankungsarten in Zweifelsfällen gibt die Erfahrungstatsache, daß die Mehrzahl der Erkrankungen an *L. cerebr.* bereits in das *erste Jahr nach der Infektion* mit Syphilis fällt, während bei der *Tabes* und *Paralyse* die große Masse der Fälle erst *6—11 Jahre post infectionem* klinisch zur Entwicklung kommt. In beiden Krankheitsgruppen ist das aber eben nur eine relative Häufigkeitsverteilung und nicht eine feste Regel. Als letztes Adjuvans ist schließlich der *Erfolg oder Mißerfolg von Behandlungsmaßnahmen* mit heranzuziehen, auf den schon verschiedentlich hingewiesen wurde: Die spezifisch antisyphilitische Therapie mit Salvarsan, Hg und Bi wirkt auf die Erscheinungen der L. cerebrospin., die Malariabehandlung auf die Paralyse; die tabischen Symptome trotzen der einen wie der anderen.

8. Kapitel

Erkrankungen vorwiegend der weißen Substanz

Neben den luischen Erkrankungen des ZNS ist die **multiple Sklerose** (m. S.) die häufigste Nervenkrankheit; auch wenn man die Fälle nicht mitrechnet, in denen unklare und mehrdeutige neurologische Zustandsbilder aus Verlegenheit mit dieser Diagnose belegt werden. Die Ätiologie der multiplen Sklerose ist noch unbekannt. Vieles spricht für die wesentliche Mitwirkung exogener Momente, vielleicht einer Infektion. Allerdings wird die Krankheit nicht durch einen mikroskopisch sichtbaren Erreger hervorgerufen. Wiederholt ist dem anscheinend geglückten Nachweis eines spezifischen Erregers eine Enttäuschung gefolgt. Die meisten Anhänger hat gegenwärtig wohl die Annahme, daß der Erreger der Krankheit ein *ultravisibles Virus* ist. Keinesfalls dürfen aber neben dieser immerhin noch nicht schlüssig bewiesenen Annahme die *endogenen, konstitutionellen* Momente vernachlässigt werden, die lange von namhaften Forschern für das allein Maßgebende gehalten sind und ohne Zweifel in der Pathogenese des Einzelfalles eine entscheidend mitbestimmende Rolle spielen. Das gilt um so mehr, wenn man in Betracht zieht, daß nach den neueren Erkenntnissen der Allergielehre die weitgehend konstitutionell bedingte Beantwortung des wie immer gearteten ursächlichen Reizes für das Krankheitsgeschehen von kaum geringerer Bedeutung ist als der bekannte oder vermutete Erreger einer Krankheit.

Wie bei der Tabes sind auch bei der m. S. Augensymptome ganz besonders häufig *Frühsymptome* oder überhaupt die ersten bemerkten und nachweisbaren Zeichen der Erkrankung, die den anderen Manifestationen sehr lange vorausgehen, ja, von ihnen durch ein jahrelanges Intervall scheinbarer Gesundheit getrennt sein können.

Das gilt besonders für die *Opticusaffektionen* und hat sogar zu der allerdings noch wenig gestützten Hypothese Veranlassung gegeben, daß die Infektion auf dem Wege über die Nase und ihre Nebenhöhlen von diesen auf den im Canalis opticus nur durch eine dünne, von Blut- und Lymphgefäßen durchsetzte Knochenlamelle von der Nebenhöhlenschleimhaut getrennten Opticus vordringe und von hier aus ins ZNS weiterschreite. Bei der histologischen Untersuchung des ZNS m. S.-Kranker findet man fast ausnahmslos *Entmarkungen* im Bereiche der vorderen Sehbahn, besonders der *Optici* und des *Chiasma*. Es scheint demnach eine seltene Ausnahme zu sein, daß der Opticus bzw. das Chiasma nicht in den Krankheitsprozeß mit einbezogen wird. In dieser Regelmäßigkeit wird die Opticusaffektion zwar nicht klinisch nachweisbar, doch deckt eine systematische Untersuchung großer Beobachtungsreihen auch *ophthalmoskopisch sichtbare Veränderungen am Sehnervenkopf* in einem hohen Hundertsatz auf. Daß die zahlenmäßigen Angaben hierüber in ziemlich weiten Grenzen schwanken, liegt daran, daß die Entscheidung darüber, ob eine temporale Blässe der Papille noch innerhalb der Variationsbreite der physiologischen Farbverschiedenheiten der Sehnervenscheibe liegt oder bereits als pathologisch zu bezeichnen ist, dem subjektiven Ermessen einen großen Spielraum läßt. Man muß andererseits bedenken, daß ein flüchtiger Schub einer Neuritis retrobulbaris nicht unbedingt eine sicher sichtbare Papillenveränderung im Gefolge zu haben braucht. Daß in etwa $^2/_3$ der Krankheitsfälle der Opticus zu irgendeinem Zeitpunkte des Leidens klinisch nachweisbar erkrankt ist, darf man mit großer Sicherheit behaupten. Bei entsprechend verfeinerter Funktionsprüfung wird sich diese Verhältniszahl eher zu niedrig als zu hoch erweisen.

Wir hatten bereits bei der ausführlichen Besprechung des klinischen Verlaufes des Sehnervenleidens (s. S. 5) gesagt, daß bei dem gewöhnlichen chronisch-schubweisen Verlaufe der m. S. die *N. retrob.* mit relativ schnell vorübergehendem Zentral- oder Parazentralskotom im akuten Schub und späterer *temporaler Abblassung* der Papille die geläufigste Form der Sehnervenbeteiligung ist. In rund der Hälfte dieser Fälle geht die N. retrob. als erstes Krankheitszeichen den übrigen Symptomen *voraus*. Selbst auf ein neurologisches Gesamtmaterial bezogen, in dem also auch Fälle enthalten sind, die klinisch niemals Sehstörungen oder Augenhintergrundsveränderungen aufweisen, ergibt sich, daß *in ungefähr $^1/_3$ der Fälle die Sehnervenerkrankung überhaupt das erste Krankheitssymptom ist.*

Zwischen dem initialen Schub der retrobulbären Neuritis und dem nächsten Schub des Leidens liegen manchmal *Pausen* von 3, 5, 10 und mehr Jahren. Bei manchen Kranken beginnt dann auch der zweite Schub wieder mit einer Sehstörung am gleichen oder am anderen Auge. Noch viel längere Zeiträume bis zu mehreren Jahrzehnten können zwischen der ersten Opticusaffektion und der Ausbildung von Störungen der Sensibilität und Motilität durch in jahrelangen Abständen wiederholte leichte *Sehstörungen* oder Anfälle von *Doppeltsehen überbrückt* werden.

Das Vorausgehen der Sehnervenaffektionen vor den übrigen neurologischen Zeichen ist also relativ am häufigsten. In vielleicht $^1/_3$ der Fälle treten beide Arten von Symptomen ziemlich *gleichzeitig* auf, und nur in knapp $^1/_5$ werden die Opticusherde erst *nach* dem Auftreten von sensiblen und motorischen Ausfallserscheinungen klinisch nachweisbar.

Ein Unterschied in der Verlaufsart oder symptomatologischen Vielseitigkeit der Krankheitsfälle mit und ohne manifeste Sehnervenerkrankung, wie er bei der Tabes erwähnt wurde, ist bei der m. S. nicht vorhanden. Das Auftreten oder Fehlen von OA hat deshalb keinerlei prognostische Bedeutung. Hinsichtlich der Prognose der Sehstörungen selbst sei wiederholt, daß mit der Häufigkeit der Rückfälle die Gefahr bleibender Funktionseinbußen verschiedenen Grades zwar zunimmt, hochgradige Dauerdefekte und Erblindung aber seltene Ereignisse sind.

Histologisch wurden außer dem *Opticus* sowohl im *Chiasma* (Abb. 20) und in den *Tractus* wie in der *hinteren Sehbahn (Sehstrahlung)* Entmarkungsherde recht oft gefunden. Klinisch werden entsprechende Gesichtsfeldausfälle jedoch selten nachweisbar. Das liegt wohl daran, daß die Funktionsstörungen infolge dieser Herde geringfügig sind und schnell vorübergehen und daß die Skotome wegen ihrer Kleinheit und exzentrischen Lage vom Kranken gar nicht bemerkt werden und nur zufällig oder bei einer eigens darauf gerichteten Untersuchung ihm zum Bewußtsein kommen.

Unter den ***Brückensymptomen*** zwischen einem ersten Anfall von N. retrob. und dem eigentlichen Ausbruch der Erkrankung wurde schon das Auftreten von vorübergehendem Doppeltsehen genannt. Diesen *flüchtigen Augenmuskellähmungen* kommt gelegentlich die gleiche *prämonitorische* Bedeutung zu wie den als Frühsymptom auftretenden Sehstörungen. Sie können allein die okularen Vorboten des Leidens darstellen.

Auch die *AM-Lähmungen*, die nach unverkennbarer Ausprägung des Krankheitsbildes auftreten, haben oft diesen *passageren* Charakter; doch kommen länger andauernde und selbst bleibende Lähmungen ebenfalls vor. Waren es bei der L. cerebr. und der Tabes die partiellen Oculomotoriuslähmungen, die an Häufigkeit überwogen, so ist bei der m. S. der *Abduzens* der am häufigsten paretische Muskel. Gar nicht selten, wiederum sehr im Gegensatz zur Tabes, kommen sogar *beidseitige Abduzenslähmungen* vor. Es folgt in der Anfälligkeit der *Oculomotorius* und wieder an letzter Stelle der *Trochlearis*.

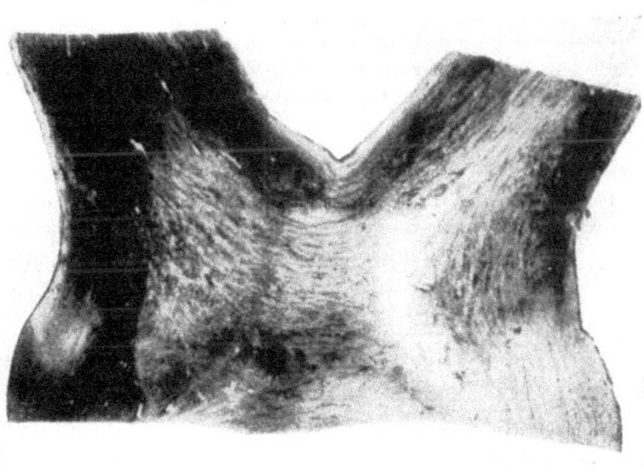

Abb. 20. Chiasma bei multipler Sklerose, ausgedehnter Markscheidenschwund in den Optici, dem Chiasma selbst und den Tractus. (Nach Marchesani)

Von den übrigen Hirnnervenlähmungen, die das Auge in Mitleidenschaft ziehen, ist die des *Fazialis* zu nennen, gelegentlich in charakteristischer Kombination mit gleichseitiger Abduzenslähmung.

Außerdem sind die AM-Lähmungen oft mit Ausfallserscheinungen im Bereiche der Pyramidenbahnen vergesellschaftet. Bei der Multiplität der Krankheitsherde kommt der lokalisatorischen Bedeutung dieser Symptomgruppierungen ein minderer diagnostischer Wert zu als bei isoliert herdförmigen Läsionen.

Der Eigenart des Krankheitsprozesses, d. h. seiner bevorzugten und weit überwiegenden Lokalisation in der weißen Substanz entsprechend sind die *AM-Lähmungen* so gut wie ausschließlich *faszikularer* oder *supranuklearer* Genese. Supranukleare Augenbewegungsstörungen betreffen nun aber infolge der Eigentümlichkeiten der corticalen Innervation der Augenbewegungen niemals einzelne Augenmuskeln, sondern treten als *Blicklähmungen* in Erscheinung, die im allgemeinen nicht von Doppelbildern begleitet sind (s. S. 65). In der Tat sind solche Blickparesen im Verlaufe einer m. S. fast ebenso häufig wie Lähmungen einzelner Muskeln, wobei man noch bedenken muß, daß geringere Grade konjugierter Blickparesen eben wegen des Fehlens von Doppeltsehen der Feststellung leicht entgehen oder der infolge der Schwäche und abnormen Ermüdbarkeit bei extremer Seitenblickwendung auftretenden *blickparetischen* Zuckungen wegen einfach als *Nystagmus* diagnostiziert werden. Gewöhnlich handelt es sich um *horizontale Blicklähmungen*, doch sind auch *vertikale Blicklähmung*, *Konvergenz-* und *Divergenzparese* bei Einzelfällen beschrieben. Die seltenen internuklearen Lähmungen sind gerade bei m. S. studiert, z. B. die Lähmung des M. rect. med. nur als Seitenwender bei erhaltenem Konvergenzvermögen.

Im Gebiete der *Brücke* und des verlängerten Markes finden sich oft zahlreiche Plaques bei der m.S. Auf sie ist oft auch ein Symptom zurückzuführen, das in den klassischen Schilderungen der Krankheit neben dem Intentionswackeln und der skandierenden Sprache in erster Reihe genannt wurde, der *Nystagmus*. Nun sind alle drei Glieder der *Charcotschen Trias* entweder ausgesprochene Spätsymptome oder doch Bestandteile des vollausgeprägten Krankheitsbildes. Dadurch wird ihr diagnostischer Wert eingeschränkt, denn gerade bei der m. S. muß uns an einer möglichst frühzeitigen Diagnose liegen, und für diese sind andere Augenzeichen, besonders die Sehnervenerkrankungen von ungleich größerer Wichtigkeit. Immerhin ist in der Gesamtsymptomatologie der m. S. der *Nystagmus* auch heute noch ein nicht unwichtiges Zeichen und differentialdiagnostisch gelegentlich deshalb von Wert, weil bei anderen Nervenkrankheiten, die in unentwickeltem Stadium zur Verwechslung Anlaß geben könnten, z. B. bei der Tabes, Ny. praktisch nicht vorkommt. Rechnet man alle Fälle mit, in denen bei starker Seitenwendung *nystagmusartige Zuckungen* auftreten, so wird man das Augenzittern in rund $^2/_3$ der Fälle früher oder später feststellen können. Beschränkt man sich auf die Fälle mit *Spontannystagmus* schon bei Geradeausblick, so findet man das Symptom in wenig mehr als $^1/_{10}$ der Beobachtungen. Auf die Pathogenese des Nystagmus wurde bereits eingegangen (s. S. 66). Für den Ny bei der m. S. kommt sowohl eine supra- wie internukleare sowie eine zentral-vestibulare Entstehungsursache in Frage. Im ersten Falle wäre das Augenzittern als blickparetischer Ny zu bezeichnen. Der *spontane Dauernystagmus* ist wohl nur durch *Herde im Vestibulariskerngebiet* oder seiner näheren Umgebung zu erklären.

Pupillenstörungen werden durch die disseminierte Herdsklerose direkt *nicht* hervorgerufen. Im Gegenteil habe ich die Beobachtung früherer Untersucher immer wieder bestätigt gefunden, daß die Pupillenbewegungen bei m. S.-Kranken oft *auffallend lebhaft*, prompt und ausgiebig erfolgen. Man könnte an eine Abschwächung hemmender Impulse durch den Krankheitsprozeß denken, doch steht eine wirkliche Erklärung dieses Verhaltens noch aus. Bei hochgradiger Sehstörung im akuten Schube einer N. retrob. kann es natürlich zur Ausbildung einer amblyopischen Pupillenreaktion kommen.

Wir haben uns bisher nur mit der häufigeren chronisch-schubweisen Verlaufsart der m. S. und ihren Augensymptomen beschäftigt. Daneben gibt es die seltenere *akute Form* des Leidens. Die pathologisch-histologischen Verschiedenheiten beider Krankheiten haben zu manchen Kontroversen im neurologischen Schrifttum geführt, die wir hier nicht zu berücksichtigen brauchen. Klinisch handelt es sich jedenfalls tatsächlich um eine zeitliche Zusammendrängung des Krankheitsgeschehens, ja unter Umständen dramatische Akuität und Schwere des Verlaufes. Die Augenzeichen sind nicht grundsätzlich von denen der chron. m. S. verschieden.

Das Auftreten von *Augenmuskellähmungen* erfolgt *klinisch* immer *plötzlich*, nämlich erst in dem Augenblick, wo der Fusionszwang nicht mehr ausreicht, die beginnende Ungleichheit in der Wirkung der einzelnen Muskeln auszugleichen und deshalb plötzlich der Zerfall der optischen Wahrnehmung in Doppelbilder eintritt. Auch kann man von einer besonderen ,,Schwere" der AM-Lähmungen nicht sprechen; sie können vollständig oder unvollständig, zahlreich oder vereinzelt sein, dauernd oder vorübergehend, nicht aber schwer oder leicht. Insofern kann hinsichtlich der Augenbewegungsstörungen ein Unterschied bei der chronischen und akuten Verlaufsform der m. S. kaum bestehen. Anders bei den Opticusaffektionen. Die Sehnervenbeteiligung ist auch bei der akuten m. S. nicht obligatorisch, aber doch sehr häufig. Sie kann, wie bei der chronischen, als retrobulbäre Neuritis *ohne* zunächst sichtbare ophthalmoskopische Veränderungen auftreten, dann allerdings schon häufig mit erheblicher *Sehstörung*, großem Zentralskotom und amblyopischer Pupillenreaktion. Verhältnismäßig oft jedoch werden die heftigen Entzündungserscheinungen in Form einer *Neuritis intraocularis* mit verwaschen begrenzter und geschwollener Papille an einem oder beiden Augen mit dem Augenspiegel sichtbar. Die *Sehstörung* bei diesen Fällen pflegt *erheblich* zu sein; ein- oder beidseitige vorübergehende Erblindung mit amaurotischer Pupillenstarre ist keine Seltenheit. Da der akute intrakraniale Prozeß eine *Hirndrucksteigerung* hervorrufen kann, wird gelegentlich das Bild einer *Stauungspapille* vorkommen oder wenigstens durch die kombinierte Wirkung von Entzündung und Hirndrucksteigerung eine stauungspapillenartig prominente Neuritis intraocularis.

Von den akuten Verlaufsformen der m. S. klinisch nicht abzugrenzen ist die **Encephalomyelitis disseminata.** Dieses Krankheitsbild hat sowohl infolge seiner zahlenmäßigen Zunahme in den letzten drei Jahrzehnten, wie besonders durch die immer wieder beobachtete örtliche und zeitliche Häufung der Krankheitsfälle zu endemieartigen Gruppenerkrankungen die Aufmerksamkeit der Nerven- und Augenärzte auf sich gezogen; der Ophthalmologen besonders deshalb, weil innerhalb der Erkrankungsgruppen Fälle vorkommen, die so gut wie *monosymptomatisch* unter dem Bilde einer *Neuritis optica acuta* verlaufen und nur wegen ihrer Gleichzeitigkeit mit symptomenreicheren Krankheitsfällen oder auf Grund unauffälliger neurologischer Zeichen, wie etwa Fehlen einzelner Bauchdeckenreflexe, richtig gedeutet werden können. Eine Symptomkombination, die ich gegen den Widerspruch mancher Neurologen nur als einen Sonderfall des Em. d., und nicht als besondere Krankheit ansprechen möchte, ist so charakteristisch, daß sie einen eigenen Namen bekommen hat, die *Neuromyelitis optica: Neuritis intraocularis*, seltener *retrobulbaris* mit schwerer bis schwerster *Sehstörung* an einem Auge oder an beiden Augen gleichzeitig oder bald nacheinander und *akute Entwicklung einer Myelitis* bis zu kompletter Querschnittsunterbrechung mit Paraplegie der Beine, Sphinkterenlähmung und Dekubitus oder auch höherliegender Querschnittsläsion. Die *Sehnervenaffektion* geht in der Regel den myelitischen Erscheinungen um einige Tage oder Wochen *voraus*, kann aber auch *gleichzeitig* einsetzen und *später* zur bereits entwickelten Myelitis hinzutreten. Grundsätzlich unterscheidet sich ein solches Krankheitsgeschehen nicht von zahlreichen Einzelfällen, in denen die Diagnose Em. d. oder m. S. gestellt wird, und schließlich ist ja die multiple Sklerose auch nichts anderes als eine Hirn- und Rückenmarksentzündung, also eine Enzephalomyelitis.

Die *akute m. S.* verläuft in einer großen Anzahl von Fällen *tödlich.* Wird das akute Stadium überstanden, so schließt sich ein chronischer Verlauf früher oder später an, nachdem die Symptome des akuten Schubes sich weitgehend zurückgebildet haben bzw. verschwunden sind. Die akute m. S. war dann eben der erste Schub des Leidens. Auch die *Em. d.* hat eine hohe Mortalität. Wird aber bei ihr die akute Erkrankung überlebt, so tritt klinische *Dauerheilung* ein; allerdings oft *mit Defekten* von seiten der Augen, z.B. temporale Opticusatrophie mit bleibenden Skotomen.

Daß diese Abgrenzung der beiden Krankheitsbilder keine ganz reinliche Scheidung ist, ergibt sich schon aus der mehrfach erwähnten Tatsache, daß erster und zweiter Schub einer m. S. eine Reihe von Jahren auseinanderliegen können, man also nach Überstehen eines akuten Krankheitsstadiums nicht mit Sicherheit sagen kann, ob es sich um eine Heilung oder um eine Remission handelt. Da aber die jahrelangen unüberbrückten Intervalle bei der m. S. doch nicht gerade häufig sind und Defektheilungen bei sonstiger Symptomlosigkeit bei ihr kaum vorkommen, ist die Unterscheidung doch praktisch mit einiger Sicherheit möglich.

Von den Augenzeichen steht die *Sehnervenentzündung* bei der *Em. d. noch mehr* im Vordergrunde als bei der m. S. (Abb. 21) *Augenmuskel-* und *Blicklähmungen* sowie *Nystagmus* treten demgegenüber zurück, ohne deshalb selten zu sein. Sie können zwar in ungewöhnlichen Spielarten sogar einmal das einzige okulare Symptom sein, sind dann aber für die Diagnose nicht von großem Belang. Ebenso werden etwa vorhandene Pupillenstörungen, meist amblyopische Reaktionen infolge der Opticusaffektion, die Diagnose eher fehlleiten als stützen.

Es ist vorläufig bis zu einem gewissen Grade Geschmackssache, ob man *Neuromyelitis optica*, *Encephalomyelitis disseminata*, *akute* und *chronische multiple Sklerose* als eine zusammengehörige *Krankheitsgruppe* mit gemeinsamer Grundursache ansehen will oder sie in ebenso viele *Einzelkrankheiten* verschiedener Pathogenese aufteilen. Ein Erregernachweis ist noch bei keinem der Krankheitsbilder gelungen. Damit scheidet bisher das wesentlichste Kriterium über Identität oder Verschiedenheit aus. Spezifische Se-

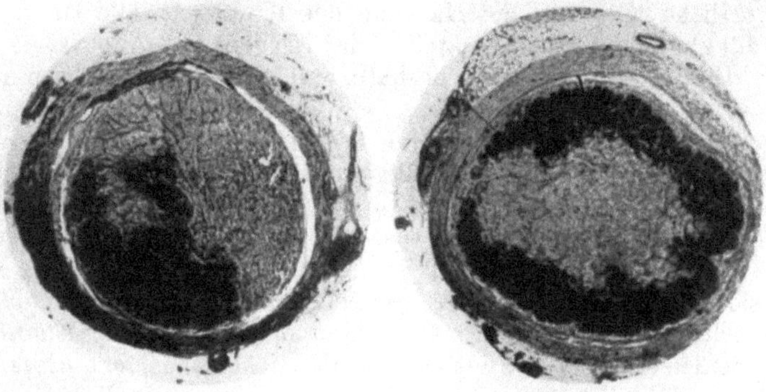

a b

Abb. 21. Neuritis optici bei Myelitis. (Nach Präparaten von F. SCHIECK, vgl. auch F. SCHIECK, Graefes Arch. 71.) Markscheidenfärbung. Man erkennt den Wechsel der Ausdehnung des degenerierten Bezirkes in verschiedenen Schnitthöhen (a und b)

rum- oder Liquorreaktionen existieren nicht. Der Ausdeutung pathologisch-histologischer Befunde sind Grenzen gesetzt. Sie geht bei diesen Erkrankungen auch unter erfahrenen Neurohistologen manchmal diametral auseinander. So sind wir in erster Linie auf die *klinische* Betrachtungsweise angewiesen. Nach ihr möchte ich persönlich annehmen, daß alle die verschiedenen Krankheitsbilder durch die *gleichen* oder *nahe verwandte Virusarten* verursacht werden und daß es anlagemäßig bedingte *konstitutionelle* und *zeitliche* Verschiedenheiten der *individuellen Reaktion auf den Infekt* sind, die über *Verlaufsart* und *Krankheitstyp* entscheiden; etwa in der Weise, daß lebhafte Abwehrvorgänge von seiten des Kranken einerseits zur Vernichtung der Erreger, also zur Heilung führen, andererseits aber hochgradig das Leben gefährden, weil sie sich in ihrer ganzen Heftigkeit am ZNS abspielen, schwächere Abwehr zwar das Leben weniger gefährdet, dafür aber auch die Erreger nicht vernichtet, sondern nur eine Zeitlang ihre Wirksamkeit verhindert, so daß ein chronisch rezidivierendes Siechtum die Folge ist. Diesen Anschauungen wird allerdings von neurologischer Seite lebhaft widersprochen.

Zwei der m. S. ebenfalls nahestehende, in einzelnen Fällen sogar direkt als ungewöhnliche Erscheinungsformen dieses Leidens zu betrachtende Krankheiten sind die diffuse und die konzentrische Sklerose. Bei der **diffusen Sklerose** *(Encephalitis periaxialis diffusa, Schildersche Krankheit)* nimmt der Entmarkungsprozeß ausgedehnte Bezirke des Marklagers, ja ganze Hemisphären unter Schonung der Rinde ein. Bei der **konzentrischen Sklerose** *(Hallervorden-Spatz)* sind die kugelschalenförmig ineinandergeschachtelten

Entmarkungszonen durch gleichgeformte markhaltige Bezirke getrennt, so daß im Durchschnitt achatartige Bilder entstehen, wie man denn auch die Entstehung dieser Bildungen ähnlich zu erklären versucht hat wie die Liesegangschen Ringe, die als Produkte rhythmischer Fällungen zur Erklärung der Achatgenese herangezogen sind.

Die *Augensymptome* der beiden Erkrankungen, Blick- und Augenmuskellähmungen, Nystagmus, Sehnervenbeteiligung, sind grundsätzlich die gleichen wie bei der eigentlichen m. S., nur scheint es bei der *diffusen* Sklerose verhältnismäßig häufiger zu *stauungspapillenähnlichen* Hintergrundsbildern zu kommen.

Außer diesen gibt es nun noch eine Gruppe symptomatologisch weniger einheitlicher *Gehirnentzündungen*, die *im Verlaufe von* bekannten anderweitigen *Infektionskrankheiten* oder im Anschluß an diese auftreten. Man bezeichnet sie deshalb als **para- oder postinfektiöse Enzephalitiden.** Sie sind beobachtet im Zusammenhang mit *Influenza* und *Fleckfieber* sowie mit den Kinderkrankheiten *Keuchhusten*, *Scharlach*, *Masern*, *Windpocken* und *Mumps* sowie schließlich im Anschluß an *Vakzination* und *Revakzination*. Schon die Tatsache, daß es sich um Infektionskrankheiten handelt, deren Erreger z. T. bekannt und sicher voneinander verschieden, teils unbekannt und wahrscheinlich von Viruscharakter sind, macht es wahrscheinlich, daß *kein einheitliches Krankheitsgeschehen* vorliegt. Wohl ist in einzelnen Fällen eine *symptomatische Enzephalitis* durch Ansiedlung der Erreger der Grundkrankheit in der Hirnsubstanz bzw. deren ernährendem Gefäß-Bindegewebsapparat anzunehmen, doch ist der pathogenetische Zusammenhang zwischen Grund- und Hirnkrankheit wohl meist komplizierter, ohne daß die verschiedenen Möglichkeiten, die man erwägen kann und erwogen hat, hier ausführlicher erörtert werden könnten. Die Hirnherde, teilweise vasculärer Genese, sind meist multipel, doch treten auch größere herdförmige Läsionen unter dem Bilde von Blutungen und Erweichungen auf.

Die *Augensymptomatologie* dieser post- und parainfektiösen Gehirnentzündungen ist im ganzen uncharakteristisch und mehr zufällig durch die jeweilige Lokalisation des enzephalitischen Herdes bedingt. *Neuritis optici*, *Stp.* und *OA* von seiten des Opticus, *Augenmuskel-* und *Blicklähmungen* von seiten des Bewegungsapparates werden beobachtet und anscheinend verhältnismäßig häufiger als bei den übrigen Enzephalitiden Ausfallserscheinungen von seiten der *Sehbahn* in Gestalt homonymer Hemianopsien.

Ziemlich oft ist über *isolierte Neuritiden* nach *Flecktyphus* und *Mumps*, als Seltenheit auch nach *Tollwutschutzimpfung* berichtet. Wahrscheinlich handelt es sich hier um ein den symptomreicheren Enzephalitiden analoges Geschehen, denn, wie schon gesagt wurde, müßte eine Sehnervenentzündung nach dem Gewebsbau des Opticus, streng-genommen, bereits als Enzephalitis bezeichnet werden.

9. Kapitel

Erkrankungen vorwiegend der grauen Substanz

Das klinische Bild der **Encephalitis epidemica** (E. epid.) sive **lethargica** *(v. Economo)* droht in Vergessenheit zu geraten. Seit dem Anfang der zwanziger Jahre sind nur noch ganz vereinzelt hier und da sporadische Fälle des Leidens zur Beobachtung gekommen, die infolge ihrer Isoliertheit manchmal erst an den Folge- bzw. Spätzuständen richtig erkannt wurden. Trotzdem wäre es falsch, wenn wir uns in Sicherheit wiegen wollten in der Annahme, daß die Krankheit sich in den Ausläufern der großen Epidemien der letzten Jahre des ersten Weltkrieges und einiger Nachkriegsjahre endgültig erschöpft habe und eine Wiederholung einer derartigen Katastrophe unwahrscheinlich sei. Die mächtigen Epidemiewellen, die damals nacheinander Europa, dann die Vereinigten Staaten und später, und unter etwas anders ablaufenden Erscheinungen, Japan überschwemmten, waren keineswegs etwas bis dahin noch nie dagewesenes Neues. Schon aus früheren Jahrhunderten haben wir Berichte über allem Anschein nach analoge Krankheiten, die ebenfalls in epidemischer Häufung auftraten; so über eine *Tübinger Schlafkrankheit* aus dem Jahre 1712 und eine „*Nona*" genannte Erkrankung, die in den neunziger Jahren des vorigen Jahrhunderts in Wien und Umgebung auftrat und ihren eigentümlichen Namen gerade von ihrer Wiederkehr nach 9 Jahren haben soll.

Die uns näher liegenden Epidemien begannen nach einzelnen sporadischen Einzelfällen in den vorhergehenden Jahren ziemlich gleichzeitig in Österreich und Frankreich im Winter 1916/17. Anfang 1918 folgten größere Erkrankungswellen in England und Frankreich sowie im Herbst 1918 und Winter 1918/19 in Deutschland. Mit einem gewaltigen Erkrankungsschub im Winter 1919/20 überschwemmte dann die Enzephalitisepidemie außer den genannten Ländern die Schweiz, Italien und Rußland sowie Amerika, um in den folgenden Jahren ziemlich schnell abzuebben.

Wir erinnern uns, daß in den gleichen Jahren die Grippe, scheinbar von Westeuropa ausgehend („spanische Grippe") einen ganz ähnlichen Weg über den Kontinent machte, wie ja auch für die E. epid. anfangs die Bezeichnung Gehirngrippe sehr verbreitet war. Und doch sind die Beziehungen beider Erkrankungen zueinander noch wenig geklärt. Keinesfalls handelt es sich bei der E. epid. um eine symptomatische oder parainfektiöse Influenza- oder Grippeenzephalitis, wie wir sie schon kennenlernten, sondern um ein selbständiges Krankheitsbild.

Ein *Erreger* ist auch bei der E. epid. noch *nicht* nachgewiesen. Da andererseits die *infektiöse Ätiologie* des Leidens *außer Zweifel* steht, sehen wir uns wiederum darauf angewiesen, ein *ultravisibles Virus* für das Krankheitsgeschehen verantwortlich zu machen.

Wir unterscheiden ein *akutes* und ein *chronisches* Stadium der Krankheit, und bei dem akuten Stadium wieder zwei Hauptverlaufsformen: *die somnolent-ophthalmoplegische*, deren wesentliche Merkmale bereits im Namen ausgedrückt sind, und die *hyperkinetische* mit psychomotorischer Unruhe, Muskelzuckungen und choreatischen Bewegungen. Die zweite Form geht nicht selten nach einiger Zeit in die erste über.

Zwischen hochfieberhaften schweren Krankheitszuständen und afebrilen ambulanten Verlaufsarten kommen alle Abstufungen im akuten Stadium vor, ohne daß ein milder Verlauf dieser Krankheitsphase sicher vor dem Ausgang in chronisches Siechtum schützte oder ein heftiger Krankheitsbeginn es notwendig im Gefolge hätte. Die Mortalität ist bei voll ausgeprägtem Krankheitsbild hoch. Sie betrug dann mehr als $^1/_3$ der Fälle. Aber auch wenn man den Gesamtdurchschnitt nimmt, starben etwa 15% der Erkrankten.

Das *akute Stadium* der E. epid. geht bei ausgesprochenem Krankheitsbild leider nur in einem geringen Hundertsatz in *Dauerheilung* über (10—15%). In mehr als der Hälfte der Fälle erfolgt nur *Heilung mit Defekt* oder aus der akuten entwickelt sich die *chronische* Form, die endlich in den *postenzephalitischen Parkinsonismus* ausmündet. Der Übergang kann kontinuierlich erfolgen oder unter Zwischenschaltung eines längeren oder kürzeren Intervalls, das mit unbestimmten Allgemeinbeschwerden ausgefüllt zu sein pflegt.

Als *Parkinsonismus* oder *akinetisch-hypertonischen Symptomenkomplex* kennzeichnet man einen Zustand allgemeiner Muskelrigidität mit starker Hemmung der willkürlichen Bewegungen, häufig begleitet von einem gröber- oder feinschlägigen Dauertremor. Dieses Zustandsbild war an sich unter der Bezeichnung *amyostatischer Symptomenkomplex* schon früher bekannt als Ausdruck erblich oder arteriosklerotisch degenerativer Hirnveränderungen wie bei *Wilsonscher Krankheit, Pseudosklerose* und *Paralysis agitans* (s. S. 128). Die *Tonuserhöhung der Muskulatur* bei Parkinsonismus unterscheidet sich von der spastischen Hypertonie, wie sie etwa nach einer Apoplexie auftritt, dadurch, daß anstatt des federnden Widerstandes, der bei der letzteren nur bei schnellen passiven Bewegungen auftritt, beim Parkinson ein gleichmäßiger zäher Widerstand bei jeder Art passiver Bewegung fühlbar wird. Dabei sind die Bewegungen in voller Exkursionsfähigkeit, aber nur hochgradig verlangsamt und mit vermehrter Anstrengung aktiv ausführbar.

Der mühsame kleinschrittige Gang wird manchmal unterbrochen durch kurzdauernde Enthemmungen oder zwangsmäßige Bewegungsstöße in Gestalt von *Pro-* und *Retropulsionen.* Die Akinesie der mimischen Muskulatur gibt dem Gesicht den Ausdruck maskenhafter Starre. Auch die Sprache ist hochgradig gestört, während Intelligenz, geistige Fähigkeiten und gemütliche Empfindsamkeit unter der erstarrten Oberfläche weitgehend erhalten bleiben können. Neben den muskulären Symptomen gehen eine Anzahl *vegetativer* Störungen einher, von denen hier nur der vermehrte Speichelfluß und die gesteigerte Sekretion der Talgdrüsen („Salbengesicht") genannt seien.

Wie es Abortivformen des akuten Stadiums gibt, so braucht auch der Parkinsonismus nicht immer in der geschilderten Weise voll ausgeprägt zu sein. Es kommen vielmehr alle Übergänge bis zu fast unauffälligen formes frustes vor, bei denen nur eine gewisse Bewegungs- oder Sprachverlangsamung, Armut der Mimik, vermehrter Speichelfluß oder eine etwas fettigere Gesichtshaut an die überstandene Enzephalitis erinnern.

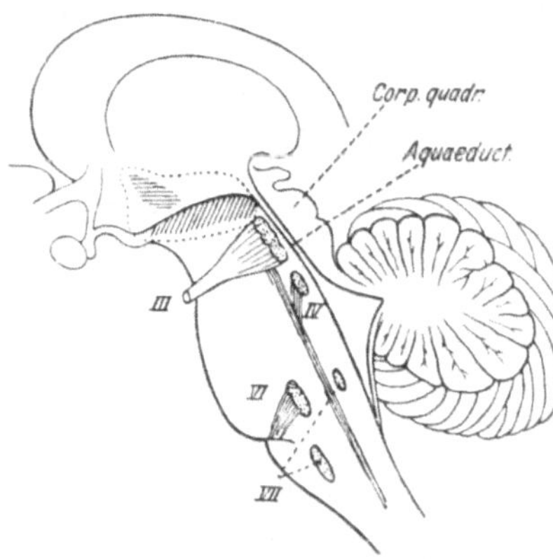

Abb. 22. Lage des Schlafsteuerzentrums (nach v. ECONOMO) im Verhältnis zu den Augenmuskelkernen. (Kombiniert aus zwei Abbildungen von v. ECONOMO und M. BARTELS.) Senkrecht schraffiert: Gegend, deren Erkrankung Schlaf erzeugt; waagrecht schraffiert: Gegend, deren Erkrankung Schlaflosigkeit hervorruft. Durch die punktierte Linie ist der Übergang vom Zwischen- zum Mittelhirn gekennzeichnet

Von der *pathologischen Anatomie* der E. epid. interessiert uns in diesem Zusammenhange nur die Lokalisation der Entzündungsherde innerhalb des ZNS. Es finden sich zwei Prädilektionszonen. Die eine ist das *zentrale Höhlengrau* und die *Umgebung des III. Ventrikels und des Aquäduktes;* die andere umfaßt den ventralen Teil des *Thalamus*, den *Hypothalamus*, *Linsenkern* und *Substantia nigra.* Ziemlich zahlreiche Herde finden sich noch am Boden des IV. Ventrikels, weniger zahlreiche im Brückengebiet. Aus dieser Lokalisation ergibt sich, daß die Auswirkungen der Infektion sich in der Hauptsache an der grauen Substanz des Gehirns abspielen, ohne allerdings auf diese beschränkt zu sein.

Nach dem, was wir über die Lage der Augenmuskelkerne und Blickzentren wissen, läßt sich aus der Verteilung der Herde bereits bis zu einem gewissen Grade ablesen, welche *Bewegungsstörungen der Augen* wir bei der E. epid. am ehesten zu erwarten haben; nämlich *Oculomotoriusparesen* und Störungen der *vertikalen* und *disjungierten Blickbewegungen*, weniger häufig Abduzensparesen und seitliche Blickstörungen — eine Voraussage, die mit den klinischen Erfahrungen übereinstimmt. Außerdem findet auch die *Somnolenz* des akuten Stadiums ihre Erklärung darin, daß das zentrale Höhlengrau des III. Ventrikels, der wahrscheinliche Sitz des *Schlafsteuerzentrums*, einem der von den enzephalitischen Herden bevorzugten Gebiete angehört (Abb. 22).

Die *Augenmuskellähmungen des akuten Stadiums* der E. epid. gehören zu den *ersten* Symptomen der Erkrankung. Sie sind *flüchtig* und *wechselnd*, verschwinden zeitweise und kehren dann in gleicher oder veränderter Form wieder. Eine genaue Analyse der Verteilung der Störung auf die einzelnen Muskeln wird oft durch die bestehende Somnolenz erschwert werden, doch tritt ohne weiteres hervor, daß der *Oculomotorius* der am regelmäßigsten beteiligte Nerv ist. Die Parese betrifft meist einzelne Muskeln eines oder beider Augen, springt auch wohl von einem auf den anderen Muskel über. *Ptosis* ist auch außerhalb der somnolenten Phasen häufig. In Einzelfällen kommen multiple Lähmungen bis zu völliger *Ophthalmoplegie* vor. *Abduzens* und *Trochlearis* sind seltener isoliert betroffen. Ob tatsächlich der Trochlearis so selten gelähmt ist, wie es dem Schrifttum nach scheinen möchte, ist bei der bekannten Schwierigkeit der Diagnose von Bewegungsstörungen dieses Muskels wohl zweifelhaft. Der Ausbreitung der Herde nach müßte sein Kerngebiet eigentlich häufiger gefährdet sein als das des Abduzens.

Von den *supranuklearen Blickparesen* überwiegen die *vertikalen* und *disjungierten* über die seitlichen aus den angeführten Gründen, die vertikalen auf die Herde im Vierhügelgebiet, die seitlichen auf die spärlicheren in der Brücke zu beziehen. Ganz ausnahmsweise ist eine *Aufhebung sämtlicher supranuklearer Blickbewegungen* bei erhaltener reflektorischer Auslösbarkeit beschrieben.

Am häufigsten von allen Blickparesen und bei ihrer sonstigen Seltenheit für die E. epid. am meisten charakteristisch ist die *Konvergenzlähmung*. Sie weist noch insofern eine Besonderheit auf, als es bei Nahblick nur selten zum Auftreten von Doppelbildern kommt, weil offenbar automatisch das Bild des einen Auges dabei exkludiert wird (wie beim Begleitschielen). Die *Divergenzparese* ist demgegenüber ein seltenes Ereignis, ihre Diagnose auch durch manche Fehlerquellen erschwert.

Der *Nystagmus*, der in etwa $^1/_3$ der Fälle zeitweise beobachtet ist, dürfte meist als *blickparetischer* Ny. zu deuten sein. Er kann horizontal, vertikal und diagonal schlagen. Bei der hyperkinetischen Verlaufsform der E. epid. können eigentümliche Zuckungsanfälle der Augen auftreten, die als *Schüttelnystagmus* bezeichnet werden.

Wie die AM-Paresen sind auch die Störungen der Blickbewegungen oft durch Flüchtigkeit und raschen Wechsel gekennzeichnet. Beide können gelegentlich das einzige Symptom einer ambulant verlaufenden E. epid. sein.

Häufig ist bei der E. epid. die *innere Augenmuskulatur* beteiligt. Von seiten der *Pupillen*, deren Störungen in den verschiedenen Epidemien an Zahl stark gewechselt haben, finden wir abnorme Enge, abnorme Weite, Anisokorie und Abweichungen des Bewegungsspieles. Die *Miosis* ist im akuten Stadium meist als Reizmiosis infolge einer direkten Einwirkung von nahegelegenen Entzündungsherden auf das Sphinkterkerngebiet aufzufassen, die *Mydriasis*, die meist mit Beweglichkeitsstörungen einhergeht, als Ausfallserscheinung infolge nuklearer oder faszikularer Herde. Deshalb fallen auch die meisten Reaktionsstörungen der Pupillen bei E. epid. ins Gebiet der *unvollständigen absoluten Starre* oder *Trägheit*. Verhältnismäßig häufig gemeldet wurde in den Nachkriegsepidemien das seltene Zustandsbild der *isolierten Konvergenzstarre*. Von einer solchen darf man allerdings strenggenommen nur sprechen, wenn eine Konvergenzbewegung in normalem Ausmaß ausführbar ist (also keine Konvergenzlähmung besteht) und man die akkommodative Refraktionszunahme objektiv, etwa mittels Skiaskopie, nachweisen kann, denn nur unter diesen Voraussetzungen ist man sicher, daß tatsächlich ein supranuklearer Naheinstellungsimpuls erfolgt ist. Trotzdem ist wohl nicht zu bezweifeln, daß die ungewöhnliche Bewegungsstörung bei E. epid. vorkommt. Es ist ja auch nicht weiter überraschend, wenn von den zahlreichen Herden im Aquädukt- und Vierhügelgebiet einmal einer die Bahnen für die Naheinstellungsverengerung der Pupillen isoliert unterbräche, ebenso wie in seltenen Einzelfällen offenbar auch eine *reflek-*

torische Starre mit Miosis zustande kommen kann, die den strengen, oben mitgeteilten Kriterien standhält. Der pathognostische Wert dieses Zeichens für die Tabesdiagnose wird dadurch kaum, außerhalb der Epidemiezeiten praktisch überhaupt nicht beeinträchtigt. Die *reflektorische Starre mit Mydriasis* und normaler oder leicht herabgesetzter KR ist häufiger zu erwarten.

Ganz besonders oft werden *Akkommodationsstörungen* beobachtet, von geringer Parese bis zu völliger Lähmung.

Erscheinungen von seiten der *Optici* gehören zu den selteneren Symptomen der E. epid. Immerhin kommt eine direkte Ansiedlung von Entzündungsherden im Opticus vor, die das Bild einer *Neuritis retrobulbaris* oder auch intraocularis hervorrufen können. Andererseits finden sich außerhalb der geschilderten Prädilektionsstellen die Entzündungsherde auch an der Hirnoberfläche, wo sie meningeale Reizerscheinungen und Störungen der Liquorzirkulation mit der Folge einer *Hirndrucksteigerung* erzeugen können. Dann treten unter Umständen an der Papille Stauungserscheinungen zutage, die sich bis zum Befunde einer ausgesprochenen *Stauungspapille* steigern können. Diese Hirndrucksymptome zeichnen sich ebenfalls durch ihre Flüchtigkeit aus, und es wird eine seltene Ausnahme sein, daß die Abgrenzung einer solchen Enzephalitis von einem Hirntumor ernsthafte differentialdiagnostische Schwierigkeiten macht.

Die *Sehbahn* ist der gewöhnlichen Herdverteilung nach in der Nähe des Thalamus am meisten gefährdet; doch sind darauf zurückzuführende *hemianopische Gesichtsfeldausfälle* klinisch nur in vereinzelten Fällen nachweisbar geworden. Auch die *Sehrinde* kann erkranken, so daß es zu corticalen homonymhemianopischen Skotomen oder vorübergehender corticaler Erblindung kommt. In diesen Fällen finden sich dann für gewöhnlich auch noch anderweitige Hinweise auf Rindenschädigungen wie Hemiplegien, Hemianästhesien, Aphasien.

Die Augensymptome überdauern das akute Stadium in verschiedener Häufigkeit, sind aber auch im *chronischen Stadium*, im ganzen genommen, recht zahlreich. Zur Veranschaulichung der Verteilung auf die verschiedenen Arten von Störungen sei eine tabellarische Zusammenstellung aus einer größeren Beobachtungsreihe hierhergesetzt, die auch den Erfahrungen anderer Untersucher im großen und ganzen entspricht.

Tabelle 1

Rest- und Spätsymptome von seiten der Augen nach *Cords* und *Blank*

Unter 50 nachuntersuchten Enzephalitikern fanden sich 44 positive Fälle (= 80%).
Davon hatten:

33 Konvergenzlähmung	7 myostatische Starre der Augen
24 träge Pupillenreaktionen	7 Miosis
23 Anisokorie	4 absolute Pupillenstarre
13 Akkommodationslähmung	4 Ptosis
12 Lähmung äußerer Augenmuskeln	0 reflektorische Starre

Das bei weitem häufigste Spät- oder Restsymptom ist demnach die *Konvergenzlähmung*. Ihr gegenüber treten die bleibenden oder langdauernden Augenmuskellähmungen stark und die anderweitigen Blicklähmungen völlig zurück. Am ehesten kommen noch *vertikale Blickstörungen* vor.

Pupillenanomalien bleiben in mehr als der Hälfte der Fälle zurück, und zwar überwiegend weniger charakteristische Abweichungen wie *Anisokorie* oder *Pupillenträgheit*. Eine echte miotische reflektorische Pupillenstarre dürfte zu den größten Seltenheiten gehören.

Endlich ist von den inneren Augenmuskeln die *Akkommodation* recht oft herabgesetzt oder gelähmt. Die Störung ist besonders hartnäckig. Bei ihrer Diagnose darf man nicht vergessen, daß eine Akkommodationsparese durch *Atropin*medikation, wie sie bei chronischer E. epid. angewendet wird, verursacht sein kann.

Als bisher noch nicht erwähntes Augensymptom finden wir in der tabellarischen Zusammenstellung die *myostatische Starre der Augenmuskulatur*. Sie ist eine Teilerscheinung der generalisierten Myostase, die ausnahmsweise auch einmal das erste, schon im akuten Stadium auftretende Zeichen sein kann. Die unbewegte Starre, mit der die Augen scheinbar blicklos geradeaus gerichtet sind, verstärkt den Eindruck statuenhafter Leblosigkeit, der durch das fehlende Minenspiel hervorgerufen wird. Keinerlei spontane Blick- oder reflektorische Einstellbewegungen beleben die maskenhaften Züge, und bei den an sich in meist voller Ausgiebigkeit ausführbaren *Führungsbewegungen* folgt der Blick nur mühsam und ruckweise (*„saccadiert“*) dem in der Bewegung verfolgten Objekt. Die reflektorische Ansprechbarkeit auf labyrinthäre Erregungen und die von der Haut und Muskulatur des Halses ausgehenden Reize (Stellreflexe) ist erhalten, doch fehlt die nystagmische Rückbeförderung der Bulbi, und die Augen bleiben seitengewendet stehen.

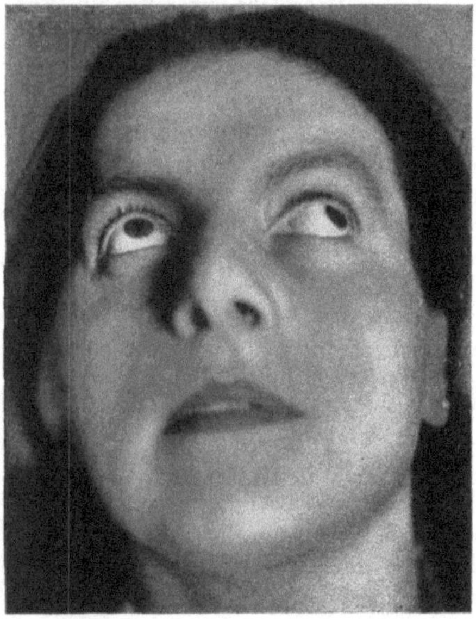

Abb. 23. Blickkrampf (Schauanfall) bei postenzephalitischem Parkinsonismus

Starre und Kontraktur des Levator palpebrae führen manchmal zu *Klaffen der Lidspalte (Dalrymplesches Zeichen)* und *Zurückbleiben des Oberlides bei Blick nach unten (Graefesches Zeichen)*. Da infolge der allgemeinen Bewegungshemmung auch der *Lidschlag* minutenlang fehlen kann und uns die *Konvergenzparese* bereits als eine der häufigsten Begleiterscheinungen bekannt ist, finden wir sämtliche Augenzeichen der *Basedowschen Erkrankung* hier bei der E. epid. als *Folge zentralnervöser Herde* wieder. Vegetative Symptome, wie ein durch gesteigerte Befeuchtung der Bindehaut bewirktes *Glanzauge*, können die Ähnlichkeit noch frappierender gestalten.

Mit der Ausbildung aller dieser Zeichen ist das Leiden nun schon in seinen im wesentlichen stationären *Endzustand* übergegangen, den *postenzephalitischen Parkinsonismus*. Trotz der Schwere der Allgemeinerscheinungen ist das Leben der Kranken durch den enzephalitischen Prozeß als solchen jetzt kaum mehr bedroht, und sie vermögen noch jahrzehntelang das Dasein zu fristen.

Zu den eigentümlichsten Erscheinungen des Parkinson-Stadiums gehören die *Hyperkinesen*, Zwangsbewegungen, die, auf ein umschriebenes Muskelgebiet beschränkt, anfallsweise die allgemeine Erstarrung durchbrechen. Sie treten als *Würge-* und *Gähnkrämpfe* u.ä. in Erscheinung, vor allem aber im Bereiche der Muskulatur der Augen und ihrer Umgebung als *Blickkrämpfe* oder *Schauanfälle* (Abb. 23), und wieder seltener *Lidschluß-* und *Blinzelkrämpfe*.

Das klinische Bild der *Blickkrämpfe* wurde bereits geschildert (s. S. 67). Ihrem Auftreten gehen manchmal unbestimmte Sensationen allgemeiner Art, Kopfschmerzen, ängstliche oder unlustige Verstimmung, Hemmung des Gedankenablaufs und ähnliches voraus; doch fehlt für gewöhnlich eine solche Aura, und der Krampf überfällt den Kranken völlig überraschend. Die einzelnen Anfälle sind durch individuell verschieden lange Intervalle von Tagen oder Wochen voneinander getrennt, doch werden diese Pausen mit der Fortentwicklung des Leidens immer kürzer. Auch die Dauer der Krämpfe ist unterschiedlich; sie kann Minuten, aber auch Stunden betragen. Während dieser Zeit sind willkürliche Augenbewegungen in anderer Richtung – wenn überhaupt – nur für kurze Zeit möglich. Das Bewußtsein geht im unkomplizierten Schauanfall nicht verloren, doch bewegen sich oft die Gedanken, wie schon der ganze Vorgang durch das Empfinden eines subjektiven Zwanges zu der abnormen Blickbewegung eingeleitet wird, *zwanghaft* in einer bestimmten, engbegrenzten Richtung. An *vegetativen Begleiterscheinungen* ist zunächst eine Zunahme des allgemeinen Rigors außerhalb der krampfenden Muskelgruppen zu nennen; weiter Betonung etwa vorhandener Pupillenstörungen (Änderung der Weite und Beweglichkeit) und in Einzelfällen vermehrte Speichel-, Schweiß-, Talg- und Tränensekretion. Mit der Lösung des Krampfes fallen die Patienten für gewöhnlich in Schlaf.

Alle diese Erscheinungen weisen auf ein herdbedingtes Geschehen im Bereiche der Umgebung des Aquäduktes (Augenmuskelkerne und vertikales Blickzentrum) des III. Ventrikels (Schlafsteuerzentrum) und Hypothalamus (vegetative Zentren); also den Gegenden, in denen wir anatomisch die ausgedehntesten enzephalitischen Veränderungen finden. Der Mechanismus der Auslösung der Hyperkinesen, bei dem der Wegfall von Hemmungen, für welche man das ja auch meist miterkrankte Striatum in Anspruch genommen hat, ebenso von Bedeutung zu sein scheint wie die Beziehungen zu physiologischen rhythmischen Funktionen (Schlaf), ist im einzelnen noch nicht geklärt.

Für das Auftreten der Blickkrämpfe ist eine volle Ausgeprägtheit des allgemeinen Parkinsonismus nicht Voraussetzung, wenn auch die Regel. Sie können als Frühsymptom der Entwicklung einer deutlichen myostatischen Starre der übrigen Muskulatur vorausgehen, doch pflegt diese dann bald nachzufolgen. Der Abstand vom akuten Krankheitsstadium umfaßt meist mehrere Jahre. Ausnahmsweise kann das Auftreten von Schauanfällen überhaupt das erste klinisch konstatierte Symptom einer E. epid. sein, deren jahrelang zurückliegendes akutes Stadium so leicht verlief, daß der Kranke deswegen nicht einmal einen Arzt aufsuchte.

Therapeutisch ist auf die Schauanfälle *Atropin* wirksam wie bei den anderen Allgemeinsymptomen des Parkinsonismus.

Eine andere fieberhaft infektiöse Nervenkrankheit, deren Entzündungsherde die graue Substanz des ZNS bevorzugen, ist die **Poliomyelitis anterior,** die *spinale Kinderlähmung*, deren Vorkommen aber auch bei Erwachsenen nichts Ungewöhnliches ist. Wie die Enzephalitis epidemica hat auch die Poliomyelitis – schon aus dem 19. Jahrhundert als *epidemische* Erkrankung bekannt – zu Anfang des 20. Jahrhunderts in bedrohlichen Epidemien die nördlichen Teile des europäischen und amerikanischen Kontinents heimgesucht; und wenn auch Erkrankungswellen dieses Ausmaßes sich bisher nicht wiederholt haben, so wird doch die Weltöffentlichkeit auch jetzt noch immer einmal wieder durch das Auftreten größerer Gruppenerkrankungen und Endemien beunruhigt.

Bliebe die Krankheit ihrem Namen entsprechend auf die grauen Vorderhörner des Rückenmarkes beschränkt, so wären Augensymptome bei ihr nicht zu erwarten. Mit dem Charakter der Epidemien wechselnd findet sich jedoch neben der spinalen auch eine *bulbäre* und *pontine* Form des Leidens, ja auch in der Großhirnrinde können sich Krankheitsherde ansiedeln. Man spricht dann von *Polioenzephalitis.*

Je näher die Lokalisation der poliomyelitischen Herde dem Großhirn kommt, desto eher treten Augensymptome in Erscheinung.

Wenn Entzündungsvorgänge im oberen Halsmark das *Zentrum ciliospinale* schädigen, kommt es zu *Miosis* oder auch zum vollausgeprägten *Hornerschen Symptomenkomplex* mit Ptosis und Enophthalmos.

Von der quergestreiften Lidmuskulatur ist relativ häufig der Orbicularis oculi infolge *Fazialisparese* funktionsunfähig (Lagophthalmos).

Bei den *Augenmuskellähmungen* überwiegen im Gegensatz zur E. epid. die *Abduzenslähmungen* die des Oculomotorius. Die *Oculomotoriusparesen* sind häufiger *partiell* als total, und nur recht selten entwickeln sich umfangreichere *Ophthalmoplegien* unter Einschluß des Trochlearis.

Störungen in der Weite und Beweglichkeit der *Pupillen* bei Pm. sind entweder Teilerscheinungen eines Horner-Syndroms oder einer Oculomotoriuslähmung. *Isolierte Pupillenstörungen* scheinen *nicht* vorzukommen, wieder ein bemerkenswerter Gegensatz zur E. epid.

Vereinzelt beobachtete Beteiligung des *Opticus* in Form einer Neuritis dürfte auf eine begleitende Meningitis als Ursache zurückzuführen sein. Sie gehört nicht eigentlich zum Krankheitsbilde.

Im ganzen spielen die Augensymptome bei der Poliomyelitis diagnostisch eine untergeordnete Rolle. Prognostisch ist ihr Vorhandensein deshalb ungünstig, weil sie eine Lokalisation des Krankheitsprozesses in Hirngebieten anzeigen, in denen leicht lebenbedrohende Komplikationen verursacht werden können.

Gelegentlich verläuft die Poliomyelitis unter dem Bilde einer *aufsteigenden Lähmung* in der Weise, daß zuerst eine Parese der unteren Extremitäten eintritt, die dann auf höhere Segmente übergreifend die oberen Extremitäten einbezieht und schließlich unter Bulbärerscheinungen zum Tode führt oder sich in umgekehrter Reihenfolge zurückbildet. Diese „*akut aufsteigende Spinalparalyse*" ist auch als eigenes Krankheitsbild beschrieben *(Landrysche Paralyse)*. Sie kann sich auch als Ausdruck einer *Polyneuritis* entwickeln. Bei Erkrankungen dieses Typs ist der *Abduzens* derjenige Augenbewegungsnerv, dessen Kerngebiet zuerst gefährdet wird. Seine Lähmung ist deshalb am häufigsten. Seltener werden Trochlearis und Oculomotorius erreicht.

10. Kapitel

Hirnverletzungen, Abszeß, Meningitis

Die Augensymptome bei **Hirntraumen** gehören nur so weit zu unserem Thema, als es sich um *neurologische Auswirkungen der Hirnschädigung* handelt. Die Verletzungen der Bulbi selbst, der Orbita und auch des Opticus in seinem orbitalen Teil, die so häufig besonders die frontobasalen Hirnverletzungen begleiten, bleiben hier außer Betracht. Mehrere dieser Symptome haben wir bereits kennengelernt. Bei *geschlossenen Hirnverletzungen*, also Gewalteinwirkungen ohne Eröffnung der Schädelkapsel, ist eines der wichtigsten die *gleichseitige Mydriasis* und evtl. Beweglichkeitsstörung der Pupille bei *epiduralem Hämatom* (s. S. 57). Ebenfalls zunächst nur ein Pupillenzeichen, die *amaurotische Starre* oder amblyopische Reaktion der Pupille, finden wir bei Durchtrennung oder Quetschung des *Opticus* bei *Schädelgrundbrüchen*, deren Bruchlinie durch den knöchernen Canalis opticus geht. Später bildet sich in diesen Fällen eine mit dem Augenspiegel sichtbare Abblassung der Sehnervenscheibe, die traumatische einfache *Opticusatrophie*, aus.

Je häufiger man in die Lage kommt, den Augenhintergrund *bald nach einem stumpfen Hirntrauma* zu untersuchen, desto öfter bekommt man leichte oder auch stärkere *Verwaschenheit der Papillengrenzen* zu Gesicht, die bereits in den nächsten Tagen wieder verschwunden ist. Offenbar handelt es sich dabei um den Ausdruck einer *vorübergehenden Hirndrucksteigerung*, sei es auf Grund einer Liquorvermehrung oder einer passageren Hirnschwellung zirkulatorischer Ätiologie. Zu stärkeren Schwellungserscheinungen an der Papille und selbst einer wirklichen *Stauungspapille* kommt es bei geschlossenen Hirnverletzungen allerdings wohl nur, wenn bei einem Basisbruch eine größere epidurale oder basale *Blutung* eintritt. Im letzteren Falle findet sich bei tödlichem Ausgang nicht so selten eine pralle Füllung der Sehnervenscheiden mit Blut, ohne daß andererseits ein solches *Opticusscheidenhämatom* notwendig zu stärkeren sichtbaren Papillenveränderungen führen müßte (Abb. 24).

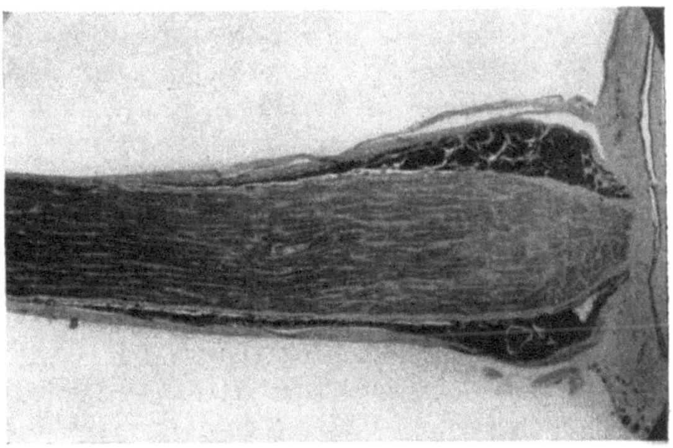

Abb. 24. Opticusscheidenhämatom bei basaler Hirnblutung

Der Prototyp der durchbohrenden Hirnverletzung sind die *Schußverletzungen des Schädels*, über die die derzeitige Ärztegeneration ja nur allzu große Erfahrungen hat sammeln können.

Es kann nicht unsere Aufgabe sein, alle Möglichkeiten aufzuzählen, wie eine frische Schußverletzung an der Konvexität oder Basis des Hirns Beweglichkeit und Funktion der Augen in Mitleidenschaft ziehen kann. Sie sind aus den Kenntnissen über Anatomie und Physiologie jederzeit abzuleiten. Lokalisatorisch sind Herdsymptome in diesen Fällen eigentlich nur dann von Wichtigkeit, wenn sie in Widerspruch zur Lage des Einschusses und Richtung des Schußkanals stehen, wie es etwa bei einer Richtungsände-

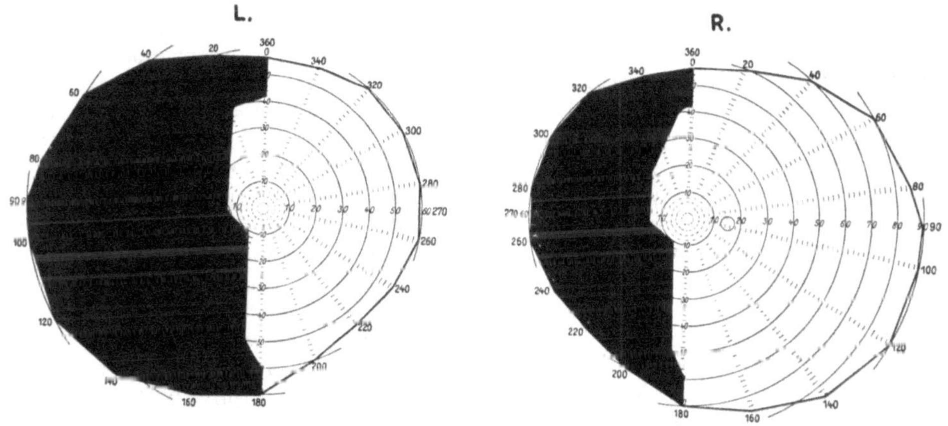

Abb. 25. Unvollständige homonyme Hemianopsie nach links nach Schußverletzung am Hinterhaupt; zunächst komplette HA, später Wiederherstellung eines Teiles der blinden GF-Hälfte

rung des Schußkanals innerhalb der Schädelkapsel der Fall sein kann, wenn das Projektil an der Schädelinnenfläche abprallt (innerer Prellschuß). Andere Augenzeichen wie *Gleichseitenabweichungen* und *Nystagmus*, können vorübergehende zirkulatorisch bedingte *Fernwirkungen* sein und u. U. geradezu irreführen. Auch die herdbedingten Symptome sind infolge von *Schockwirkungen* und *reflektorischen Gefäßkrämpfen* anfangs oft wesentlich ausgedehnter, als der tatsächlichen Zerstörung entspricht. Das gilt z.B. in hohem Maße für die *Sehstörungen bei Hinterhauptsverletzungen* (Abb. 13 u. 25). Gar nicht selten sind diese Verwundeten, die übrigens auffallend oft das Bewußtsein gar nicht oder nur für kurze Zeit verlieren, zunächst vollkommen *blind* (bei erhaltenem LR der Pupillen), und erst im Verlauf mehrerer Tage stellt sich das Gesichtsfeld wieder her, soweit es nicht durch teilweise Zerstörung der Sehrinde auf die Dauer defekt ist. Eine weitere Eigentümlichkeit *traumatischer, corticaler Hemianopsien* scheint zu sein, daß in der ersten Zeit die *Pupillenreaktion* bei Prüfung mit schwachen Lichtreizen im Sinne einer *leichten hemianopischen Herabsetzung* gestört ist, doch lassen sich hier nach Lage der Dinge unkontrollierbare Fernwirkungen nicht mit voller Sicherheit ausschließen.

Von ungewöhnlichen *Gesichtsfelddefekten* wird eine *Hemianopsia superior oder inferior*, durch *Querschüsse am Hinterhaupt* mit Schädigung der *Unterlippe* oder *Oberlippe* der Calcarina beider Seiten noch verhältnismäßig am häufigsten verwirklicht.

Wichtiger als etwa vorhandene Lokalsymptome sind im frischen Zustande einer Hirnverletzung die *Warnzeichen allgemeiner Art*, die an den *Pupillen* und am *Augenhintergrunde* sichtbar werden.

Die **Pupille** ist das empfindlichste Ausdrucksorgan vegetativer Störungen. So sind denn auch bei Hirnverletzten Änderungen in ihrer Weite und ihrem Bewegungsspiel oft der erste Hinweis darauf, daß eine *Schädigung anderer lebenswichtigerer vegetativer Zentren im Hirnstamm* droht, ehe noch Störungen der Atmung, der Schweißsekretion, der Vasomotorik oder der Wärmeregulation merkbar werden. Außer der Tatsache einer drohenden Allgemeinschädigung können aus dem Pupillenverhalten allerdings keine speziellen diagnostischen Schlüsse gezogen werden oder doch nur insoweit, als *Miosis* eine *Reizung*, *Mydriasis* eine *Lähmung* des Pupillenzentrums im Hirnstamm anzeigt; doch genügt das Alarmsignal einer Pupillenstörung überhaupt, um die Aufmerksamkeit auf die möglichen Hauptgefahren, die Kreislauferschöpfung und den Hirndruck, zu lenken und entsprechende Behandlungsmaßnahmen einzuleiten. *Der Wichtigkeit der Pupillenbeurteilung wegen sollte man es bei frischen Hirnverletzungen grundsätzlich vermeiden, zum Zwecke einer genauen Augenhintergrundsuntersuchung eine künstliche Mydriasis medikamentös zu erzeugen.* Erstens ist eine Besichtigung der Papille, auf die es beim Augenspiegeln am meisten ankommt, fast immer auch bei unbeeinflußter Pupille möglich, und zweitens steht die Bedeutung der Aufschlüsse, die uns die Hintergrundsuntersuchung verschaffen kann, meist zurück hinter denen, die das Erhaltenbleiben der Beurteilbarkeit des Pupillenverhaltens zu geben vermag.

Trotzdem ist eine **Augenhintergrundsuntersuchung** schon im Frühstadium einer Hirnverletzung stets anzustreben, um nach Anzeichen einer *Hirndrucksteigerung* zu fahnden. Die Verhältnisse für die Auswirkung eines erhöhten Schädelinnendruckes sind allerdings bei durchbohrenden Schädelverletzungen besonders kompliziert. Sie können sich ganz verschieden gestalten, je nachdem, ob es sich um *Impressions-* (Steck-) *Schüsse* oder *Durchschüsse* handelt, ob die *Knochenlücke offen* oder durch Knochentrümmer und andere Gewebe *verlegt* ist, ob größere *Hirnzertrümmerungen* und *Gefäßzerreißungen* stattgefunden haben oder *nicht*. Und doch lassen sich einige Regeln aufstellen, die für die Behandlung recht wichtig werden können. Zunächst ist festzustellen, daß — wie bei anderen hirndrucksteigernden Krankheitsvorgängen — der Befund einer *Stauungs-*

papille zwar das *Vorliegen von Hirndruck* anzeigt, ihr *Fehlen* ihn aber *nicht ausschließt;* mithin nur der positive Befund eine entscheidende diagnostische Bedeutung hat. *Vorübergehende Schwellungserscheinungen an der Papille,* wie sie bereits bei den geschlossenen Kopfverletzungen erwähnt wurden, scheinen auch bei durchbohrenden Verletzungen in den ersten 24 Stunden nicht selten zu sein, sind praktisch aber von minderer Bedeutung. Dagegen ist es von großer Tragweite, wenn wir *binnen der ersten 24* bis *48 Stunden nach der Verwundung* eine *fortschreitende* und *erhebliche Prominenzgrade erreichende* (3, 4, 6, auch 8 D) *Stauungspapille* sich entwickeln sehen. Sie ist als Ausdruck einer *akuten Hirndrucksteigerung* der sichere Hinweis darauf, daß entweder eine größere *Blutung* andauert oder daß besonders ausgedehnte *Hirnzertrümmerungen* stattgefunden haben. Da gegen die erste dieser beiden Möglichkeiten u. U. lebensrettende chirurgische Eingriffe möglich sind, liegt die praktische Bedeutung einer Augenspiegeluntersuchung auf der Hand.

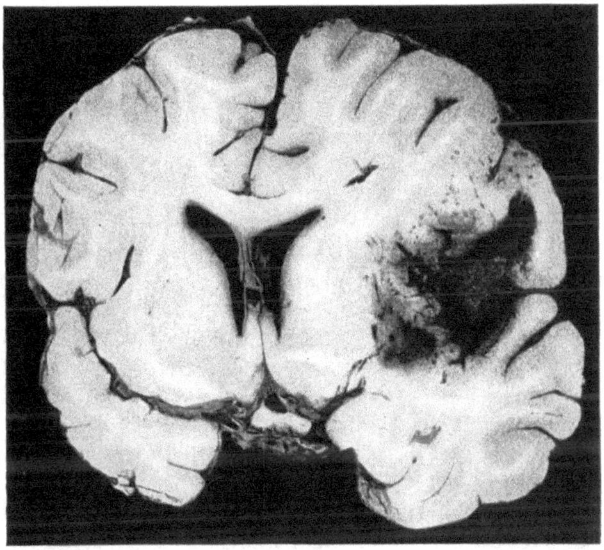

Abb. 26. Hirnschwellung und „Massenverschiebung" bei Steckschuß der linken Hemisphäre. Frühstauungspapille von r. 3, li. 2 Dioptr. Tod am 3. Tage. [Vgl. Graefes Arch. 146, 553 (1943)]

Wesentlich anders zu bewerten sind *Schwellungserscheinungen an der Papille,* wenn sie gegen *Ende der ersten, Anfang der zweiten Woche* nach der Verletzung auftreten. In dieser Zeit spielen sich als Reaktion auf das das Hirngewebe zerstörende Trauma physikalisch-chemische sowie blut- und liquorzirkulatorisch bedingte Vorgänge ab, die eine Steigerung des Schädelinnendruckes herbeiführen (Abb. 26). Man bezeichnet dieses Stadium als **aseptische Hirndruckphase,** weil die Infektion, die strenggenommen natürlich bei jeder durchbohrenden Schuß-, und noch mehr bei entsprechenden Industrieverletzungen, als gegeben angesehen werden muß, in dieser Zeit noch nicht entscheidend mitwirkt. So *kann* eine Stp. zwischen dem 5. und 14. Tage zwar bereits Ausdruck einer der gleich zu besprechenden *Komplikationen* sein, ebensogut aber auch die *Folge von Reaktionserscheinungen,* die man bis zu einem gewissen Grade als physiologische Vorgänge bezeichnen kann.

Die aseptische Hirndruckphase klingt in der zweiten bis dritten Woche ab, und mit ihr muß eine durch sie bedingte Papillenschwellung zurückgehen. *Bleibt die Stp. länger bestehen, so ist eine Komplikation eingetreten:* ein *Abszeß* bzw. *eine Hirnphlegmone* oder eine *Meningitis* (Abb. 27).

Erfahrungsgemäß dauert es eine bestimmte Zeit (10—12 Tage), ehe eine Infektion in der Hirnsubstanz angeht. Schließt sich die Entwicklung einer Eiterung kontinuierlich an die primären Verwundungsfolgen an, so spricht man von einem **Frühabszeß;** liegt zwischen beiden Ereignissen eine längere symptomfreie Pause, während deren die äußere

Wunde schon verheilt ist, von einem *Spätabszeß*. Dabei handelt es sich nicht eigentlich um grundsätzlich verschiedene Vorgänge, denn auch beim Spätabszeß haben wir meist eine Folgeerscheinung der bei der Verwundung erfolgten Keimeinschleppung vor uns. Ein Frühabszeß kann relativ spät auftreten und ein Spätabszeß relativ früh. Unterscheidend ist das *ununterbrochen* fortlaufende Krankheitsgeschehen im einen, das klinisch stumme *Intervall*, das Monate und Jahre dauern kann, im anderen Falle. Das gleiche gilt von einem die Abszeßbildung etwa begleitenden Hirndruck und seiner okularen Ausdrucksform, der *Stauungspapille*. Beim *Frühabszeß bleibt* eine schon in der „aseptischen" Hirndruckphase entstandene Papillenschwellung *bestehen* oder nimmt zu; beim **Spätabszeß** ist der Augenhintergrund, wenn überhaupt schon eine Papillenschwellung im Anfang bestanden hatte, inzwischen wieder *normal* geworden und sie entwickelt sich als ein *neues* – oft das erste nachweisbare – Zeichen einer gefährlichen Spätfolge. Übrigens ist die Stp. bei Hirnabszeß ein zwar wichtiges, aber *keineswegs regelmäßiges* Zeichen. Der Abszeß, besonders der Spätabszeß, ist ja mehr eine Gewebseinschmelzung als ein wachsender, raumfordernder Prozeß. Hirndruck entsteht nur, wenn der Abszeß sehr groß wird oder wenn Reaktionserscheinungen der Umgebung sich entwickeln (Hirnödem, Hirnschwellung). Daher auch die Eigentümlichkeit der Stp. bei Hirnabszeß, nach einem erfolgreich den Eiterherd entleerenden Eingriff oft erst noch zuzunehmen, um erst später zurückzugehen.

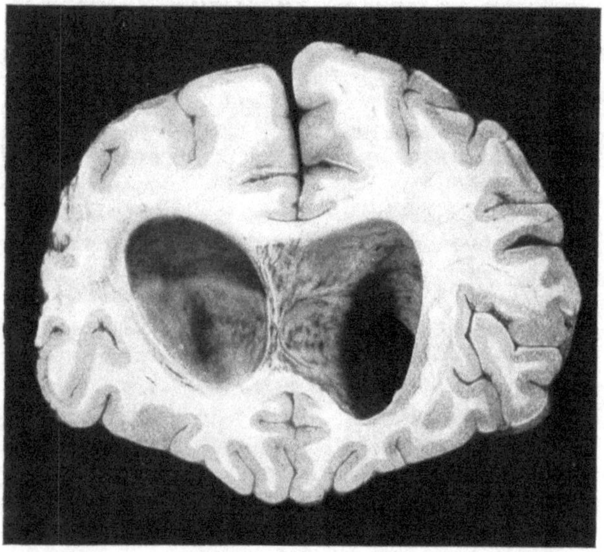

Abb. 27. Mächtige Hirnkammererweiterung durch Hydrocephalus occlusus nach Einbruch eines Abszesses (nach Schußverletzung) ins Ventrikelsystem und eitrigem Verschluß des Aquaeductus Sylvii

Unter den **nichttraumatischen Hirnabszessen** sind am häufigsten die von einer Eiterung im Kopfgebiet direkt fortgeleiteten eitrigen Enzephalitiden, und von diesen wieder die von Entzündungen des *Mittelohres* sowie in zweiter Linie der *Nasennebenhöhlen* (meist der Stirnhöhle) ausgehenden. Eine Unterscheidung von Früh- und Spätabszeß ist bei diesen fortgeleiteten Eiterungen nicht möglich, weil der Zeitpunkt des Eindringens der Entzündung ins Hirngewebe, der stets eine Arrosion der Knochenwand oder eine Durchwanderung von präformierten Knochenlücken vorausgehen muß, unserer Beobachtung entzogen ist. Die Entwicklung ist für gewöhnlich *schleichend;* und da unglücklicherweise viele otogene und von den Stirnhöhlen ausgehende Abszesse sich in Hirngebieten – Schläfen- und Stirnlappen – ausbreiten, die mit Ausnahme einer evtl. Schläfenlappenaphasie selten handfeste neurologische Symptome machen, wird oft auch bei diesen Fällen bei unklaren Allgemeinerscheinungen der Augenspiegel durch die Entdeckung einer *Stauungspapille* die Diagnose in die richtige Bahn lenken. Allerdings ist aus den angegebenen Gründen eine Stp. nur in etwas weniger als der Hälfte der Fälle zu erwarten. Am regelmäßigsten kommt sie noch bei Kleinhirnabszessen (die andere Ausbreitungsmöglichkeit der Mittelohreiterung) vor.

Zur Entwicklung okularer Lokalsymptome kommt es erst, wenn der Abszeß größere Ausdehnung gewinnt oder zu Reaktionserscheinungen der Umgebung führt. Bei *Stirnhirnabszessen* ist die Ausbeute fast gleich Null. Durch örtliche Druckschädigung des einen Opticus mit OA und Zentralskotom und Entwicklung einer Stp. am anderen Auge kann einmal ein *Foster-Kennedy-Syndrom* entstehen.

Bei *Schläfenlappenabszeß* kommt es durch Anschwellen des Temporallappens zu einer peripheren *Druckschädigung des Oculomotorius.* Als deren Folge sind gleichseitige *Ptosis* und *Pupillenstörungen* so häufig beobachtet, daß bei entsprechender Anamnese ihnen ein großes diagnostisches Gewicht beizulegen ist. *Lähmungen* anderer, vom dritten Hirnnerven versorgter *Augenmuskeln* sind demgegenüber ausgesprochen *selten;* etwas häufiger, aber diagnostisch weniger wertvoll, *Abduzensparesen.*

Durch Druck auf den gleichseitigen *Tractus opticus* entsteht gelegentlich eine *homonyme Hemianopsie* nach der Gegenseite.

Bei *Kleinhirnabszeß* ist die *Abduzenslähmung* häufiger, die *Oculomotoriusparese* seltener. Ein manchmal vorhandener *Nystagmus* ist als *Fernsymptom* zu bewerten, zumal er auch bei *Schläfenlappenabszeß* vorkommt.

Alle nichttraumatischen Abszesse anderer Lokalisation sind *metastatischen Ursprungs*, vorwiegend von Eiterungen im Lungengebiet, aber auch als Aussaat einer allgemeinen Blutinfektion. Ihre okulare Symptomatologie entspricht der herdförmiger Erkrankungen anderer Ätiologie und ist hier nicht im einzelnen zu erörtern. Auch der *Opticus selbst* kann Sitz einzelner oder multipler derartiger *Metastasen* sein. Dann wird man klinisch, falls der Allgemeinzustand des Kranken eine Funktionsprüfung erlaubt, eine Sehstörung oder Skotome im Gesichtsfeld wie bei einer Neuritis retrobulbaris feststellen. Im allgemeinen sind jedoch trotz des entzündlichen Charakters der Grundkrankheit die Sehnervenveränderungen bei Hirnabszessen, soweit sie zu Verwaschenheit der Papillengrenzen usw. führen, als *Hirndruckerscheinungen* (Stauungspapille) zu deuten und jedenfalls nur in dieser Hinsicht diagnostisch wichtig. Eine *entzündliche Sehnervenerkrankung* setzt — von den direkten Metastasen im Nervenstamm abgesehen — eine Vermittlung der Entzündung durch die *Meningen* voraus. Eine Meningitis liegt aber durchaus nicht immer vor, und selbst wenn sie vorhanden ist, wird oft noch eine gleichzeitig vorhandene Steigerung des Schädelinnendruckes das klinische Aussehen der Sehnervenerkrankung maßgebend mit beeinflussen.

Auch bei den *Meningitiden* ist die Unterteilung in *traumatische, fortgeleitete* und *metastatische* Formen durchführbar.

Zu einer **traumatischen Meningitis** können alle stumpfen, scharfen und durch Eindringen eines Fremdkörpers entstehenden Schädelverletzungen führen, wenn entweder das verletzende Instrument selbst mit Keimen beladen war oder durch die Schädelwunde eine Verbindung der Liquorräume mit keimhaltigen Gebieten geschaffen wird. Besonders gefährlich sind in dieser Beziehung die pneumatischen Räume, die Nasenhöhle und Mittelohr umgeben. Sie sind oft der Sitz chronischer, klinisch kaum erkennbarer, schleichender Entzündungsprozesse bzw. ihrer Natur nach überhaupt kaum je keimfrei wie die Nasennebenhöhlen. Daher kommen die großen Gefahren der *frontobasalen Hirnverletzungen*, die häufig die Schädelhöhle und die Nebenhöhlen gleichzeitig eröffnen.

Bei Verletzungen der *Konvexität* des Gehirnes ist eine primäre Konvexitätsmeningitis mit Fortleitung der Eiterung auf menigealem Wege zur Basis aus Gründen, die hier nicht näher zu erörtern sind, das seltenere Ereignis. Der gewöhnliche Verlauf ist vielmehr der, daß eine zunächst lokale Hirneiterung (Frühabszeß oder Phlegmone) *in das Ventrikel-*

system einbricht und von hier aus eine Infektion der basalen Liquorräume verursacht. Übrigens ist der *Ventrikeleinbruch* einer Eiterung oft ebenso wie die Hirnkammerblutung von einem wichtigen Pupillenzeichen in Gestalt einer vorübergehenden *Reizmiosis* begleitet.

Als *Ursachen* **fortgeleiteter Hirnhautentzündungen** kommen außer den bereits als Quelle von Hirnabszessen genannten Nebenhöhlen- und Mittelohreiterungen eitrige Erkrankungen in der *Augenhöhle (Orbitalabszeß* oder *-phlegmone)* in Frage. Auch Eiterungen im Gesicht (Oberlippenfurunkel!) und an anderen Stellen der Kopfhaut können auf dem Wege der Lymphbahnen oder durch Vermittlung eitriger Venenentzündungen die Meningen erreichen. Als Ausgangspunkt von Hirnabszessen sind sie von geringerer Bedeutung.

Die wichtigsten **infektiösen Meningitiden** sind die *Meningokokken-Meningitis (epidemische Genickstarre)*, die *Pneumokokken-* und die *tuberkulöse Meningitis.*

Die Augensymptome, die durch eine *Meningitis* verursacht werden können, sind auch bei ätiologisch verschiedenen Entzündungen grundsätzlich gleicher Art, so daß wir sie hier summarisch behandeln dürfen.

Eine *Konvexitätsmeningitis* macht außer etwa ihrer Mitwirkung bei der Entstehung eines *erhöhten Schädelinnendruckes* keine Augensymptome. Treten bei ihr Zeichen einer Rindenschädigung auf, von seiten der Augen also z.B. seitliche *Blicklähmung* oder cortical-hemianopische *Gesichtsfelddefekte,* so muß man bereits von einer *Meningo-Enzephalitis* sprechen.

Die Hauptveränderungen pflegen sich bei allen Meningitiden an der *Hirnbasis* abzuspielen und von hier aus evtl. auf die inneren Liquorräume zurückzuwirken, wenn nicht in umgekehrter Richtung die Basisinfektion selbst durch Einbruch eines Abszesses oder einer Phlegmone ins Hirnkammersystem entstanden ist.

Die Beteiligung des *Opticus* ist verschiedener Art, je nachdem ob die entzündlichen Erscheinungen in seiner Umgebung oder die Folgen einer Hirndrucksteigerung überwiegen. Werden die Sehnerven vor ihrer Kreuzung in der Zysterna chiasmatis von meningitischem Eiter umspült, so wird leicht die Entzündung auf die meningealen Hüllen des Opticus übergreifen und evtl. auch in die Nervensubstanz selbst eindringen. Es entsteht dann eine *Perineuritis* und *Neuritis interstitialis peripherica.* Dringt die Entzündung so weit vor, daß sie den vorderen die Zentralgefäße enthaltenden Teil des Sehnerven ergreift und bis zur Lamina cribrosa sclerae gelangt, so werden auch *ophthalmoskopisch sichtbare Anzeichen* sich einstellen wie *Rötung* der Papillen und *Verwaschenheit der Grenzen,* vermehrte Gefäßfüllung und vielleicht vereinzelte Blutaustritte. Die *Funktion* wird – falls der Allgemeinzustand ihre Prüfung gestattet – zuerst eine *konzentrische Gesichtsfeldeinschränkung* von der Peripherie her aufweisen, bei Mitschädigung des Maculopapillarbündels aber auch Störung des zentralen Sehens und *Zentralskotom.*

Handelt es sich dagegen um eine *seröse Meningitis* mit vermehrter Liquorproduktion oder verminderter -resorption oder um einen *Hydrocephalus internus (occlusus)* infolge Verlegung der Liquorabflußwege im Aquädukt oder den Foramina Monroi und Magendi durch meningitische Hindernisse, so wird es mehr die *Steigerung des Schädelinnendruckes* sein, die sich auf den Opticus auswirkt. Dann kommt es zur Ausbildung einer *Stauungspapille,* die sich von einer Tumor-Stp. in nichts zu unterscheiden braucht, wenn auch für bestimmte Sonderfälle irgendwelche Besonderheiten hie und da als charakteristisch angegeben werden, wie beispielsweise eine eigentümlich glasige Schwellung bei *Meningitis serosa.*

In praxi werden die Opticusveränderungen bei Meningitis oft *eine Kombination der Wirkung entzündlicher und Hirndruck-Erscheinungen* darstellen, wobei im allgemeinen den entzündlichen Einwirkungen die größere Bedeutung zukommen dürfte.

Einer diagnostisch u. U. irreführenden Komplikation eines Hydrocephalus internus, *des Hydrops des III. Ventrikels* mit Vorwölbung seines Rezessus opticus und bitemporaler oder binasaler Hemianopsie wurde bereits S. 39 gedacht.

Wie die Optici sind auch alle anderen Hirnnerven während ihres basalen Verlaufes dem Angriff der meningitischen Entzündung ausgesetzt. Von den Augenbewegungsnerven sind *Oculomotorius* und *Abduzens* in ziemlich gleicher Häufigkeit betroffen. Der *Abduzens* hat nicht nur einen besonders langen Verlauf an der Schädelbasis, sondern zieht u. a. auch an der Spitze der Felsenbeinpyramide vorbei durch ein Gebiet, das nicht nur häufig Ausgangspunkt diffuser otogener Meningitiden ist, sondern außerdem manchmal auch noch Sitz umschriebener, gleichfalls vom Mittelohr ausgehender Hirnhautentzündungen (*Gradenigo*scher Symptomenkomplex mit Reiz- und Ausfallserscheinungen von seiten des Oktavus bzw. Vestibularis). Der *Oculomotorius* ist wieder am meisten in der Fossa interpeduncularis gefährdet, wo sich z. B. die tuberkulöse Meningitis ebensogern lokalisiert wie die syphilitische bei der L. cerebri. Der *Trochlearis,* dorsal austretend, ist auch bei der Meningitis weniger gefährdet.

Je näher die Hirnhauteiterung der inneren Öffnung der Fissura orbitalis superior kommt, desto eher ergibt sich die Möglichkeit, daß mehrere Augennerven gleichzeitig geschädigt werden bis zur Ausbildung kompletter *Ophthalmoplegien.*

Die *Pupillenstörungen* bei Meningitis sind immer *peripheren* Ursprungs und stellen sich dementsprechend als mehr oder weniger ausgeprägte *absolute Starre* oder *Trägheit* dar.

Die anatomisch manchmal nachgewiesenen Veränderungen von *Chiasma* und *Tractus* entziehen sich infolge der Trübung des Sensoriums fast immer dem klinischen Nachweis. Strenggenommen handelt es sich in diesen Fällen auch wieder um eine Meningo-Enzephalitis, wie überhaupt ein Übergreifen der Entzündung auf die Hirnsubstanz noch eine ganze Reihe von okularen Symptomen, wie Blickparesen und Nystagmus, hervorrufen kann. Schließlich besteht noch die Möglichkeit, daß das Auge bei Schädigung anderer Hirnnerven durch die Meningitis in Mitleidenschaft gezogen wird. So ist es bei *Fazialislähmung* durch den Lagophthalmos, bei *Trigeminusunterbrechung* im Augenast durch die Anästhesie und die in beiden Fällen drohende Hornhautschädigungen gefährdet.

Die Frühdiagnose der Hirnhautentzündung gewinnt dadurch an Bedeutung, daß wir neuerdings in den Sulfonamiden, den Penicillinen und dem Streptomycin wirksame Mittel für die Bekämpfung und Heilung der Meningitiden besitzen.

Ein Befund, den erst die Neurochirurgie aufgedeckt hat, liegt der **Arachnoiditis optico-chiasmatica** zugrunde. Es handelt sich nämlich um Stränge, Schwarten und zystische Bildungen, deren eigentümliche bläulichweiße Farbe dem Operateur bei der autopsia in vivo wesentlich deutlicher zur Anschauung kommt als dem Pathologen bei der Obduktion. Das Gewebe nimmt das Gebiet der *intrakranialen Optici und der Sehnervenkreuzung* ein, und seine Stränge umschnüren und strangulieren diesen Abschnitt der vorderen Sehbahn. Als Ursache werden neben *Traumen* (Blutung?) *metastatische Entzündungen* der verschiedensten Art angegeben. Die Lues, als deren eines Prädilektionsgebiet wir die Chiasmagegend schon bei der Lues cerebri kennengelernt hatten, kommt nur selten, und dann nur als eine unter anderen entzündlichen Erkrankungen, als Ursache in Betracht. Die basale *luische Meningitis* geht aber fast immer mit *Pupillenstörungen* einher (s. S. 55), die bei der *Arachnoiditis optico-chi. fehlen,* soweit sich nicht etwa durch erhebliche Funktionsstörungen eine amblyopische Pupillenreaktion ausbildet (s. S. 51). Offenbar ist die *Ätiologie uneinheitlich* und die Arachn. opt. chi. sicher mehr ein *Symptomenkomplex* als eine Krankheit sui generis.

Seitdem die tuberkulöse Meningitis nicht mehr eine absolut tödliche Krankheit ist, sind auch bei ihr in späteren Stadien Symptomenbilder beobachtet, die einer Arachn. opt. chi. entsprechen.

Im Gegensatz zu der Entwicklung des klinischen Bildes bei anderen Chiasma-Affektionen beginnt die Funktionsstörung bei der Arachn. opt.-chi. für gewöhnlich ganz *akut* und schreitet schnell fort. Dann kann anfangs eine große Ähnlichkeit mit einer akuten Neuritis retrobulbaris bei multipler Sklerose oder Encephalomyelitis disseminata bestehen. Die Sehstörungen sind aber doch in der Regel ganz anderer Art als bei dieser.

Besonders charakteristisch ist für die Arachn. opt.-chi. das Vorkommen sonst ungewöhnlicher Gesichtsfeldbefunde, wie einer *Hemianopsia superior* und *inferior*. Zentralskotome treten in den Anfangsstadien seltener auf. Häufig sind natürlich *Chiasmasyndrome* der verschiedensten Art und Ausdehnung. So kommt – wieder eine durch andere Ursachen recht selten verwirklichte GF-Störung – die *binasale Hemianopsie* relativ oft zur Beobachtung. Die Sehstörungen zeichnen sich neben der Plötzlichkeit ihres Auftretens durch einen auffallenden *Wechsel in der Lage und Ausdehnung der Skotome* aus.

Am *Augenhintergrunde* wird bei der Arachn. opt.-chi. in frischem Zustande öfter ein *Papillenödem* sichtbar, von dem als kennzeichnend angegeben wird, daß es allmählich in die Umgebung übergeht. Alsbald wird jedoch, auch ohne daß Schwellungserscheinungen bestanden hätten, eine *atrophische Verfärbung der Papillen* erkennbar, die in dem dem GF-Defekt entsprechenden Abschnitt beginnt, mit der Zeit aber, falls keine erfolgreiche therapeutische Beeinflussung möglich ist, die ganze Papille einbezieht und als mehr oder weniger vollständige *Opticusatrophie* endet. Obligatorisch sind Augenhintergrundsveränderungen im Anfange der Erkrankung nicht, da Schwellungszustände nicht immer vorhanden sind und die OA zu ihrer Ausbildung einiger Zeit bedarf.

Die *anderweitigen Symptome* sind subjektiver und vieldeutiger Art in Gestalt von Kopfschmerzen und allgemeinen Mißempfindungen. Sie fehlen oft auch ganz, so daß der augenärztliche Befund oft entscheidend sein wird. Von den geschilderten Zeichen sind in dieser Hinsicht die symmetrischen oder annähernd symmetrischen oberen und unteren *GF-Ausfälle* von Bedeutung, während bei ausgesprochenem Chiasmasyndrom die Röntgenuntersuchung den Ausschlag geben wird. Da in Zweifelsfällen eigentlich nur *Tumoren der Hypophysengegend* differentialdiagnostisch zur Diskussion stehen, gehört jeder Verdachtsfall in die Hand des Neurochirurgen. Eine wirksame medikamentöse *Behandlung* steht (außer dem seltenen Sonderfall einer luischen A. opt.-chi.) infolge unserer mangelhaften Kenntnis der Krankheitsursachen und ihrer möglichen Vielzahl nicht zur Verfügung. Man wird sich deshalb zu dem manchem vielleicht zu heroisch erscheinenden Schritt eines hirnchirurgischen Eingriffes um so eher entschließen, als sonst die *Prognose quoad visum* recht *ungünstig* ist und das Leiden, ohne das Leben zu gefährden, oft zur *Erblindung* oder doch bleibender schwerer *Sehstörung* führt. Die Entwicklung der Neurochirurgie hat die Gefahren eines derartigen Eingriffes erheblich vermindert. Es scheint bei der chirurgischen Behandlung der Arachnoiditis optico-chiasmatica gar nicht so sehr darauf anzukommen, daß Optici und Chiasma tatsächlich von allen Schwarten und Strängen befreit werden, als darauf, daß überhaupt der Krankheitsherd auf transfrontalem Wege freigelegt wird; denn ähnlich wie bei der Peritonealtuberkulose wirkt offenbar die *Berührung mit der Außenluft* als solche schon günstig auf die Heilung des Prozesses ein. Die operative Behandlung bewirkt meist eine rasche Besserung des Visus und etwa vorhandener Schwellungszustände an der Papille. Dagegen ist die Wirkung auf die peripheren GF-Defekte weniger sicher. Aus dieser Kenntnis ergibt sich die *Wichtigkeit einer frühzeitigen* Diagnosenstellung.

11. Kapitel

Tumor cerebri

Neben der Tabes dorsalis und der multiplen Sklerose steht der *Tumor cerebri* (T. c.) an Zahl der Erkrankungsfälle an der Spitze der neurologischen Leiden. An praktischer Bedeutung ist ihm sogar die erste Stelle einzuräumen, denn im Gegensatz zu der trüben Prognose der Tabes und der m. S. ist die Hirngeschwulst bei dem heutigen Stande der Neurochirurgie in nicht wenigen Fällen eine heilbare Krankheit, *wenn sie rechtzeitig diagnostiziert wird.* Diese Tatsache vermehrt die Verantwortung des Arztes und sollte ihn veranlassen, der Frühdiagnose des Tumors seine ganz besondere Aufmerksamkeit und Sorgfalt zuzuwenden. Gerade in dieser Hinsicht kommt den Augenzeichen eine große, oft entscheidende Bedeutung zu.

Die Symptomatologie des T. c. ist, wenn man die scheinbar regellosen Möglichkeiten der Lokalisation alle in Betracht zieht, von verwirrender Vielfalt. Es gibt kaum ein neurologisches Krankheitsbild, das die Hirngeschwulst nicht nachzuahmen vermöchte, und so kommt sie fast in jedem nicht von vornherein eindeutigen Falle differentialdiagnostisch in Frage. Diese differentialdiagnostischen Schwierigkeiten können unüberwindbar werden, wenn eine andere Nervenkrankheit wie manche multiple oder die diffuse Sklerose mit einer Hirndrucksteigerung einhergeht; und die Fälle werden sich immer einmal wiederholen, in denen bei einem solchen Kranken unter falscher Voraussetzung eine Schädeltrepanation unternommen wird, die keinen anderen Nutzen haben kann, als vielleicht den einer vorübergehenden Druckentlastung. Fehlschlüsse und Fehlbehandlungen dieser Art werden bei Ausnutzung aller schon jetzt zur Verfügung stehenden physikalischen hirndiagnostischen Hilfsmittel immer seltener werden.

Dem einzigen sicheren objektiven allgemeinen Hirndrucksymptom, der *Stauungspapille,* ist ein besonderer Abschnitt gewidmet (s. S. 14). Für den Sonderfall des Hirndruckes bei Tumor ist hier einiges zu wiederholen und hinzuzufügen.

Die Voraussetzung für die Entwicklung einer Stauungspapille ist das Vorhandensein von **Hirndruck.** Um *Hirndruck* zu erzeugen, muß aber die Geschwulst erst eine gewisse *raumfordernde Größe* erreicht oder zu einer *Reaktion* des umgebenden Gewebes im Sinne einer *Hirnschwellung* geführt haben oder endlich durch ihren Sitz die *Liquor-* oder *Blutzirkulation* behindern und dadurch die Entstehung eines *Hydrocephalus internus* oder eines *Hirnödems* verursachen. Weiter ist zu bemerken, daß die Reaktionsfähigkeit des Hirngewebes eine deutliche Abhängigkeit vom Lebensalter erkennen läßt: Das *jugendliche Hirn* reagiert wesentlich *leichter* auf einen wachsenden Tumor mit *Hirnschwellung* als das *Greisenhirn,* in dem man bei der Obduktion verhältnismäßig große Geschwulstknoten *ohne* jede begleitende Hirnschwellung finden kann. In den *frühen Stadien* von Hirntumoren und *bei alten Menschen* wird demnach oft die *Stp. fehlen,* ohne daß daran die Diagnose scheitern dürfte. Bei Geschwülsten an der Hirn- bzw. Schädel*basis* besteht außerdem die Möglichkeit, daß die Auswirkung des erhöhten Schädelinnendruckes auf die Papille mechanisch *erschwert* oder ganz *verhindert* wird.

Das *Tempo der Vortreibung des Sehnervenkopfes* unterliegt großen Schwankungen. Wenn die liquorableitenden Wege, besonders der Aquädukt oder die großen Venen, behindert werden, wie das bei entsprechender Lokalisation schon verhältnismäßig kleine Tumoren bewirken, kann es zu foudroyanter Entwicklung stärkster Hirndruckerscheinungen und schwerster Krankheitsbilder kommen. Neben heftigen, manchmal rasenden Kopfschmerzen, Schwindel, Erbrechen und Benommenheit treten bei diesem *akuten Hirndruck* durch Schädigung des Hirnstammes mannigfache vegetative Erscheinungen auf, am Auge eine Erweiterung und Reaktionsträgheit der Pupillen, die die Franzosen als *stupeur papillaire* bezeichnen. Auf die Herabsetzung des Lichtreflexes bei diesen Kranken ist allerdings vielleicht auch noch eine Leitungserschwerung in den Sehnervenfasern infolge der begleitenden akuten Stp. mit von Einfluß. (Langsam eintretender Hirndruck pflegt auch bei hochgradiger Stp. die Funktion der Opticusfasern erst spät oder nur in Gestalt vorübergehender Verdunkelungen zu beeinträchtigen.)

Als weiteres *allgemeines Hirndrucksymptom* ist die *Abduzenslähmung* zu nennen. Der an sich schon ziemlich problematische lokaldiagnostische Wert dieses Zeichens wird dadurch bei Hirntumor weiter verringert.

Zur spezielleren Symptomgruppierung bei verschiedenem Sitz des Tumors ist folgendes zu sagen:

Die *Tumoren des Opticus* selbst rechnet man im allgemeinen nicht zu den Hirngeschwülsten, obgleich sie sich bis in die Schädelhöhle erstrecken können und dann ein dankbares Feld der operativen Zusammenarbeit des Ophthalmologen mit dem Neurochirurgen bieten. Ihre Symptomatologie am Auge und seinem Bewegungsapparat ist fast ausschließlich örtlich und mechanisch bedingt. Wichtige Schlüsse auf die Ausdehnung des Prozesses gestattet die röntgenologische Darstellung des Canalis optici, wenn sie eine Erweiterung des Kanals bei Vordringen der Geschwulst nach dem Schädelinneren erkennen läßt.

Es gibt aber auch mehrere Gruppen von intrakranialen Hirngeschwülsten, deren klinisches Erscheinungsbild durch eine vorwiegend oder gar ausschließlich *okulare Symptomatologie* gekennzeichnet ist. Mit ihnen wollen wir uns zuerst beschäftigen.

Die praktisch wichtigsten **Tumoren** dieser Art sind die **der vorderen Schädelgrube.** Ihre Besonderheiten in bezug auf das Auftreten oder Ausbleiben einer Stp. wurden bereits kurz erwähnt. Die Tumoren des *Stirnhirnmarkes* und der *Konvexität* verhalten sich nicht wesentlich anders als Tumoren anderer Lokalisation. Wenn die Stp. bei ihnen seltener und später beobachtet wird, so ist das dadurch zu erklären, daß sie auch bei schon ansehnlicher Ausdehnung keinen wesentlichen hindernden Einfluß auf Blut- und Liquorzirkulation ausüben, daß Hirn und Liquor einem raumfordernden Prozeß immer noch am besten kaudalwärts ausweichen können und daß somit eine Hirndrucksteigerung erst auftritt, wenn der Tumor selbst sie durch seine Größe bedingt oder eine Hirnschwellung auslöst. Anders bei Neubildungen an der *Schädelbasis*. Sie kommen oft, noch ehe sie hirndruckbewirkenden Umfang erreicht haben, mit dem *Opticus* oder der inneren Öffnung seines *knöchernen Kanales* in Konflikt. Dann erzeugen sie durch Druck auf den Nervenstamm *Funktionsstörung* und *Atrophie* der Sehnervenfasern und *verhindern* andererseits durch Absperrung der kranialen Kanalmündung *die Auswirkung der Liquordrucksteigerung* via Opticusscheiden auf die Papille. Da diese Wirkung sich in den meisten Fällen nur auf die Tumorseite erstreckt, kann an der anderen Seite ein etwa vorhandener erhöhter Hirndruck sehr wohl zur Ausbildung einer Stp. führen. Dann entsteht der *Foster Kennedysche Symptomenkomplex* (s. S. 18): *Funktionsstörung*, evtl. Zentralskotom, und *OA auf der Seite der Neubildung, Stp.* bei erhaltener Funktion *auf der Gegenseite*. Unter Wahrung der grundsätzlichen Verhaltensweise weist das Syndrom Variationsmöglichkeiten auf, deren einer Grenzfall das Auftreten eines Zentralskotoms auf der Tumorseite bei zunächst noch beiderseits normalem ophthalmoskopischem Verhalten darstellt, während der andere in einer beidseitigen Stp. mit geringerer Prominenz, aber stärkerer Funktionsstörung auf der Seite der Neubildung gegeben ist. Alle Stirnhirntumoren können unter entsprechenden Bedingungen zum Foster-Kennedy-Syndrom führen. Am häufigsten wird der Befund jedoch verwirklicht durch *Meningeome der Olfactoriusrinne*. Als ergänzendes und die Diagnose sicherndes Symptom kommt bei ihnen infolge Zerstörung des Bulbus olfactorius eine *Anosmie* hinzu. Auch sie findet sich zunächst auf der erkrankten Seite, wird aber nicht selten total, da beide Bulbi olfactorii ja nur durch die Christa galli voneinander getrennt sind, in deren Gegend *am vorderen Teile der Falx* oder der *Wand des Längsblutleiters* oft der Ausgangspunkt der Geschwulst ist. Dehnt sich der Prozeß mehr oder weniger symmetrisch nach beiden Seiten aus, so besteht auch die Möglichkeit, daß primär beidseits OA und Funktionsstörung sich entwickeln, mit oder ohne Stauungserscheinungen an der später ergriffenen Seite. Derartige Befunde sind natürlich dann weniger eindeutig. Für ihre Abgrenzung von *Hypophysentumoren* fällt die *Riechstörung* diagnostisch besonders ins Gewicht.

Auch bei einer anderen Lieblingslokalisation des Meningeoms kann ein Foster-Kennedysches Syndrom von seiten der Optici zustande kommen, nämlich beim *Meningeom des kleinen Keilbeinflügels.* Die Geschwulst weist aber, wenn sie sich in diesem Bereich entwickelt, in ihrer Symptomatologie noch verschiedene andere Eigentümlichkeiten auf, welche die Differentialdiagnose erleichtern. Eine Anosmie wird sich beispielsweise infolge des mehr lateralen Sitzes der Neubildung seltener und später entwickeln als bei den Olfactoriusmeningeomen. Eine zweite Besonderheit, die sich ebenfalls aus dem Ursprungsort der Neubildung ergibt, besteht darin, daß der *Druck* auf den zuerst erreichten *Opticus* fast rein seitlich von außen oder gar seitlich außen unten erfolgt. Dadurch kommt es zuerst zu einer Schädigung der äußeren Nervenfaserbündel, die im Gesichtsfelde in einem *nasalen Defekt*, evtl. in einer einseitigen nasalen totalen oder Quadrant-Hemianopsie zum Ausdruck kommt, während ein Zentralskotom im Anfang seltener ist.

Die wichtigsten und eigentümlichsten Zeichen der Meningeome des kleinen Keilbeinflügels ergeben sich aber aus der nahen *Nachbarschaft der Fissura orbitalis superior*, durch die alle Augenbewegungsnerven in die Orbita eintreten und die venösen Hauptabflüsse austreten. Diese Topographie bedingt es, daß *Augenmuskellähmungen* schon ziemlich frühzeitig durch die Ausbreitung der Geschwulst verursacht werden. In erster Linie handelt es sich um *Oculomotoriusparesen*, die entsprechend der peripheren Natur der Leitungsstörung sowohl die äußere wie die innere Augenmuskulatur beteiligen, doch kann das Hinzutreten einer Schädigung der dicht daneben durch den Knochenspalt ziehenden *Nn. trochlearis und abducens* das Bild zur *totalen Ophthalmoplegie* vervollständigen. Der Tonusverlust der gelähmten Muskeln führt im Verein mit der durch Abflußbehinderung verursachten venösen Stauung zu einem *Vortreten des Augapfels*, das sich natürlich noch verstärkt, wenn der Tumor durch die Fissur in die Augenhöhle selbst eindringt.— So gestattet die Symptomkombination: einseitiger *Exophthalmos* bei starker oder kompletter *Ptosis* des Oberlides mit *Lähmungen der äußeren und inneren Augenmuskulatur*, *Opticusatrophie* und *nasaler Hemianopsie* oder *Quadrant HA der gleichen Seite* fast mit Sicherheit die Diagnose *Meningeom des kleinen Keilbeinflügels.* Etwa vorhandene Stauungserscheinungen am anderen Auge sind dann nur etwas Akzidentelles, deuten aber immerhin darauf, daß die Geschwulst bereits eine hirndruckerzeugende Größe erreicht hat.

Die dritte Gruppe der **Tumoren,** die vorwiegend Augensymptome machen, sind die **im Bereich der Vierhügelplatte.** Unter anderen kommen hier Neubildungen in Frage, die von der *Zirbeldrüse* ausgehen. Im Zusammenspiel der innersekretorischen Drüsen wird der Epiphyse die Funktion zugewiesen, während der Zeit vor der geschlechtlichen Reifung einen hemmenden Einfluß auf die Entwicklung der Keimdrüsen auszuüben. Ihre Ausschaltung oder tumoröse Entartung kann, muß aber nicht, im Kindesalter zur verfrühten Ausbildung der primären und sekundären Geschlechtsmerkmale, zur *Pubertas praecox* führen. Außer den Epiphysengeschwülsten können natürlich auch Hirntumoren anderer Art sich im Bereiche der Vierhügelplatte entwickeln oder sie sekundär bedrängen.

Zwei Augensymptome sind es hauptsächlich, die eine Läsion im Vierhügelbereich mit großer Sicherheit anzeigen: *die vertikale Blicklähmung* und die *Lichtstarre der Pupillen bei erhaltener KR.* Es sei wiederholt, daß diese Sonderform der reflektorischen Pupillenstarre sich von der tabischen dadurch unterscheidet, daß die Pupille übermittelweit ist (bei Tabes eng) und daß die KR mit normaler Schnelligkeit oder auch leicht träge und nicht mit voller Ausgiebigkeit erfolgt (bei Tabes gesteigert nach Lebhaftigkeit und Ausmaß). Als drittes aber mehr allgemeines Symptom kommt hinzu eine *Stauungspapille,* die infolge der Kompression des Aquäduktes mit folgendem Hydrocephalos internus sich sehr *schnell* entwickeln kann und *starke Prominenz* zu erreichen pflegt.

Mit *homonym-hemianopischen GF-Defekten* und *Stp.* in der Mehrzahl der Fälle sind auch bei den **Occipitallappentumoren** die Symptome von seiten des Sehorgans führend. Wegen der relativ großen Ausdehnung der Sehmarklamelle werden in den frühen Stadien der Tumorentwicklung hauptsächlich *partielle Hemianopsien* zur Beobachtung kommen, aus deren Ausbau sich wichtige Schlüsse auf die Ausbreitungstendenz der Geschwulst ziehen lassen. Leider sind unsere Kenntnisse vom Faserverlauf, besonders der Maculafasern, noch nicht so sicher fundiert, daß man mit absoluter Sicherheit aus dem Erhaltensein oder Fehlen einer Maculaaussparung bei sonst kompletter Hemianopsie eine Ortsdiagnose der Leitungsunterbrechung ableiten könnte; doch spricht im allgemeinen eine größere Maculainsel im blinden Halbgesichtsfeld für einen weiter rückwärtigen Sitz der Schädigung innerhalb der Sehstrahlung. Die übrigen Kriterien für die Lokalisation im Bereich der Sehmarklamelle ergeben sich aus ihrem anatomischen Aufbau (s. S. 30) und brauchen hier nicht wiederholt zu werden.

Klinisch nachweisbare *Sehrindenschädigungen* werden eher durch von außen andringende Neubildungen gesetzt als durch Tumoren im Marklager, weil diese ja gleichzeitig oder sogar früher die Sehstrahlung unterbrechen. Zu den Geschwülsten, die infolge ihres *medianen Sitzes* der Fissura *calcarina* am frühesten gefährlich werden, gehören wieder die *Meningeome,* die von der *Hirnsichel* bzw. dem Rande des *Längsblutleiters* aus sich *parasagittal* entwickeln. Von ihnen können die im vorderen Teil der Falx gelegenen, wie soeben erwähnt, gleich denen der Olfactoriusrinne zu einem Foster-Kennedy-Syndrom führen, während die *occipitalen* partielle oder totale *Rindenhemianopsien,* in der Regel mit Maculaaussparung, erzeugen. Daß übrigens bei langsamer Entwicklung der Schädigung zum mindesten ein gewisser Ausgleich der macularen Funktionen in der rechten und linken Hirnhälfte möglich ist, erhellt aus Beobachtungen, in denen der Occipitalpol der einen Seite, mit ihm also die corticale Macula dieser Seite, durch den extrazerebralen Geschwulstknoten tief eingedrückt war, ohne daß klinisch eine Sehstörung oder ein Skotom nachweisbar gewesen wäre.

Ist die *Hirnrinde selbst* Sitz einer Neubildung oder wirkt ein Tumor *flächenhaft* auf die Konvexität der Hemisphäre *in ihrem occipitalen Teil,* so kann es durch Unterbrechung der entsprechenden Assoziationsbahnen zu Störungen im Gebiet der höheren mit dem Sehen verknüpften *Rindenfunktionen* kommen, zur *Seelenblindheit,* optischen Agnosie, Störungen des *Schriftverständnisses* usw. Die Rindenvertetungen dieser Funktionen sind aber großenteils noch Gegenstand lebhafter Meinungsverschiedenheiten, so daß ihr praktisch-lokalisatorischer Wert vorläufig nicht über den Hinweis auf den hinteren Teil der Konvexität des Hinterhauptslappens hinausgeht.

Der **Schläfenlappen** ist ein neurologisch symptomarmes Gebiet. Nur im linken liegt (bei Rechtshändern) das *Wernickesche sensorische Sprachzentrum,* dessen Schädigung eine *sensorische Aphasie* bedingt. Sonst, und im rechten, finden sich keine richtungweisenden Zentren. Auch die *Augenzeichen,* die bei *Temporallappentumoren* zustande kommen können, sind nicht Herd-, sondern Nachbarschaftssymptome. Durch Druck auf den *Tractus opticus*, wie andererseits durch Einwuchern des Tumors in die *Sehstrahlung*, kann es zu *homonym-hemianopischen GF-Ausfällen (Quadranthemianopsie* u. ä.) kommen. Medianwärts bedrängt eine Vergrößerung des Schläfenlappens den *Oculomotorius*. Wie eine *partielle Oculomotoriusparese* (bes. *Ptosis)* schon beim Schläfenlappenabszeß als diagnostisch wichtiges Zeichen angegeben wurde, kann sie auch bei Tumoren dieses Bereiches für die Diagnose von Wert sein.

Ponstumoren (Abb. 28) werden für gewöhnlich bald zu Schädigung der *Pyramidenbahnen führen*. Ihre *Augensymptome* haben nach dem, was wir über die Bahnen und Zentren im Brückengebiet wissen, ihre Ursache in Schädigungen des *Abduzenskernes*, des *pontinen Blickzentrums*, für die seitlichen Blickbewegungen und des *hinteren Längsbündels*. Es kommen demnach *Abduzensparese* und *seitliche Blicklähmungen*, gelegentlich auch *internukleare Lähmungen*, isoliert oder gleichzeitig vor. Kombination mit Pyramidensymptomen kann zur Ausbildung charakteristischer klinischer Bilder führen, wie z. B. *Hemiplegie* des Stammes und der Extremitäten mit *gekreuzter Abduzenslähmung*.

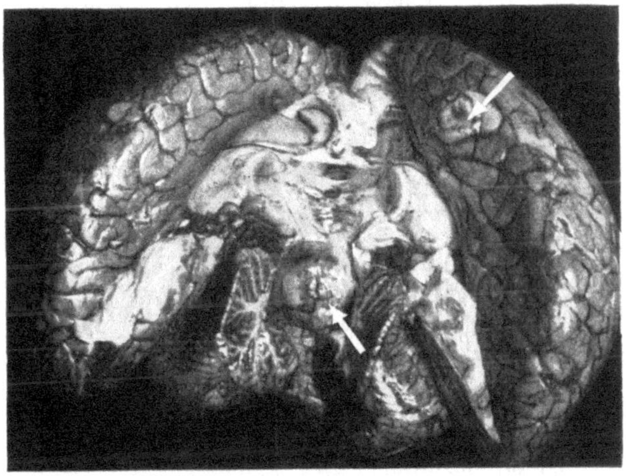

Abb. 28. Brückentumor am Boden der Rautengrube (Metastase im r. Stirnlappen). Klinisch horizontale Blicklähmung nach beiden Seiten

Im **Hirnschenkelgebiet** ist vor allem eine *Halbseitenlähmung* mit einer *Oculomotoriuslähmung der Gegenseite von* lokaldiagnostischer Bedeutung.

Frontallappengeschwülste machen oft lange keine Lokalsymptome, wenn sie sich im vorderen Teile des Stirnhirnes entwickeln. Erst wenn sie weiter nach der Zentralregion zu liegen oder vordringen, können sich faßbare neurologische Ausfallserscheinungen entwickeln. Da zuerst das am weitesten vorn, noch im Frontallappen selbst gelegene *frontale Blickzentrum* bzw. die von ihm ausgehenden *Blickbahnen* erreicht werden, kommt es zu *seitlichen Blickparesen* nach der Gegenseite und nicht selten zu (blickparetischem) *Nystagmus*.

Bei **Tumoren im Bereiche der Zentralregion** selbst beherrschen die von den hier gelegenen motorischen und sensiblen Zentren und den von ihnen ausgehenden oder zu ihnen strebenden Leitungsbahnen abhängigen Symptome die Szene. Entwickelt sich die Geschwulst von hier aus mehr nach vorn gegen das *Blickzentrum* und den vorderen Schenkel der inneren Kapsel zu, so treten *Blickstörungen* zu den übrigen Halbseitenerscheinungen hinzu.

Wegen der verhältnismäßig langsam erfolgenden Schädigung der Blickbahnen durch Tumorwachstum können die gleichhirnigen Innervationsbahnen der Blickbewegung die Funktion der allmählich erliegenden kreuzenden so rechtzeitig übernehmen, daß es seltener zu massiven Blicklähmungen nach der dem Tumor entgegengesetzten Seite kommt. Die Regel sind vielmehr — ebenso wie bei den Frontallappentumoren — *unvollständige* Blickparesen oder auch nur *Blickerschwerungen* nach dieser Seite, evtl. mit

Auftreten eines *blickparetischen Nystagmus.* Ebenso *fehlt* für gewöhnlich, wenn nicht eine akute Verschlimmerung des Krankheitsverlaufes durch eine Blutung in den Tumor mit Bewußtseinstrübung eintritt, eine *Gleichseitenablenkung (Déviation conjugée)* nach der Gegenseite oder sie äußert sich doch nur in einer Blickneigung zum Tumor hin.

Dringt eine Neubildung aus dem Gebiet der Regio zentralis und der Capsula interna vom Scheitellappen gegen den *Hinterhauptslappen* vor, so schädigt sie früher oder später die *Sehstrahlung* und bewirkt *homonym-hemianopische GF-Defekte,* die sich von den im Okzipitalmark autochthon entstandenen Tumoren lediglich durch die Kombination mit Störungen der Sensibilität und Motilität der der Hemianopsie gleichnamigen Körperhälfte unterscheiden. Da auch der umgekehrte Weg eines Eindringens einer Okzipitallappengeschwulst in den Bereich der inneren Kapsel möglich ist, *entscheidet* hier, wie auch sonst oft bei Hirntumoren, *die Abfolge der Ereignisse,* auf deren genaue nicht nur klinische, sondern auch *anamnestische* Verfolgung deshalb besonderer Wert zu legen ist.

Bei **Tumoren der Stammganglien** finden wir in vielen Einzelheiten die Symptomatologie der *Encephalitis epidemica* wiederholt, deren Herde sich ja auch im Bereiche dieser grauen Massen, und in ihrer Umgebung, lokalisieren. Die wichtigsten Abweichungen der klinischen Bilder voneinander bestehen darin, daß erstens beim *Tumor* früher oder später eine *Hirndrucksteigerung,* und damit *Stp.* auftritt, die dem normalen Verlauf der Enceph. epid. fremd ist, und daß zweitens die primäre *Einseitigkeit* des Krankheitsprozesses in einer *Halbseitigkeit der Erscheinungen* bis zum *Hemiparkinsonismus* zum Ausdruck kommt. Den Augenzeichen kommt mit Ausnahme der *Stauungspapille* eine entscheidende Bedeutung kaum zu. Es handelt sich hauptsächlich um *Lähmungen der Augenmuskeln* in erster Linie des *Oculomotorius.* Falls das zentrale Höhlengrau von der Neubildung erreicht wird, können zu diesen Lähmungen, ähnlich wie bei der Enceph. epid. *Schlafstörungen* hinzutreten.

Durch Vordringen des Tumors gegen den *seitlichen Kniehöcker* und die *Sehstrahlung* kann es auch zu *homonym-hemianopischen Gesichtsfeldausfällen* kommen.

Auch bei den **Geschwülsten des Kleinhirns** und des **Kleinhirnbrückenwinkels** *(Acusticusneurinomen)* sind etwa vorhandene Augensymptome mit Ausnahme der *Stp.*, die entsprechend dem Sitz der Neubildungen in der hinteren Schädelgrube eine sehr *häufige* Begleiterscheinung ist, etwas mehr Beiläufiges. Relativ oft tritt *Nystagmus* auf; er ist jedoch nicht als eigentliches Herdzeichen, sondern eher als Fern- bzw. Nachbarschaftssymptom zu deuten. Bei Kleinhirntumoren handelt es sich dabei vielleicht auch um einen Fortfall hemmender bzw. koordinierender Einflüsse. Da eine Einwirkung auf die nystagmuserzeugende Gegend, hauptsächlich das Vestibulariskerngebiet, sowohl gleichseitig wie gekreuzt erfolgen kann, gestattet auch die Richtung des Nystagmus *keine* zuverlässigen Schlüsse auf die Seitendiagnose.

Von den Kleinhirngeschwülsten verdienen noch eine besondere Erwähnung die *Angioretikulome (Lindausche Krankheit)*. Sie sind vom ophthalmologischen Standpunkt deshalb bemerkenswert, weil sie — abgesehen von etwa vorhandenen neurologischen Augenzeichen — manchmal gleichzeitig mit *analogen Bildungen in der Netzhaut* einhergehen *(Angiomatosis retinae, v. Hippelsche Krankheit)*. Es handelt sich um ein Leiden, das sich auf ererbter Grundlage entwickelt. Sein Erbgang kann sich auch so gestalten, daß innerhalb einer Sippe die einen Glieder an Kleinhirn-, die anderen an Netzhaut-Angiomen leiden oder endlich so, daß es zu der erwähnten Kombination beider Lokalisationen kommt.

In die gleiche Kategorie gehört eine andere Art *intrakranialer Gefäßneubildungen,* die allerdings nicht auf die Lokalisation im Kleinhirn beschränkt ist, vielmehr häufiger im

Bereiche der *Großhirnhemisphären* gefunden wird. Diese *angiomatösen Bildungen* neigen zu *Verkalkung* und werden dann in Gestalt geschlängelter, doppeltkonturierter Verkalkungsstreifen röntgenologisch nachweisbar. Sie können klinisch stumm bleiben, aber auch zu *Gehirnerscheinungen*, z.B. epileptischen Krampfanfällen, führen. Auch hier wieder findet sich eine Koinzidenz mit einer Augenkrankheit, nämlich mit *Glaukom* bzw. *Buphthalmos*, oft mit gleichzeitigem Bestehen eines *Feuermals (Naevus flammeus) im Gesicht auf der gleichen Seite*. Die Symptomenkombination wird als *Sturge-Webersche Krankheit* bezeichnet. Auch sie entwickelt sich auf angeborener Veranlagung.

Wir haben bisher meist nur von Hirntumor gesprochen und nur bei einzelnen Geschwulstarten einen Namen genannt, der auf das Ursprungsgewebe der Neubildung hinweist. Tatsächlich ist heute eine sehr weitgehende Klassifizierung der Hirngeschwülste nach histogenetischen Gesichtspunkten bereits möglich und großenteils erfolgt. Es hat sich dabei herausgestellt, daß Tumoren bestimmten histologischen Charakters immer wieder in ebenso bestimmten Regionen des Zentralnervensystems bevorzugt zur Entwicklung gelangen, so daß umgekehrt aus dem Sitz der Neubildung oft mit hoher Wahrscheinlichkeit auf ihren histologischen Bau und ihre Matrix rückgeschlossen werden darf. Das ist für die Voraussage des zu erwartenden Verlaufes und der Aussichten eines chirurgischen Eingriffes von allergrößter Bedeutung; denn über Wachstumscharakter, Bösartigkeit, Abgrenzbarkeit gegen das gesunde Hirngewebe, Rezidivneigung usw. der einzelnen Geschwulstarten hat die Neurohistologie besonders in Verbindung mit der Neurochirurgie in den letzten Jahrzehnten bereits eine breite Erfahrungsgrundlage geschaffen. Auf Einzelheiten dieses interessanten Gebietes einzugehen verbieten Zweck und Umfang dieser Darstellung.

Zu den Hirntumoren i. e. S., d.h. den vom Nervengewebe oder Nervenstützgewebe ausgehenden Neubildungen, treten mit klinisch-neurologisch ununterscheidbarer Symptomatologie hinzu die *entzündlichen Granulationsgeschwülste*, das syphilitische *Gumma* und der *Konglomerattuberkel*. Ist das **Gumma** Teilerscheinung einer gummösen Basalmeningitis, so modifiziert es deren Symptombild höchstens durch die Entwicklung einer *Stauungspapille*, evtl. kombiniert mit entzündlichen Opticusveränderungen. Als solitäres Gumma ist es von Hirntumoren anderen Charakters nur durch den Ausfall der spezifischen *Blut- und Liquorreaktionen* oder durch den *Erfolg* einer *spezifischen Therapie* abzugrenzen. Der differentialdiagnostische Wert des letzteren Kriteriums wird allerdings dadurch eingeschränkt, daß sich das Gummi manchmal auffallend refraktär gegen die spezifische Therapie verhält.

Der **Gehirntuberkel** ist stets eine Metastase einer primär anderweitig, meist in Lunge und Hilusdrüsen lokalisierten tuberkulösen Infektion. Aus diesem Grunde entspricht es durchaus der Erwartung, daß das Auftreten *multipler Knoten* etwas häufiger ist als der *Solitärtuberkel*. Es handelt sich um *Konglomerattuberkel*, deren Umfang zwischen Kirschkern- und Faustgröße wechselt. Da die entzündliche Granulation sich mehr unter Einschmelzung der Umgebung als durch eigentliche Gewebsneubildung vergrößert, kann eine *Hirndrucksteigerung* häufiger als bei Neubildungen anderer Art *ausbleiben*, auch wenn das Volumen schon ziemlich bedeutend ist, ja, in neurologisch stummen Hirngebieten können Tuberkel bis zu Walnußgröße völlig symptomlos verlaufen.

Die geschwulstbildende Tuberkulose bevorzugt das *Kindesalter* und siedelt sich in diesem Lebensabschnitt mit besonderer Vorliebe im *Kleinhirn* an. Im *Erwachsenenalter* tritt die Lokalisation im Kleinhirn zurück, und es überwiegt der *Großhirntuberkel* mit einer gewissen Prädilektion des Frontallappens. Über die sonst beobachteten Lokalisationen sowie über das Häufigkeitsverhältnis der multiplen zu den solitären Tuberkeln orientierten am schnellsten die Tabellen.

Tabelle 2

Sitz und Verteilung der Hirntuberkel im Kindesalter nach *Zappert*

Ein einziger Tumor war vorhanden:

im Kleinhirn	in 12 Fällen	in den Großhirnhemisphären, und zwar:	
in der Brücke	in 2 Fällen	im Schläfenlappen	in 5 Fällen
in den Vierhügeln	in 1 Fall	im Hinterhauptslappen	in 1 Fall
unter dem Aquaeductus Sylvii	in 1 Fall	im Scheitellappen	in 1 Fall
in den Stammganglien	in 3 Fällen	ohne nähere Angabe	in 1 Fall
	zusammen: 27 Fälle		

Zwei oder mehrere Tuberkel waren vorhanden:

im Kleinhirn allein	in 6 Fällen
im Kleinhirn und in den Großhirnhemisphären	in 10 Fällen
im Kleinhirn und den Stammganglien	in 3 Fällen
im Kleinhirn und der Brücke	in 2 Fällen
im Kleinhirn, den Stammganglien und den Großhirnhemisphären	in 5 Fällen
in den Stammganglien allein	in 1 Fall
in den Stammganglien und den Großhirnhemisphären	in 2 Fällen
in Hirnschenkel, der Brücke und der Hirnbasis	in 1 Fall
in den Großhirnhemisphären und der Hirnbasis	in 1 Fall
in den Großhirnhemisphären und der Dura mater	in 1 Fall
im Großhirn allein	in 2 Fällen
unbekannt	in 1 Fall
zusammen	35 Fällen

Tabelle 3

Lokalisation der Gehirntuberkel bei Erwachsenen nach *Anderson*

Von 27 Fällen waren lokalisiert:

im Frontallappen	7	26,0%
im Frontallappen und Brücke	2	7,4%
im Parietallappen	3	11,0%
im Parietallappen und Cerebellum	1	3,7%
im Cerebellum	3	11,0%
im Thalamus	3	11,0%
im Temporallappen	2	7,4%
im Pons	1	3,7%
in der Cauda	1	3,7%
im RM selbst	4	14,8%
	27	

Die Augensymptome, die sich aus dem verschiedenen Sitz des Granuloms ergeben, sind die gleichen wie bei Tumoren der betreffenden Abschnitte und bei diesen bereits geschildert.

Eine beweisende serologische Reaktion steht bei Hirntuberkel nicht zur Verfügung; ebensowenig eine spezifische Therapie. So bleibt die Diagnose intra vitam in vielen Fällen eine Wahrscheinlichkeitsdiagnose. Wird unter der Annahme eines Tumors trepaniert, so kann es zwar gelingen, das tuberkulöse Granulom in toto zu entfernen; doch ist die Gefahr groß, daß dem Eingriff eine Infektion der Hirnhäute und eine tödliche *tuberkulöse Meningitis* sich anschließt. Sie ist ohnehin der häufigste Ausgang des Hirntuberkels und die spontane Ausheilung und Verkalkung des Entzündungsherdes leider ein ziemlich seltener Glücksfall. Ob die infauste Prognose auch hier durch das Streptomycin oder die neueren Tuberculosestatica gebessert werden wird, muß die Zukunft lehren.

Einen besonderen Platz unter den intrakranialen Geschwülsten nehmen die *Hypophysentumoren*, oder besser die **Tumoren der Hypophysengegend,** ein. Schon geweblich unterscheiden sie sich vom Gros der eigentlichen Hirntumoren; denn, soweit sie von dem drüsigen Teil des Hirnanhanges ausgehen, handelt es sich um *Adenome*, und auch die von den Resten des embryonalen Hypophysenganges ihren Ursprung herleitenden Neubildungen sind drüsiger bzw. *epithelialer Natur*. Demgegenüber treten die von Nerven- bzw. Nervenstützgewebe gebildeten Geschwülste an Zahl und Bedeutung zurück. Nur von Tuberculum sellae und dem Planum sphenoidale ausgehende Meningeome kommen öfter zur Beobachtung.

Vor allem sind es die Lage der Hypophyse, ihre physiologischen Funktionen und ihre Beziehungen zu den Gebilden ihrer nächsten Nachbarschaft, welche die Eigentümlichkeiten des klinischen Verlaufes bestimmen.

Bei der beherrschenden Stellung, die das *Hypophysen-Zwischenhirnsystem* im *Zusammenspiel der innersekretorischen Drüsen* einnimmt, sollte man bei den Tumorbildungen dieser Gegend eine Fülle endokriner Symptome erwarten. Das ist jedoch keineswegs in diesem Maße der Fall. Wohl können die wohlumschriebenen Krankheitsbilder, die einer Schädigung dieses wichtigen Regulationszentrums in dieser oder jener Richtung folgen, alle durch einen Tumor hervorgerufen werden: *hypophysärer Zwerg-* und *Riesenwuchs, hypophysäre Fett-* und *Magersucht, Störungen des Wasserhaushaltes* und der *Korrelation zu den anderen Blutdrüsen*; doch kommen von diesen Syndromen eigentlich nur der partielle Riesenwuchs der Erwachsenen, *die Akromegalie*, und weiter die *Dystrophia adiposo-genitalis* sowie der *Diabetes insipidus* häufiger als Ausdruck eines Tumors der Hypophysengegend zur Beobachtung.

Bei vielen dieser Geschwülste muß man, wenigstens in den Frühstadien, deren Entdeckung hier, wie bei jedem Tumor, die wichtigste Aufgabe des Arztes ist, oft lange suchen, bis es überhaupt gelingt, diskrete endokrine Abweichungen evtl. durch komplizierte Laboratoriumsversuche und Stoffwechseluntersuchungen nachzuweisen. *Ungleich sicherere und aufschlußreichere Hilfen der Diagnostik sind in diesem Stadium die Augenzeichen*, die auch im weiteren Verlaufe des Tumorwachstums oft für lange Zeit die einzigen klinisch sicher nachweisbaren Symptome bleiben können. Sie sind es denn auch recht häufig, die die ersten subjektiven Beschwerden verursachen und den Patienten auf seine Krankheit aufmerksam machen. Voraussetzung für das Auftreten von Gesichtsfeldstörungen ist natürlich, daß der Tumor bereits aus dem eigentlichen Türkensattel herausragt, also eine gewisse Größe erreicht hat. Man darf auch nicht von vornherein massive, eindeutige Gesichtsfelddefekte wie eine komplette bitemporale Hemianopsie erwarten. Vielmehr sind *gerade geringfügige Störungen, bitemporal-hemianopische Parazentralskotome* (Abb. 29), *bitemporale relative Farbhemianopsie* u.ä., die bei oberflächlicher Untersuchung leicht übersehen werden, für die *Frühdiagnose* bedeutungsvoll. Wie sich der weitere Verlauf abspielt (nach Beginn in den temporal oberen Quadranten Fortschreiten über die temporal unteren zu den nasal unteren und schließlich nasal oberen) wurde bereits geschildert.

Die Abfolge der Symptome bzw. die Art des Gesichtsfeldverfalles beim einzelnen Kranken hängt vom Tempo und von der Richtung der Geschwulstausbreitung auf der einen, der individuell verschiedenen Lage der Sehnervenkreuzung zum Türkensattel auf der anderen Seite ab (Abb. 12). Bei symmetrischer Größenzunahme wird auch die Entwicklung der GF-Defekte symmetrisch, d.h. spiegelbildlich an beiden Augen vor sich gehen, einerlei ob sich der Tumor vor oder hinter das Chiasma schiebt. Wuchert die Neubildung dagegen exzentrisch — der praktisch häufigere Fall —, so ergeben sich Verschiedenheiten, je nachdem ob die Ausbreitung im vorderen oder hinteren Chiasmawinkel sich abspielt. Im ersten Falle kann sich ein Skotom im temporalen GF oder auch eine richtige temporale Hemianopsie einige Zeit auf das Auge der Seite beschränken, nach der der Tumor wächst, oder es kommt zur gleichseitigen Erblindung mit frühzeitiger Opticusatrophie und temp. HA am anderen Auge; im zweiten Falle betrifft eine etwa vorhandene einseitige temporale HA das Auge der Gegenseite und bei weiterem einseitigem Vordringen der Geschwulst resultiert eine homonyme (Tractus-) Hemianopsie. Wird dann endlich der gegenseitige Chiasmaschenkel doch noch erreicht, so vollendet die hinzutretende temporale HA zwar auch jetzt eine Erblindung des gleichseitigen Auges, doch tritt an diesem Auge eine Opticusatrophie später hervor als im ersten Falle, und die Reihenfolge der Symptome dürfte in diesem Zeitpunkte die Diagnose bereits gesichert haben.

Schon an anderer Stelle wurde darauf hingewiesen, daß *bei Hypophysentumoren Stauungspapille selten* und *primäre Opticusatrophie der Regelbefund* ist. Das bedarf insofern einer Ergänzung bzw. Differenzierung, als hier differentialdiagnostisch verwert-

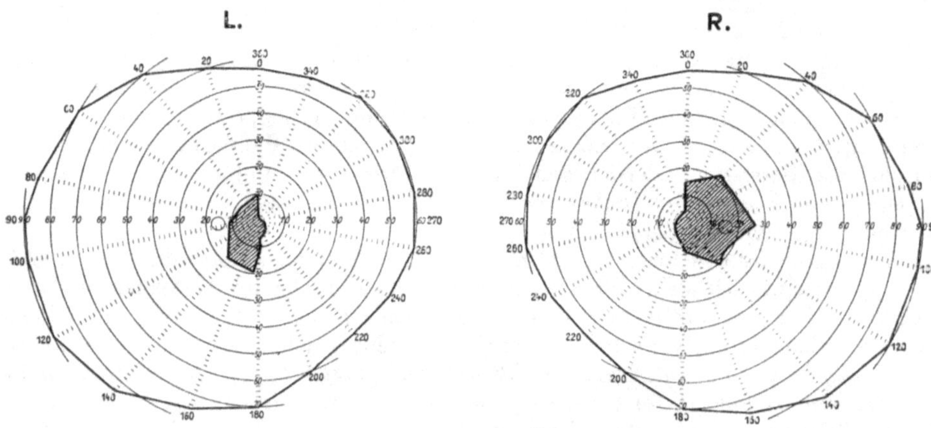

Abb. 29. Bitemporal-hemianopisches relatives Parazentralskotom bei Diabetes insipidus

bare Unterschiede bestehen, je nachdem ob sich der Tumor zuerst und in der Hauptmasse *unterhalb des Diaphragma sellae*, im Türkensattel selbst, oder *suprasellar entwickelt.* Im ersten Falle erreicht die Neubildung, wenn sie — meist unter röntgenologisch erkennbarer Zerstörung der umgebenden Knochenwände — in die Umgebung vordringt, schon frühzeitig die vordere Sehbahn, deren Schädigung zur Ausbildung eines mehr oder weniger ausgeprägten Chiasma-Syndroms mit bitemporalen GF-Defekten und *Druckatrophie des Opticus führt,* ehe noch der Tumor durch seine Größe eine Hirndrucksteigerung bewirken kann. Bei weiterem Wachstum wird oft, wie bei den Tumoren der vorderen Schädelgrube, die intrakraniale Öffnung des Zwischenscheidenraumes verlegt und so eine Auswirkung eines etwa vorhandenen erhöhten Hirndruckes auf die Papille vereitelt. *Stauungspapille ist deshalb die Ausnahme.* Bei *suprasellarem* Sitz der Geschwulst sind Chiasma und intrakraniales Ostium des Intervaginalraumes erst später bedroht. Die Neubildung kann bereits — sich vorwiegend nach oben hin entwickelnd — eine beträchtliche, *hirndrucksteigernde,* Größe erreicht haben, ehe eine Kompression der vorderen Sehbahn erfolgt. Deshalb kommt es bei den (selteneren) suprasellaren Tumoren *häufiger zu Stauungspapille* und *nicht so regelmäßig* wie bei den übrigen Geschwülsten der Hypophysengegend zu *primärer Opticusatrophie* und bitemporaler HA.

Hervorzuheben ist noch, daß auch, wenn schon GF-Defekte vorhanden sind, der *Augenspiegelbefund* noch längere Zeit *normal* bleiben kann. Andererseits besteht eine weitere Eigentümlichkeit der Hypophysentumoren darin, daß nach erfolgreicher Behandlung eine *in der Entwicklung begriffene Abblassung der Papillen* oft trotz Beseitigung der Ursache und Verschwinden der Funktionsstörung manchmal *noch ausgesprochener wird,* ohne daß daraus allein prognostisch ungünstige Schlüsse zu ziehen wären. Umgekehrt kann sich die Farbe einer atrophischen Papille bis zu einem gewissen Grade *wiederherstellen;* doch bleibt die Blässe der Sehnervenscheiben bei der Mehrzahl der Fälle dauernd bestehen. Auf die *Erweiterung und Vertiefung der physiologischen Exkavation,* die des öfteren gleichzeitig mit dem Vorhandensein von Hypophysengeschwülsten festgestellt ist, wurde schon hingewiesen (s. S. 21).

Während der *Schwangerschaft* erfährt die Hypophyse physiologischerweise eine *Volumzunahme.* Daß schon durch diese physiologische Vergrößerung des Organs eine Schädigung des Chiasma mit GF-Ausfällen auftreten könnte, ist zwar manchmal behauptet, aber nicht einwandfrei bewiesen, und nicht eben wahrscheinlich. Dagegen liegen Beobachtungen vor, wo ein *beginnender Hypophysentumor* durch diese physiologischen Einflüsse *im Verlaufe einer Gravidität* zum ersten Male vorübergehend *aus der Symptomlosigkeit auftauchte* und zu bitemporal-hemianopischen Skotomen führte, um *nach dem Partus* zunächst wieder *für längere Zeit darin* zu *versinken,* bis schließlich mit dem weiteren Wachstum manifeste bleibende Symptome sich entwickeln. *Treten also während einer Schwangerschaft Sehstörungen in Form bitemporal-hemianopischer GF-Defekte auf, so besteht in hohem Grade der Verdacht auf eine geschwulstige Veränderung der Hypophyse.*

Selbstverständlich ist jeder durch die charakteristischen Augensymptome erweckte Verdacht auf Chiasmaschädigung durch eine eingehende *Allgemeinuntersuchung* und *Röntgenaufnahmen des Schädels,* mit besonderer Darstellung des *Türkensattels,* zu ergänzen.

Die *Behandlung von Hypophysentumoren* gehört in die Hand des Neurochirurgen. Es gibt zwar Geschwülste, die durch *Strahlenbehandlung* sicher und nachhaltig beeinflußbar sind, doch erweisen sich andere als völlig oder doch auf die Dauer *refraktär* gegen Röntgenstrahlen. Es wird oft durch eine erfolglose Bestrahlungsserie nicht nur wertvolle Zeit verloren, sondern es werden auch die Bedingungen einer später dann doch nicht zu umgehenden Operation durch die von den Röntgenstrahlen verursachten Gewebsveränderungen ungünstiger gestaltet. Dagegen vermag die *primäre Operation,* besonders wenn die Diagnose *frühzeitig genug* gestellt wird, mit in geübten Händen verhältnismäßig geringem Risiko einen großen Hundertsatz radikaler Beseitigung der Neubildung und dauernder *Heilungen* zu erzielen. Die Erörterung der Wege und Aussichten der operativen Behandlung im einzelnen gehört nicht hierher.

Zum Schluß seien noch zwei auf angeborener Veranlagung beruhende Arten *diffuser geschwulstiger Nervengewebsfehlbildungen* angefügt, die eine im wesentlichen auf das Gehirn beschränkt, die andere an den peripheren Nerven zur Ausbildung gelangend: die *tuberöse Sklerose* und die *Neurofibromatose* oder *Recklinghausensche Krankheit.* Beide gehen gelegentlich auch mit Bildung größerer, hirndrucksteigernder intrakranialer Geschwulstknoten einher und finden insofern mit Recht hier ihre Stellung.

Bei der **tuberösen Sklerose** finden wir Verhärtungen und Verbreiterungen an Windungen der Großhirnoberfläche, die sich histologisch als Wucherung der Stützsubstanzen erweisen, und Bildung einzelner Knoten auch in den Ventrikeln. Klinisch kommt es zu epileptischen Anfällen, Schwachsinn und Verblödung, doch können diese Erscheinungen gering sein.

Für die intravitale Diagnose des Leidens ist es von großer Wichtigkiet, daß kleine *Tumorknoten (van der Hoevesche Knötchen)* auch *in der Netzhaut* gefunden werden und mit dem Augenspiegel sichtbar sind. Die Knötchen, eines oder mehrere an der Zahl, sitzen in einem oder beiden Augen mit Vorliebe an der Papille oder in ihrer Nähe. Ihr Aussehen ist nicht in allen Fällen gleich. Sie können flach, aber auch stärker prominent sein, manchmal gut abgegrenzt, dann aber auch wieder von streifiger Struktur, an markhaltige Nervenfasern erinnernd. In zwei Fällen, die ich sah, war die Oberfläche leicht höckrig. Die Farbe ist verschieden, meist grauweißlich oder graurötlich. Im allgemeinen ungefähr von Papillengröße, können die Bildungen auch größer oder kleiner sein. Es besteht keine Neigung zu Progredienz. Kommt es bei tuberöser Sklerose mit oder ohne Netzhautveränderungen zu Stauungspapille, so ist wohl weniger die Größe einzelner Tumoren als ihr Sitz die Ursache. Wenn, wie oben erwähnt, Ventrikeltumoren vorhanden sind, wird u. U. eine Liquorzirkulationsstörung zum Auftreten eines Hydrocephalos internus und Hirndrucksteigerung führen können. – Außer den Retinalveränderungen werden anatomisch auch in *Herz* und *Nieren* kleine Geschwulstknoten verschiedenartigen histologischen Aufbaus gefunden. – Sehr charakteristisch ist endlich noch eine eigentümliche *Hautaffektion*, die sich in Schmetterlingsform über Nasenrücken und Wangen ausbreitet, der *Naevus sebacaeus Pringle*, auch Adenoma sebacaeum genannt. Dieser Naevus sebacaeus ist neben weniger kennzeichnenden anderweitigen Hautveränderungen, teilweise fibromatöser Art, eine so regelmäßige Begleiterscheinung des Leidens, daß er vor der Entdeckung der ophthalmoskopisch sichtbaren Netzhautveränderungen oft der einzige verläßliche Anhaltspunkt für die Diagnose am Lebenden war.

Bei der **Neurofibromatose,** deren Tumoren von der Stützsubstanz der peripheren Nerven oder den Schwannschen Zellen *(Neurinome)* ausgehen, sind vereinzelt kleine *Neurofibrome oder Neurinome am Bulbus* selbst beobachtet. In der Regel wird das Sehorgan mehr *mechanisch* alteriert, oft auch aus seiner Lage gedrängt, wenn sich multiple Geschwulstknoten in seiner Umgebung entwickeln wie bei den *Rankenneuromen des Oberlides und der Orbita.* Der *Opticus*, der entsprechend seiner Eigenart als weiße Gehirnbahn bei der Erkrankung als solcher unbeteiligt bleibt, kann *durch Druck geschädigt* werden oder bei Entwicklung größerer intrakranialer Tumoren gegebenenfalls eine *Stauungspapille* aufweisen. Gelegentlich finden sich allerdings auch bei Gliomen des Opticus am übrigen Körper Zeichen einer Recklinghausenschen Krankheit, ein Zeichen dafür, daß die Anlage zu geschwulstiger Entartung nicht immer auf eine bestimmte Gewebs- bzw. Nervengewerbsart beschränkt ist.

12. Kapitel

Zirkulationsstörungen

Zirkulationsstörungen im Gebiete der *Arteria ophthalmica* interessieren uns hier nur insoweit, als aus der Beobachtung des ophthalmoskopischen Verhaltens der Verzweigungen der *A. centralis retinae* in manchen Fällen Rückschlüsse auf analoge Zustände oder Reaktionen der Hirngefäße möglich sind. – Der organische oder funktionelle *Verschluß der kleinen Pialgefäße*, welche *Optici*, *Chiasma* und *vordere Tractus* versorgen, kann zwar klinisch *GF-Ausfälle* verursachen, doch bleibt deren intravitale Diagnose in ätiologischer Hinsicht immer eine Wahrscheinlichkeitsdiagnose.

Das wird anders in den Abschnitten der Sehbahn, die als *Bestandteile des eigentlichen Gehirns* von Arterien versorgt werden, deren Irrigationsgebiet außer den optischen Leitungsbahnen auch noch andere Hirnbezirke einbezieht. Hier kann die *Kombination der Symptome* bei der anatomisch hinreichend bekannten Ausdehnung der Versorgungsgebiete der einzelnen Gefäße sehr wohl auf den Ausfall einer bestimmten Arterie hindeuten und damit oft auch die ursächliche Diagnose der Erkrankung als vasculare Störung ermöglichen.

Von den größeren Verzweigungen des arteriellen Gefäßkranzes der Hirnbasis treten zum Sehorgan hauptsächlich drei in Beziehung: die *A. cerebri media* (*A. Fossae Sylvii*), die *A. chorioidea anterior* und die *A. cerebri posterior* (Abb. 30).

Die *A. cerebri media*, die eigentliche Fortsetzung der Carotis int., versorgt u.a. nicht nur das *Rindengebiet der frontalen Blickzentren*, sondern mit der inneren Kapsel auch

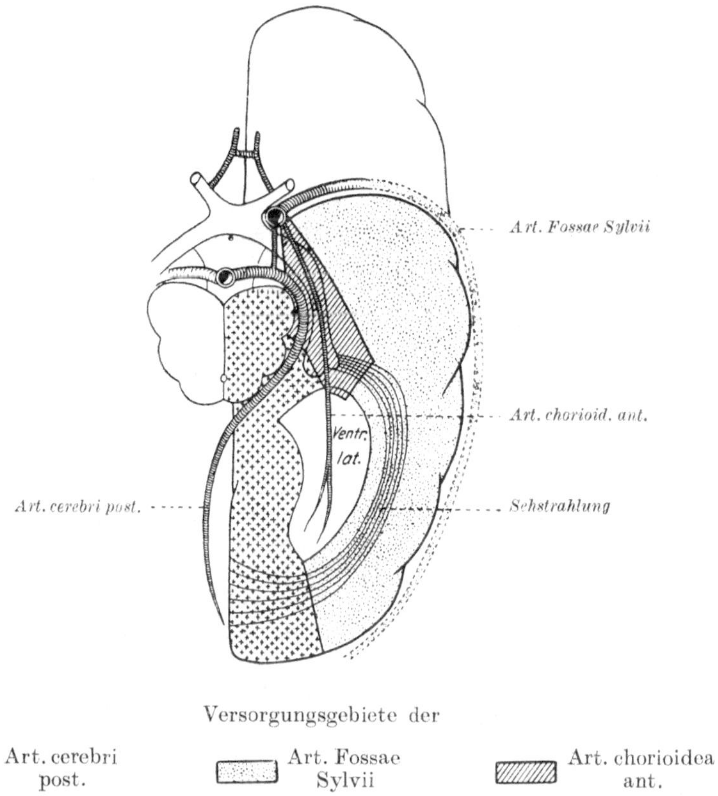

Abb. 30. Arterielle Versorgung der Sehbahn (nach SCHIFF-WERTHEIMER)

den Bereich, der die *Blickbahnen* enthält (der allerdings auch bei Zirkulationsstörungen der *A. cerebri anterior* mit geschädigt werden kann), vor allem aber den größten Teil der *Gratioletschen Sehstrahlung*.

Die *A. chorioidea ant.*, die sowohl als selbständiges Gefäß aus der *Carotis* selbst wie auch manchmal als Ast aus der *A. cerebri med.* entspringen kann, sendet Äste zum *Tractus opticus* und zu den *seitlichen Kniehöckern*.

Aus der *A. basilaris* entspringt die *A. cerebri posterior*. Von ihr ziehen Äste zu den *Vierhügeln (Aa. quadrigeminales)* zum *Oculomotoriuskerngebiet* und den *Hirnschenkeln (Aa. pedunculares)*. Die *Aa. thalamogeniculatae*, die in mehreren Ästchen am äußeren Kniehöcker die *A. cerebri post.* verlassen, verdienen deshalb hier unser Interesse, weil bei ihrem Verschluß außer *Thalamuszeichen* ein *Hornersches Syndrom* auftreten kann (s. S. 51, 78). Die *A. chorioidea posterior* nimmt an der Versorgung der *Corpora geniculata* teil und versorgt neben Teilen des *Hirnschenkels* auch die *Vierhügelgegend* mit. Der für uns wichtigste Ast der *A. c. post.* ist die *A. calcarina.* Sie zieht an der Innenseite des Hinterhauptslappens zur *Fissura calcarina* und darüber hinaus zur *Hirnoberfläche am hinteren Hirnpol* und verzweigt sich außer in der Sehsphäre und *benachbarten Rindengebieten* im hinteren Teil des *Balkens.*

An der Versorgung des *Mittelhirns* und somit der *Oculomotoriuskern-* und *-wurzelgegend* nehmen außer den genannten Gefäßen noch kleine Äste teil, die aus der *A. basilaris* und *A. communicans post.* direkt entspringen. Ebenso entstammen die Arterien des *Brückengebietes* mit dem *Abduzenskern,* dem *hinteren Längsbündel* und der *Blickbahnkreuzung* aus der *A. basilaris.*

An der *Ernährung der Sehbahnen im eigentlichen Hirnbereich* sind also drei verschiedene Arterien beteiligt. *Hemianopsien* bzw. hemianopische GF-Defekte können deshalb bei zerebralen Zirkulationsstörungen auf recht verschiedene Weise entstehen: *Tractushemianopsien* bei Schädigungen im Bereiche der *A. chorioidea ant.*, *Kniehöcker HAn* bei Störungen im Bereich dieses Gefäßes oder der *A. c. post.*, *Sehbahn HAn* vor allem bei Erkrankungen der *A. c. media* und *Rindenhemianopsien* bei Unwegsamkeit der *A. cer. post.* Im Gebiete der *Hirnschenkel* und der *Brücke* kommt es gerade bei Durchblutungsstörungen infolge der Tatsache, daß die Arterien für das *Oculomotorius-* und *Abduzenskerngebiet* außerdem Teile der *Pyramidenbahnen* versorgen, zu den oben (S. 119) geschilderten charakteristischen Lähmungskombinationen der *Weberschen* und *Fovilleschen Lähmung.*

Die klinische Verlaufsweise einer **Hirnblutung** oder **-erweichung** *(Apoplexie, Enzephalomalazie)* gestaltet sich unterschiedlich, je nachdem die Ausschaltung der betroffenen Hirnpartie *plötzlich* oder *allmählich* erfolgt. *Akut* und recht eigentlich *apoplektiform* setzen die Erscheinungen ein bei einer *Blutung im Schwall* aus einer Gefäßruptur und bei der *Hirnembolie;* dagegen ist auch *subakuter* Beginn oder selbst eine langsam schrittweise Entwicklung möglich beim *thrombotischen* oder *endarteriitischen* Gefäßverschluß sowie beim Auftreten *multipler konfluierender Diapedesisblutungen. Ätiologisch ist die Blutung im Schwall* meist auf eine Kombination von *Arteriosklerose* mit einer *Blutdrucksteigerung* zurückzuführen, wobei die arterielle Hypertonie nicht primär bösartigen Charakters zu sein braucht, im Gegenteil häufiger dem sog. *roten Hochdruck* zuzurechnen ist. Das Material zu einer *Embolie* muß aus dem *kleinen Kreislauf,* dem *Herzen* oder den *Gefäßabschnitten zwischen Herz und Hirn* kommen. Auch dabei spielt die *Arteriosklerose,* genauer die *Atheromatose,* mit die Hauptrolle, wie sie endlich neben der *Lues* für die Mehrzahl der *thrombotischen* und *endarteriitischen* Schlagaderverschlüsse verantwortlich zu machen ist. Für die Ausbildung multipler herdförmig konfluierender *Diapedesisblutungen* kommt in erster Linie die *maligne Hypertonie,* der *blasse Hochdruck,* der oft mit unaufhaltsam progredienter *Nierenfunktionsstörung* einhergeht *(maligne Sklerose)* ursächlich in Frage. — Natürlich ist es weder beabsichtigt noch möglich, mit einer solchen kurzen Aufzählung den komplizierten und noch viel umstrittenen Fragen der organischen Zirkulationsstörungen des Gehirns auch nur einigermaßen gerecht zu werden. Wir müssen uns hier auf diese Andeutungen beschränken und auf die speziellen Lehr- und Handbücher über dieses Gebiet verweisen. Das können wir um so leichter, als für die klinische Praxis eine möglichst zutreffende theoretische Kenntnis der pathologisch-physiologischen Vorgänge bei den uns hier beschäftigenden Störungen zwar dringend erwünscht ist, die Diagnose des Grundleidens und das richtige therapeutische Handeln aber durch einzelne ungelöste Rätsel auf diesem Gebiete nicht ernstlich in Frage gestellt zu werden braucht. Für die *Abgrenzung arteriosklerotischer und* *syphilitischer* Gefäßleiden steht die *Serodiagnostik* neben dem klinischen Befund zur Verfügung, wie andererseits auch noch der *Erfolg der spezifischen Therapie* zur Differentialdiagnose herangezogen werden kann.

Je *plötzlicher* der Beginn einer Zirkulationsunterbrechung in irgendeiner Hirnprovinz ist, in desto größerer Ausdehnung pflegen sich — geradeso wie bei der Hirnverletzung — durch *Schock* oder *funktionelle Gefäßreaktionen* der Umgebung *Nachbarschaftssymptome* auszubilden, die *über den Bereich der eigentlichen Herdläsion hinausweisen.* Sie bilden sich nach Überwindung des akuten Stadiums bald zurück. Im Gegensatz dazu ähnelt die Entwicklung des klinischen Bildes dann, wenn eine *schrittweise Drosselung* der Gefäße die Ernährung der gefährdeten Hirnregion allmählich zum Erliegen bringt, mehr der langsam progressiven, dafür aber weitgehend irreparablen Vernichtung des Hirngewebes bei *Tumor.*

Die *lokalisatorische* Bedeutung der Augenzeichen bei Blutung und Erweichung entspricht im wesentlichen der anderer herdförmiger Läsionen. Da in der Mehrzahl der Fälle die *Großhirn*hemisphären betroffen sind, überwiegen an Häufigkeit die *supranuklearen Augenbewegungsstörungen* und bei mehr kaudalen Läsionen *Sehbahn- und Rindenhemianopsien.* Besonders *kleine Rindenerweichungen* mit entsprechenden *homonymhemianopischen Gesichtsfelddefekten* sind bei alten Leuten relativ häufig. Sie stellen, auch als alleinige Störung, u. U. eine sehr unangenehme Behinderung dar, zumal dann, wenn sie sich nach rechts erstrecken, weil sie dann das Lesen hochgradig erschweren können. Die Symptomatologie von Herden in der *Nähe des III. Ventrikels,* in der *Vierhügelgegend,* der *Brücke,* den *Hirnschenkeln* usw. braucht hier nicht wiederholt zu werden. Nur einige manchmal diagnostisch wertvolle Besonderheiten bedürfen der Hervorhebung.

Mit Recht verbindet sich das Wort *Déviation conjugée* bei den meisten Ärzten mit einer gewissen Zwangsläufigkeit mit dem Begriff eines *apoplektischen Insultes.* Tatsächlich sind auch bei diesem Ereignis, vor allem bei den häufigsten *Blutungen und Erweichungen im Versorgungsgebiet der A. Fossae Sylvii,* am ehesten die Bedingungen gegeben, unter denen die *Gleichseitenablenkung* der Bulbi eintritt. Die Plötzlichkeit der Bahnunterbrechung läßt die gleichhirnige Innervation der Seitenblickbewegungen nicht gleich zur Wirksamkeit kommen, und die Trübung oder Aufhebung des Bewußtseins begünstigt das Abgleiten der Augen in die spannungsloseste Richtung, insofern während dieser Zeit der Anreiz zu einer Korrektur der abnormen Blickrichtung durch aktive Willensimpulse nicht vorhanden ist. Dadurch gewinnt die der Déviation zugrunde liegende *seitliche Blicklähmung* bei den relativ häufigsten *Apoplexien im Bereich der inneren Kapsel* gerade in den ersten Stunden, in denen die Feststellung der Hemiplegie am bewußtlosen Kranken infolge der allgemeinen Erschlaffung und des Fehlens ausgeprägter Pyramidenzeichen manchmal auf Schwierigkeiten stößt, eine erhebliche *seitendiagnostische* Bedeutung. Wir hatten gesehen (s. S. 61), daß infolge des Ausfalles der Blickbewegung nach der dem Herde entgegengesetzten Seite und des Überwiegens des Antagonistentonus der Patient „seinen Herd anblickt", woraus die Seitendiagnose ohne weiteres abzuleiten ist. Mit der Gleichseitenabweichung der Augen ist in manchen Fällen eine *Wendung des Kopfes* nach derselben Seite vergesellschaftet. Daß und weshalb die Blicklähmungen bei Apoplexie weitgehend rückbildungsfähig sind, wurde bereits S. 64 ausgeführt.

Ein anderes Symptom, das — schon am komatösen Kranken feststellbar — eine zwar weniger lokalisatorische als prognostische Bedeutung hat, kommt an den *Pupillen* zum Ausdruck. Es ist die *Krampfmiosis bei Ventrikelblutung.* Das gleiche Symptom wurde schon als Zeichen eines Einbruches von Abszessen ins Hirnkammersystem erwähnt und ist ebenso wie bei diesem Ereignis als Reizsymptom von seiten des Sphinktergebietes im Oculomotoriuskern unterhalb des Aquäduktes aufzufassen. Das Symptom ist um so auffallender, als während der Bewußtlosigkeit der ersten Stunden nach den Iktus in der Regel die Pupillen erweitert und reaktionsträge oder starr sind. Es ist von äußerst übler Vorbedeutung für die vitale Prognose der Erkrankung.

Drittens müssen einige Worte über die Bedeutung des *Augenhintergrundsbefundes* gesagt werden. Das gelegentliche Auftreten einer *Hirndrucksteigerung* als Reaktion auf eine *Hirnblutung* und damit das Sichtbarwerden von *Stauungserscheinungen* an der Papille ist von minderem Belang, seine Kenntnis nur deshalb wichtig, damit nicht die Diagnose allein aus diesem Symptom in die Richtung der Annahme eines Tumors fehlgeleitet wird.

Als seltenes, aber für die richtige Deutung der Pathogenese u. U. wichtiges Vorkommnis ist noch die *gleichzeitige Embolie einer Hirnarterie* und der *A. zentralis retinae* zu nennen. Sie findet klinisch ihren Ausdruck in einer plötzlichen *Erblindung* mit ischiämischer Netzhauttrübung des *der Hemiplegie gegenseitigen Auges.*

Von ungleich größerem Nutzen ist die Augenspiegeluntersuchung für die *Diagnose des zugrunde liegenden Gefäßleidens.*

Eine *Arteriosklerose* der Netzhautgefäße – gekennzeichnet durch sichtbare organische Veränderungen der Gefäßwand in Gestalt weißer Begleitstreifen neben den Arterien, völlige Verdeckung des Blutfadens durch Verlust der Wanddurchsichtigkeit infolge atheromatöser Prozesse, besonders an scharfen Gefäßknicken und Gabelungen, oder schließlich Verwandlung ganzer Arterienabschnitte in weißliche Stränge und völliger Verschluß einzelner Äste oder des Hauptstammes der Art. centralis retinae – läßt mit hoher Wahrscheinlichkeit auf entsprechende Veränderungen an den Hirnarterien schließen, ihr Fehlen eine Hirnarteriosklerose allerdings nicht ausschließen.

Engeinstellung der Arterien bis zu hohen Graden, Kaliberunregelmäßigkeiten, sichtliche Behinderung der Venen durch kreuzende Arterien mit knick- oder bogenförmigem Ausweichen der Venen, Auftreten von Blutungen und weißen Herden in der Netzhaut *(Retinitis hypertonica)* sind untrügliche Zeichen einer *arteriellen Hypertension,* und zwar einer *malignen Hypertonie* bzw. *malignen Sklerose.* Die häufige Kombination beider Arten von Gefäßveränderungen bei alten Leuten erfordert allerdings eine gewisse Erfahrung und Übung in der Beurteilung der Netzhautgefäßbefunde; in jedem Falle aber wird eine sorgfältige Augenhintergrundsuntersuchung das klinische Bild des Einzelfalles in oft wertvollster Weise vervollständigen.

In diesem Zusammenhange sei noch zweier Gefäßerkrankungen gedacht, deren eine regelmäßig, deren andere allerdings nur gelegentlich zu charakteristischen *Veränderungen an den Netzhautgefäßen* führt und die andererseits beide mit vieldeutigen *zentralnervösen Krankheitserscheinungen* einhergehen können. Es sind die *Periphlebitis retinae* und die *Thrombendangiitis obliterans.* Die *Periphlebitis* äußert sich, wie ihr Name sagt, hauptsächlich in perivascularen Entzündungsprozessen, die ophthalmoskopisch als *weiße Einscheidungen der Venen* mit gelegentlichen *Strangbildungen* von einem zum anderen Gefäß sichtbar werden. Sie führt oft zu *plötzlichen massiven Blutungen* in den Glaskörper, die dann meist überraschend schnell wieder zur Aufsaugung gelangen. Die retinalen *Gefäßeinscheidungen* sind bei der *Thrombendangiitis* ganz *ähnlich,* betreffen aber auch in größerer Ausdehnung die *Arterien.* Anstatt der Glaskörperblutungen der Periphlebitis sieht man in den Anfangsstadien der *Thrombendangiitis* öfter *krampfartige spastische Arterienverengerungen,* die zu ischiämischer Netzhauttrübung führen können. *Entsprechende Vorgänge im Gehirn* sind für die erwähnten manchmal zu beobachtenden *neurologischen Ausfallserscheinungen* anzunehmen und auch schon anatomisch belegt. *Ätiologisch* wird bei der *Periphlebitis retinae* der *Tuberkulose* die größte Bedeutung zugewiesen, doch ist in manchen Fällen der Hintergrundsbefund von dem einer *retinalen Thrombendangiitis obliterans* nicht allein durch die Augenspiegelbetrachtung abzugrenzen. Bei der *Thrombend. obl.* sieht man bei einzelnen Kranken auch eine präsenile *Sklerose der Aderhautgefäße.* Beide Gefäßleiden werden hauptsächlich bei

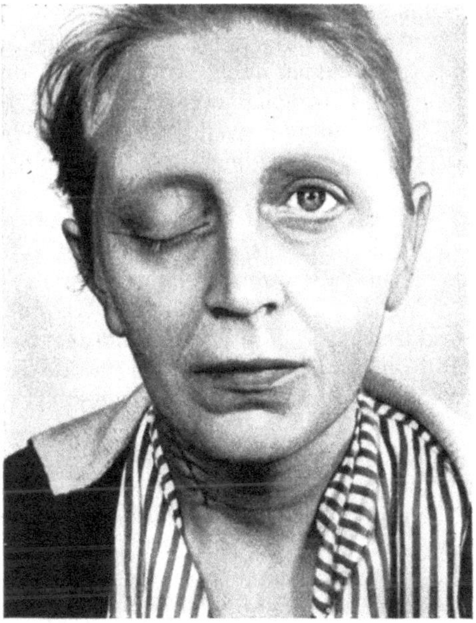

a

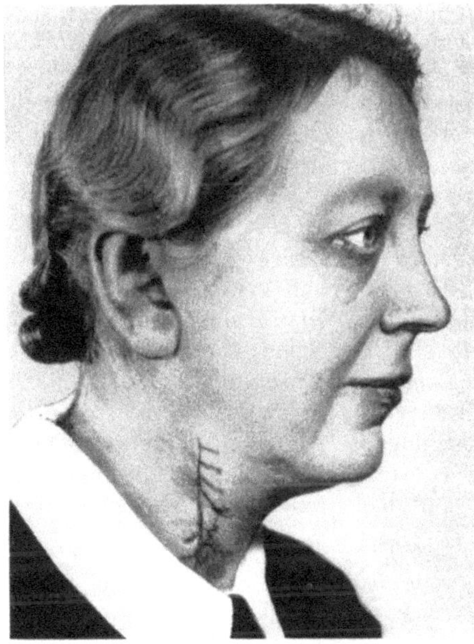

b

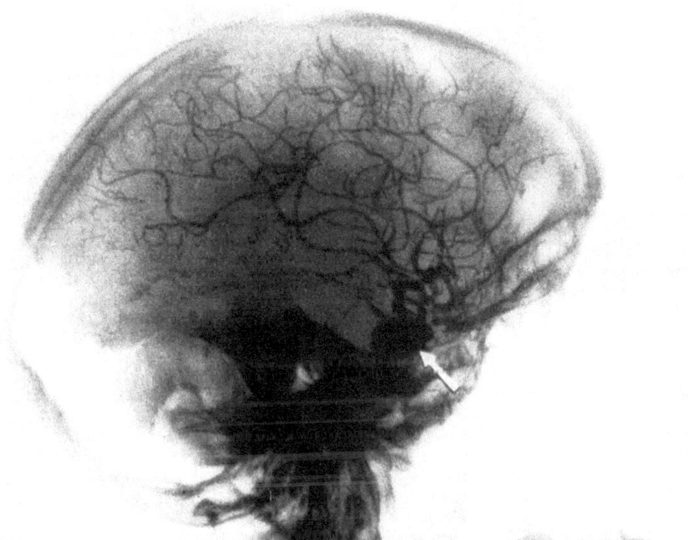

c

Abb. 31. Oculomotoriuslähmung und Exophthalmos bei Aneurysma der Carotis interna. a) vor der Operation, b) nach Unterbindung der Carotis in zwei Zeiten, c) Arteriogramm vor der Operation, Aneurysma durch einen Pfeil gekennzeichnet jungen Männern beobachtet, wenn ihr Vorkommen auch weder an das männliche Geschlecht noch an das jungendliche Lebensalter streng gebunden ist. Diese ausgesprochene „Geschlechtswendigkeit" und Altersdisposition lassen auch daran denken, daß es sich bei der Periphlebitis und manchen Fällen von Thrombendangiitis gar nicht um verschiedene Krankheiten handelt, sondern daß beide einander grundsätzlich ähnliche, konstitutionell bedingte, eigentümliche Reaktionsweisen auf einen Reiz unbekannter Natur sein könnten (*Marchesani*).

Als Ursprungsort von *Blutungen* an der *Schädelbasis* kommen in erster Linie *Aneurysmen* der *A. carotis interna* oder der Gefäße des *Willisschen Gefäßkranzes* in Betracht. Das **Carotisaneurysma** (s. Abb. 31) führt in vielen Fällen von vornherein zu einem fast rein *okularen Symptomenkomplex*, der dem der Meningeome des kleinen Keilbeinflügels weitgehend ähnlich und ebenso zu erklären ist: *Oculomotoriuslähmung* bzw. *Ophthalmoplegia totalis*, *Exophthalmos*, *Opticusatrophie* mit GF-Defekten (nasale Hemianopsie, Quadrant-HA oder auch Amaurose) und Sensibilitätsstörungen im Versorgungsbereich des Augenhöhlenastes des *Trigeminus*.

Im Gegensatz zum Keilbeinflügeltumor ist die Entwicklung der Symptome bei Aneurysma mehr akut oder subakut, doch braucht der Exophthalmos immer eine gewisse Zeit bis zur deutlichen Ausbildung. Außerdem sind Entstehung und Vergrößerung eines Aneurysma häufig von heftigen *Kopfschmerzen* und einem subjektiv empfundenen, meist auch objektiv auskultatorisch hörbaren *Rauschen im Schädel* begleitet. Oft wird das klinische Geschehen apoplektiform dadurch eingeleitet, daß der Kranke etwas wie einen dumpfen Schlag im Kopfe verspürt oder geradezu die Empfindung äußert, daß „etwas im Kopfe geplatzt" sei.

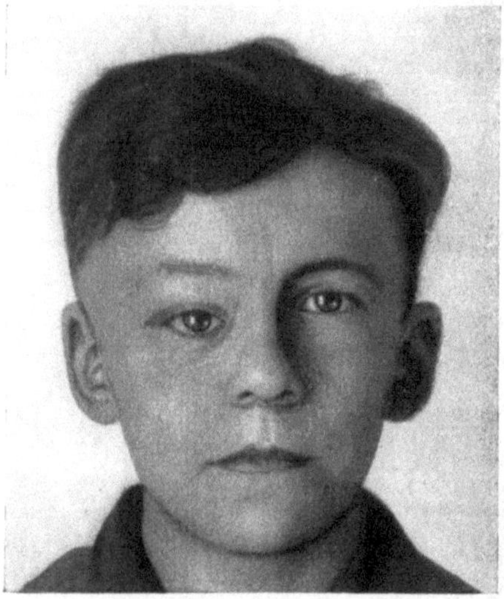

Abb. 32. Pulsierender Exophthalmos infolge angeborener Gefäßmißbildung

Dringt bei einer Ruptur im Bereiche des *Sinus cavernosus* das arterielle Blut in die venösen Räume dieses Blutleiters und der Orbitalvenen, so setzen sich die pulsatorischen Schwankungen des Blutdruckes auf den Augenhöhleninhalt fort, und es entsteht ein **pulsierender Exophthalmos.** In der Ätiologie dieses Krankeitsbildes tritt aber das spontane Aneurysma gegenüber dem traumatischen oder auch der bloßen Gefäßverletzung durch Stich, Schuß oder Schädelbruch zurück. Schließlich kann eine arteriovenöse Anastomose auch auf Grund angeborener Störungen der Gefäßentwicklung zustande kommen. In solchen Fällen bildet sich der pulsierende Exophthalmos u. U. schon in früher Jugend aus (Abb. 32). Er ist dann nicht selten das einzige Krankheitszeichen, da die Hirnnerven bei einem derartigen Entstehungsmechanismus weniger gefährdet werden.

Auch das Bild des Carotisaneurysma, wie es oben beschrieben wurde, braucht nicht immer in dieser Vollständigkeit zur Ausbildung zu kommen. Die Ereignisse können sich auch so abspielen, daß anstatt der akuten bzw. subakuten Bildung des Blutsackes eine *etappenweise Entwicklung* erfolgt, dergestalt, daß eine partielle Dehiszenz der atheromatös erkrankten oder anlagemäßig minderwertigen inneren Gefäßschichten oder eine traumatische Läsion der Gefäßwand zu einer ersten Ausweitung führen und daß dann vorübergehend eine gewisse Stabilisierung mit teilweiser Reparation der Gefäßwandlücke durch thrombotische und Organisationsvorgänge eintritt. Bei nächster Gelegenheit wird dann die notdürftig abgedichtete Stelle durch eine *neue unvollständige Berstung* wieder gesprengt und so fort. Jeder neue Rupturschub geht natürlich mit *Schmerzen* in der betroffenen Kopfseite einher, und jedesmal können die nervösen Gebilde der Umgebung, vor allem der *Oculomotorius*, infolge der jeweiligen Volumzunahme des wachsenden Aneurysma in ihrer Funktion beeinträchtigt werden, um sich alsbald, wenn der Druck nicht mehr zunimmt, den veränderten Verhältnissen anzupassen und zu erholen. So gehen wahrscheinlich manche Augenmuskelstörungen, die unter dem Namen *rezidivierende Oculomotoriuslähmung* als besonderes Krankheitsbild beschrieben sind, auf solche Gefäßprozesse zurück. Auch für die Mehrzahl der Fälle von sog. *Migraine ophthalmoplégique*, d.h. der anfallsweise mit Halbseitenkopfschmerz auftretenden Lähmungen äußerer Augenmuskeln dürfte ein ähnlicher Entstehungsmodus die größte Wahrscheinlichkeit für sich haben. Dabei braucht das Aneurysma nicht immer von der Carotis auszugehen, sondern kann ebenso von einem der anderen *Gefäße des Circulus arteriosus Willisi* seinen Ursprung nehmen.

Als *Ursache* der *Aneurysmenbildung* an der Hirnbasis wurden *Arteriosklerose* und *anlagemäßige Minderwertigkeit* bereits erwähnt. Die erste spielt in höherem, die zweite in mittlerem und jugendlichem Alter die größere Rolle. Außerdem ist noch die *syphilitische* Ätiologie in Erwägung zu ziehen.

Zur Sicherung der Diagnose ist in Zweifelsfällen die *Arteriographie* heranzuziehen, die oft äußerst aufschlußreiche Bilder liefert.

Die *Therapie* der Aneurysmen ist Sache des Chirurgen. Mit der zweizeitigen *Carotisunterbindung* (zuerst der Carotis communis und erst nach Ausbildung eines Ausgleichskreislaufes der Carotis interna) werden erfreuliche Behandlungserfolge erzielt, während von anderen Chirurgen ein direktes Angehen des Aneurysmas selbst bevorzugt wird.

Miliare, meist *multiple Aussackungen der basalen Hirnarterien* liegen wahrscheinlich auch einem Krankheitsbilde zugrunde, bei dem man mangels Kenntnis einer einheitlichen Ätiologie von „*spontanen*" *Arachnoidealblutungen* spricht. Die *neurologischen Augensymptome* dieser Erkrankung sind, falls überhaupt vorhanden, *wenig charakteristisch* — *Augenmuskellähmungen* und *Pupillenstörungen*, etwas häufiger *Stauungserscheinungen an der Papille* können vorkommen. Dagegen sind nahezu *pathognomonisch* die bei vielen Patienten auftretenden *Netzhautblutungen*, die in der Regel sehr ausgedehnt und großenteils *präretinal* gelegen sind. Die präretinale Lage ist dadurch leicht zu erkennen, daß die Blutzellen bald nach erfolgter Blutung innerhalb der von der Limitans interna gebildeten Blutblase sich absetzen und einen horizontalen „Spiegel" bilden, der in frischerem Zustande auch bei Kopfneigung auf die Seite seine Horizontallage beibehält. Die beste *Erklärung* dieser Blutungen scheint mir die, daß im Augenblick der Blutung an der Hirnbasis, besonders wenn sie im Bereiche des Sinus cavernosus vor sich geht, eine akute Rückstauung in den Netzhautvenen erfolgt, infolge deren an mittleren und selbst größeren Venenästen Wandrupturen eintreten, deren Zustandekommen wahrscheinlich durch eine angeborene Wandminderwertigkeit, wie sie auch für die erkrankten Hirngefäße anzunehmen ist, begünstigt wird. Da die geborstenen Gefäßchen in der Nervenfaserschicht dicht unter der inneren Grenzhaut der Retina verlaufen, kann es leicht geschehen, daß das im Schwall ergossene Blut die Limitans zu einer Blase abhebt, in der sich dann nach einiger Zeit die zelligen Blutbestandteile sedimentieren.

Von den **venösen Zirkulationsstörungen** ist hinsichtlich der Augensymptomatologie nicht viel zu sagen. Daß eine Abflußbehinderung der *Vena magna Galeni* zu *Hirnödem*,

Hirndruck und *Stauungspapille* führen kann, wurde bereits erwähnt. Die gleiche Folge kann der thrombotische oder thrombophlebitische *Verschluß der Blutleiter* haben. Von ihnen erkranken am häufigsten der *Sinus sigmoideus* und *Sin. cavernosus* infolge der Nachbarschaft der entzündungsgefährdeten pneumatischen Räume des Warzenfortsatzes sowie der Sieb- und Keilbeinhöhlen. Bei *Cavernosusthrombose*, zumal auf entzündlicher Basis, sind natürlich infolge der nahen örtlichen Beziehungen *Optici* und alle *Augenbewegungsnerven* gefährdet. Ihre Schädigung führt zu den entsprechenden Ausfallserscheinungen, die im einzelnen nicht erneut aufgezählt zu werden brauchen. Nicht so selten wird bei Cavernosusthrombose die Orbita mit einbezogen, wie sie andererseits auch selbst der primäre Sitz der thrombophlebitischen Entzündung sein kann. In beiden Fällen machen die lokalen Veränderungen (Exophthalmos, Chemosis conjunctivae, Lidödem) den Wert der neurologischen Augenzeichen ohnehin illusorisch.

Bei den Zirkulationsstörungen, die uns bisher, außer den Blutungen, beschäftigt haben, handelt es sich immer um ein organisches Hindernis (Embolus, Endarteriitis, Thrombus), durch das die Blutzufuhr zu oder die Blutabfuhr aus bestimmten Hirngebieten unterbrochen oder hochgradig gedrosselt wurde. Viel häufiger, dafür aber glücklicherweise ungleich weniger lebensbedrohlich sind Durchblutungsstörungen im Gehirn, die nicht einen tatsächlichen Verschluß oder eine mechanische Bahneinengung zur Ursache haben, sondern eine Fehlsteuerung der *Gefäßinnervation*, also in der landläufigen Ausdrucksweise *vasomotorische zentrale Ausfallserscheinungen*.

Der einfachste Fall dieser Art ist die akute **Hirnanämie** bei Ohnmacht und Kollaps. Dabei ist die *Mydriasis* und *Lichtstarre* der Pupillen das einzige feststellbare Augensymptom. Die ohne Zweifel gleichfalls vorhandenen Störungen der Beweglichkeit und Funktion der Augen sind durch den begleitenden Bewußtseinsverlust der Feststellung entzogen, und Schielstellungen treten im allgemeinen nicht auf, weil der Blutmangel beide Hirnhälften in gleicher Weise beteiligt, das Augenmuskelgleichgewicht also bei Ausfall aller Innervationsimpulse im wesentlichen ausbalanziert bleibt.

Lokalisierte, zeitlich begrenzte **funktionelle Zirkulationsstörungen** rufen wie jede andere umschriebene Schädlichkeit Herderscheinungen hervor. Am formenreichsten ist in dieser Beziehung der pathogenetisch allerdings noch nicht mit der wünschenswerten Exaktheit zu umgrenzende *Kreis der migränösen Blutumlaufsstörungen*. Außer dem charakteristischen *Halbseitenkopfschmerz*, der *Hemicranie*, finden sich im Anfall die verschiedensten Reiz- und Ausfallserscheinungen, vor allem von seiten der Sinnesorgane, und hier wieder bevorzugtermaßen der Augen. Das *Flimmerskotom* ist das führende wie namengebende Zeichen der *Migraine ophthalmique*. Auf die Klinik und mutmaßliche Pathogenese dieses Symptomes wurde bereits eingegangen. Es sei noch einmal wiederholt, daß es sich um eine zwar oft recht lästige, im ganzen aber meist harmlose Störung handelt. Nur in seltenen Ausnahmefällen kann einmal bei gleichzeitigem Bestehen einer organischen Gefäßkrankheit eine häufige Wiederholung von Flimmerskotomanfällen der Entstehung eines endgültigen Gefäßverschlusses mit entsprechenden Ausfallserscheinungen als Menetekel vorausgehen.

Es steht wohl außer Zweifel, daß analoge Durchblutungsstörungen, wie wir sie für die Migraine ophthalmique annehmen, auch eine *Migraine mit Augenmuskelstörungen*, also eine *Migraine ophthalmoplégique*, verursachen können. Bei der Entstehung dieses Krankheitsbildes wirken aber oft andere ätiologische Momente mit. Von ihnen haben wir das Wichtigste, die schubweise Ausbildung von Aneurysmen an der vorderen Schädelbasis, bereits oben erwähnt.

Als letztes der hier einzuordnenden klinischen Erscheinungsbilder ist noch die *eklamptische Amaurose* zu nennen. Sie wurde bereits S. 43 besprochen.

13. Kapitel

Degenerative und erbliche Erkrankungen

Da man mit Recht Opticus und Retina als vorgeschobene Abschnitte des Gehirns betrachtet, wäre es folgerichtig, die an ihnen sich manifestierenden erblich degenerativen Veränderungen den Heredodegenerationen des Zentralnervensystems zuzuzählen. Das ist nun keineswegs durchgehends üblich. Vielmehr werden Erkrankungen,wie die *Lebersche Atrophie*, die *mit Maculaschäden komplizierten Opticusatrophien*, die meisten isolierten degenerativen Veränderungen der Macula und die *Pigmentdegeneration der Retina* gewöhnlich der Interessensphäre des Ophthalmologen zugerechnet.

Und doch finden gerade auf dem Gebiete der angeborenen Fehler die engen ontogenetischen Beziehungen zwischen dem Auge und beispielsweise dem Hirnteil, mit dem es entwicklungsgeschichtlich am engsten zusammenhängt, dem Zwischenhirn, in einer ganzen Anzahl Korrelationen sinnfälligen Ausdruck. So hat man die Beobachtung gemacht, daß bei komplizierten Brechungsanomalien der Augen (hoher Astigmatismus, abnorme Kurzsichtigkeit u. ä.), deren genetischer Zusammenhang mit der Gehirnschicht des Bulbus nicht einmal ohne weiteres auf der Hand liegt, nicht selten bei einer darauf gerichteten Untersuchung mehr oder weniger deutliche Störungen des Kochsalz-, Zukker- und Wasserhaushaltes aufgedeckt werden, die auf eine Fehlfunktion bestimmter vegetativer Zentren des Zwischenhirnes hindeuten.

Wenn vollends eine *Pigmentdegeneration der Netzhaut* in ihrer typischen oder einer abgewandelten Form mit einem *Diabetes insipidus*, *Dystrophia adiposogenitalis*, *Polydaktylie* und anderen Hemmungsmißbildungen einhergeht, wie bei dem **Laurence-Biedlschen Syndrom,** so wird man dem Augenbefund als solchem nur mehr die Bedeutung eines — wenn auch im angegebenen Falle recht wichtigen — Teilkomplexes zuerkennen.

Viel mehr noch dominieren die neurologischen Symptome bei den **hereditären Ataxien,** der *Friedreichschen Krankheit* und der *cerebellaren hereditären Ataxie (Nonne-Marie).* Wir finden bei diesen Kranken statische und lokomotorische Ataxie, Reflexverlust (aber auch Reflexsteigerung bei der cerebellaren Form), Skoliose und Hohlfußbildung; an Augensymptomen *Nystagmus* bei der Kleinhirnatrophie, seltener und uncharakteristischer *Augenmuskel-* und *Blicklähmungen.* Auch über *Opticusatrophie* wird bei der Nonne-Marieschen Form wiederholt berichtet.

Die Tatsache, daß auch bei den hereditäten Ataxien in manchen Fällen *Netzhautdegenerationen mit Pigmentierung* und *retinaler Opticusatrophie* beobachtet werden, bringt nur wieder die nahen entwicklungsgeschichtlichen Beziehungen von Hirn und Auge in Erinnerung, wenn es sich auch hier nicht um enger segmentär zusammengehörige Teile des ZNS handelt.

Ähnlich ist es bei der **amaurotischen Idiotie,** bei der die Retinaldegeneration mit Entartungen der Hirnrindensubstanz vergesellschaftet ist. Wieder sind es Augenhintergrundsbilder, die der *Retinitis pigmentosa* ähneln und mit *retinaler Opticusatrophie* einhergehen, welche wir bei der zwischen 8. und 10. Lebensjahr beginnenden juvenilen Form des Leidens *(Vogt-Spielmeyer)* antreffen. Ganz andersartig ist dagegen das ophthalmoskopische Aussehen der Netzhaut bei der *infantilen* Erscheinungsform *(Tay-Sachs)*, die fast nur bei jüdischen Kindern vorkommen soll. Ihre Entwicklung setzt bereits im 3. oder 4. Monat nach der Geburt ein. In der Retina findet sich ebenso wie im Gehirn eine Degeneration der Ganglienzellen, die in der Netzhaut mit starker Lipoideinlagerung einhergeht. Die lipoiden Substanzen konzentrieren sich hauptsächlich im

Umkreise der Macula. So entsteht das äußerst charakteristische *Augenhintergrundsbild:* eine ziemlich breite, *ringförmige helle Zone am hinteren Augenpol*, in deren Mitte sich die Fovea kontrastierend als *kirschroter Fleck* abhebt, ähnlich wie wir es bei ischiämischer Netzhauttrübung infolge Verschlusses der Zentralarterie sehen.

Eine tatsächliche *Amaurose* fehlt bei der infantilen Form kaum jemals und auch bei der juvenilen nur selten.

Trotz des erblich-degenerativen Ursprungs handelt es sich um ein progressives prozeßhaftes Krankheitsgeschehen im Gegensatz zu stationären auf angeborener Grundlage entstandenen Zuständen wie dem oben erwähnten Laurence-Biedlschen Symptomenkomplex.

Bei einer ganzen Anzahl erblich-degenerativer zentralnervöser Erkrankungen bilden *Störungen des Muskeltonus*, vorwiegend der quergestreiften Muskulatur, einen Hauptbestandteil der Symptomatologie. Am Zustandekommen und an der Aufrechterhaltung des Spannungszustandes der Willkürmuskulatur sind neben der Wirkung motorischer Rindenimpulse und reflektorischen Vorgängen Einflüsse des autonom-vegetativen Nervensystems von maßgebender Bedeutung. Außerdem, und zwar in enger Wechselwirkung mit der vegetativ-nervösen Steuerung, greifen Veränderungen des Blutchemismus als Folge der Tätigkeit des inkretorischen Drüsenapparates in das komplizierte Zusammenspiel ein.

Die lokalisierbaren Schädigungen außerhalb des Pyramidenbahnsystems *(extrapyramidal)*, die Abnormitäten des Muskeltonus bewirken, finden wir hauptsächlich bei herdförmigen oder diffusen Erkrankungen im Bereich der *Stammganglien*. Als ein Musterbeispiel der dabei resultierenden Bewegungsstörungen und Hyperkinesen kann der *postenzephalitische Parkinsonismus* gelten (s. S. 96). Diese Bezeichnung ist aber nun bereits abgeleitet von einem schon länger bekannten Zustandsbilde, das sich ohne vorhergegangene Entzündungserscheinungen ausbildet, eben der sog. **Parkinsonschen Krankheit.** Zahlenmäßig tritt der eigentliche Parkinson gegenüber den postenzephalitischen Zuständen einstweilen noch mehr in den Hintergrund. Ich habe daraus die Berechtigung abgeleitet, die ausführlichere Schilderung des Parkinsonismus der Besprechung der Encephalitis epidemica anzuschließen, bei der er eigentlich nur eine symptomatische Spätfolge der entzündlichen Veränderungen im Gebiet der Stammganglien ist. Auch auf dem Boden einer zerebralen Arteriosklerose können sich ähnliche Krankheitsbilder entwickeln. Beim genuinen Parkinson hat aber die maßgebliche Mitwirkung erblich-degenerativer Momente als Entstehungsursache — zumal bei familiärem Auftreten — viel Wahrscheinlichkeit für sich.

Hinsichtlich der Symptomatologie des *Parkinson* oder der ihm wesensähnlichen Paralysis agitans ist dem bei der Encephalitis epidemica Gesagten nichts Wesentliches hinzuzufügen. Höchstens wäre anzumerken, daß die beim postenzephalitischen Parkinsonismus fast für pathognomonisch geltenden *Hyperkinesen* (Blickkrämpfe usw.) beim eigentlichen Parkinsonismus *kaum* je zur Beobachtung kommen. Außerdem wird angegeben, daß die *Pupillen* häufiger eng als weit bei leicht träger Reaktion gefunden werden, während bei der Postenzephalitis ja recht oft erweiterte und stärker reaktionsgestörte Pupillen vorkommen. Schwierigkeiten in der Abgrenzung des nichtenzephalitischen vom postenzephalitischen Parkinsonismus können sich eigentlich nur ergeben, wenn eine forme fruste des akuten Stadiums unbemerkt geblieben ist. Unterstützend kann noch zur Unterscheidung herangezogen werden, daß die genuine Paralysis agitans nicht vor dem 40. Lebensjahre zu beginnen pflegt. Da sich beide Krankheitsformen in der therapeutischen Beeinflußbarkeit einander ähnlich verhalten, ist es nicht von großem Belang, wenn in solchen seltenen Einzelfällen die Diagnose zunächst in der Schwebe bleiben muß. Es sei aber noch einmal hervorgehoben, daß ein „Parkinson" nicht etwa das Überstehen einer Enzephalitis zur Voraussetzung hat. Vielmehr handelt es sich um zwei genetisch verschiedene und nur in ihrer Symptomatologie weitgehend ähnliche Krankheiten.

Bei einer weiteren Krankheitsgruppe finden sich die degenerativen Veränderungen nicht nur im Stammganglien- speziell Linsenkerngebiet, sondern auch außerhalb des Gehirns in anderen Körperorganen, vor allem in der Leber. Da diese Besonderheit zwei ursprünglich als verschiedene Krankheiten beschriebenen klinischen Krankheitstypen gemeinsam ist, nämlich der Westphal-Strümpellschen Pseudosklerose und der Wilsonschen Krankheit, faßt man beide neuerdings unter dem Namen **hepato-lentikuläre Degenerationen** zusammen. Tatsächlich handelt es sich um eine grundsätzlich einheitliche Erkrankung. Im Gehirn sind Rinde und Linsenkern befallen, und zwar die Rinde stärker bei der Westphal-Strümpellschen, der Linsenkern stärker bei der Wilsonschen Spielart.

Klinisch bietet der Wilson mehr parkinsonartige Bilder, dazu *Dysartrie* und *Dysphagie*, die *Pseudosklerose* oft einen *Tremor* nach Art des *Intentionswackelns*. Das Leiden beginnt meist um das 20. Lebensjahr oder auch früher. Es kann akut verlaufen und binnen weniger Monate zum Tode führen, doch erstreckt sich der Verlauf für gewöhnlich auf 4—6, manchmal auch viel länger über 10, 20 und selbst 40 Jahre.

Von seiten der Augen finden wir ein Symptom, das zwar nicht obligat, bei seinem Vorhandensein aber *pathognomonisch* ist: den *Kayser-Fleischerschen Hornhautring*. Der Ring ist von *olivgrün-bräunlicher Farbe* und 1—2 mm breit, dabei außen und innen schmäler als oben und unten. Wie beim Gerontoxon ist die Begrenzung der Ringzone peripher scharf, durch einen schmalen klaren Bezirk vom Limbus abgesetzt, während zentralwärts die Färbung allmählich verlaufend in das klare Hornhautgewebe übergeht. Die Färbung wird verursacht durch eine Einlagerung von feinkörnigem Pigment in die Descemetsche Membran. Die chemische Zusammensetzung dieses Farbstoffes ist noch nicht sichergestellt. Man hat vor allem an Metallsalze (z. B. Kupfer) gedacht, doch sind die analytischen Ergebnisse noch uneinheitlich.

Weniger häufig ist eine andere Augenveränderung, nämlich eine zarte blaugrünliche Auflagerung auf die Linse, die man ihrer eigenartigen Form wegen als *Sonnenblumenkatarakt* bezeichnet. Die Tatsache, daß dieser (Schein-) Katarakt sehr der Linsentrübung ähnelt, die sich im Anschluß an perforierende Kupfersplitterverletzungen entwickelt, wenn der verletzende Fremdkörper im Auge zurückgeblieben ist, hat begreiflicherweise in der Diskussion über die chemische Natur der Hornhautpigmentierung eine Rolle gespielt.

Der Hornhautring bei den hepatolentikulären Degenerationen darf nicht verwechselt werden mit dem mehr grünlichen zarten *Ring bei Keratoconus*, der ebenfalls *Fleischers* Namen trägt. Die Formanomalie der Hornhaut wird im allgemeinen keine Zweifel aufkommen lassen. Außerdem ist der Keratoconus oft einseitig, die Hornhautpigmentierung bei der Pseudosklerose immer an beiden Augen ausgebildet.

Hatten wir es beim Parkinsonismus und bei den hepato-lentikulären Degenerationen mit gut faßbaren morphologischen Veränderungen zu tun, so fehlt der pathogenetischen Deutung der nun folgenden Krankheitsbilder die sichere pathologisch-anatomische Stütze fast völlig. Die Art der Beweglichkeitsstörungen legt bei ihnen allen den Gedanken an eine Veränderung des Gewebschemismus mit dem Ergebnis eines krankhaften Ablaufes der Muskeltätigkeit auf an sich physiologische Reize außerordentlich nahe, doch bedarf die Natur dieser Störung im einzelnen noch sehr der Aufhellung. Auch bei ihnen gehören Störungen des Muskeltonus zu den führenden Symptomen und werden auch in der Benennung Myotonie zum Ausdruck gebracht, doch ist die Beweglichkeitsstörung bei diesen Kranken ganz anderer Art als der Rigor der Pseudosklerose und des Parkinsonismus.

Die Muskelkontraktion erfolgt bei der **Myotonie** *(Thomsenschen Krankheit)* in ziemlich normaler Weise, doch ist es *nicht* möglich, die wirkenden Muskelgruppen nach der Zusammenziehung sofort wieder willkürlich *erschlaffen* zu lassen. Ein nach vorhergegangener Muskelruhe kräftig ergriffener oder von Gewicht schwerer Gegenstand scheint die Hand festzuhalten, als ob sie daran kleben bliebe. Erst nach längerer Anstrengung gelingt es, die Hand langsam zu öffnen. Bei *Wiederholung* geht die Bewegung — ganz im Gegensatz zu der Steifigkeit des Parkinson — allmählich *reibungsloser* vonstatten, bis sie schließlich in ganz normaler Weise erfolgt. Bleibt die Muskulatur danach längere Zeit untätig, so beginnt das Spiel von neuem. Die Bewegungsstörung in anderen Muskelgebieten verläuft in analoger Weise. Der Kranke hat dabei ein ähnliches Gefühl der „Klammheit" wie nach längerer Kälteeinwirkung, die übrigens auch ihrerseits bei der Myotonie die Symptome verstärkt.

Der *Wirkungsmechanismus* der muskulären Dysfunktion wird gerade durch ein gelegentlich beobachtetes *Augensymptom* dem Verständnis nähergebracht. Die tonische Nachdauer der Kontraktion kann sich nämlich auch im Bereich der Augenmuskulatur geltend machen, z.B. in der Weise, daß *nach kräftiger Konvergenz* die Augen bei dem Versuch, schnell wieder in die Ferne zu sehen, erst eine Zeit lang *in der Einwärtsschielstellung „kleben" bleiben*, ehe es allmählich gelingt, sie in die Parallelstellung des Fernblickes zurückzubefördern. Dabei zeigt sich nun, daß, *schon ehe die Divergenzbewegung in Gang kommt*, bei noch konvergenten Blicklinien *die Pupille sich wieder erweitert.* Daraus läßt sich mit Sicherheit schließen, daß die *Denervation*, d.h. die Umkehrung des Innervationsimpulses in sein Gegenteil, in normaler Weise und Promptheit erfolgt. Es müssen demnach andere Hemmungen sein, welche die Erschlaffung der quergestreiften Muskeln verzögern. Welcher Natur sie sind, ist noch umstritten.

Als ein weiteres Augensymptom, das der Bewegungsstörung der übrigen Muskulatur entspricht, ist das *Zurückbleiben der Lider bei Abblick nach längerem forcierten Aufblick,* das an das *Graefesche Zeichen bei Basedow* erinnert. Im ganzen ist jedoch hervorzuheben, daß die Beteiligung der Augenmuskeln an der Beweglichkeitsstörung verhältnismäßig *selten* ist.

Wie die Thomsensche Krankheit ist auch die **myotonische Dystrophie** ein ausgesprochenes *Erbleiden;* doch hat diese Erkrankung trotz der Ähnlichkeit oder sogar Identität der muskulären Störung genetisch mit der Myotonia congenita wahrscheinlich nicht allzuviel zu tun. Bei dieser ist sie nicht nur das kardinale, sondern überhaupt das einzige Krankheitszeichen, bei der myotonischen Dystrophie dagegen nur eines und nicht einmal das auffallendste vieler Symptome. Zu der tonischen Nachdauer der Kontraktion treten zunächst einmal charakteristische *Muskelatrophien.* Sie betreffen besonders die *mimische Muskulatur,* wodurch sie geradezu eine gewisse „Familienähnlichkeit" der Kranken verursachen (Abb. 33). Weiter finden sich *dystrophische* und *innersekretorische Störungen* in Gestalt einer *Atrophie der Keimdrüsen* und *Veränderung der Behaarung* (Stirnglatze, schwache Achsel- und Schambehaarung). Endlich ist ein diagnostisch äußerst wichtiges Augenzeichen eine *Linsentrübung* von so charakteristischer Form, daß mit augenärztlichen Untersuchungsmitteln (Spaltlampe) fast allein auf Grund dieser *Cataracta myotonica* eine Diagnose möglich ist. Die Trübung beginnt in den hintersten Schichten der Linsenrinde und hat die Form eines Seesternes mit nach vorn aufgebogenen Strahlen. Aus diesen Anfängen entwickelt sich ziemlich rasch eine völlige Linsentrübung, die dann allerdings als solche nicht mehr von einer Cataracta matura anderer Ätiologie zu unterscheiden ist, in jedem Falle aber die Besonderheit einer *präsenilen* Entstehung hat, da sie wie die übrigen Krankheitszeichen in den dreißiger und vierziger Jahren aufzutreten pflegt. Die myotonischen Symptome brauchen zur Zeit des Beginnes der Startrübung noch nicht so ausgesprochen zu sein, doch lassen sich

Zeichen einer *muskulären Übererregbarkeit* meist bereits deutlich nachweisen. So tritt bei Beklopfen beispielsweise des Bizeps mit einer Linealkante oder einem entsprechend schmal geformten Reflexhammer eine ausgeprägte *idiomuskuläre Wulstbildung* auf

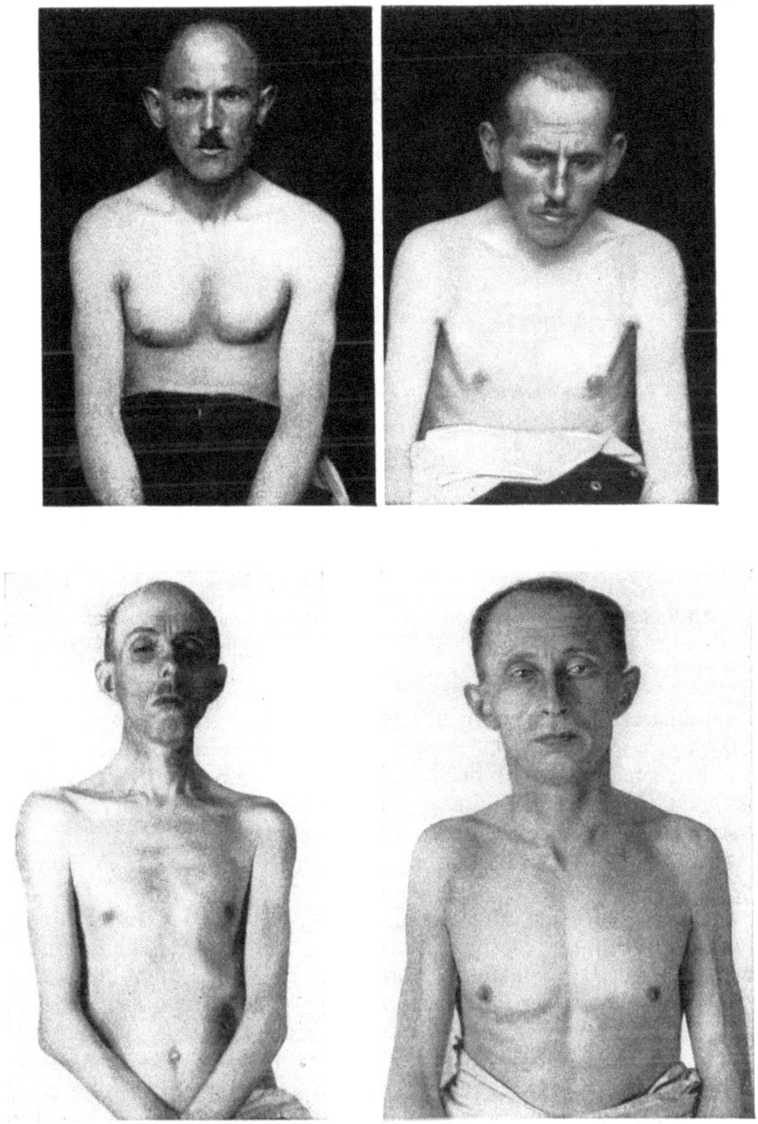

Abb. 33. Kranke mit myotonischer Dystrophie und Katarakt

(Abb. 34) und an der Zunge führt die gleiche Störung der Muskelerregbarkeit zu einer tiefen *rinnenförmigen Einziehung* bei Beklopfen mit einem Stäbchen. Der Myotoniestar ist durch Operation ohne Schwierigkeiten zu beseitigen.

Spielen schon bei der myotonischen Dystrophie Dysfunktionen endokriner Drüsen eine bedeutsame Rolle, so ist für die **Tetanie** eine *rein innersekretorische Ursache* sichergestellt. Sie tritt mit der Eindeutigkeit eines, wenn auch unbeabsichtigten, Experimentes auf, falls bei einer Strumektomie die *Epithelkörperchen (Nebenschilddrüsen, Corpora parathyreoidea)* mit entfernt wurden, kann sich aber auch *spontan* entwickeln. Das klinische Bild der Epithelkörpercheninsuffizenz besitzt eine große symptomatologische Breite. Auf der einen Seite stehen ganz uncharakteristische unbestimmte Allgemeinbeschwerden, die auf alle möglichen Organerkrankungen hindeuten (Magen-Darm-Beschwerden und verschiedenes andere), am anderen Ende der Skala bildet der *Tetanieanfall* mit schweren generalisierten tonisch-klonischen Muskelkrämpfen das dramatische Extrem und das die Krankheit am sichersten kennzeichnende Symptom.

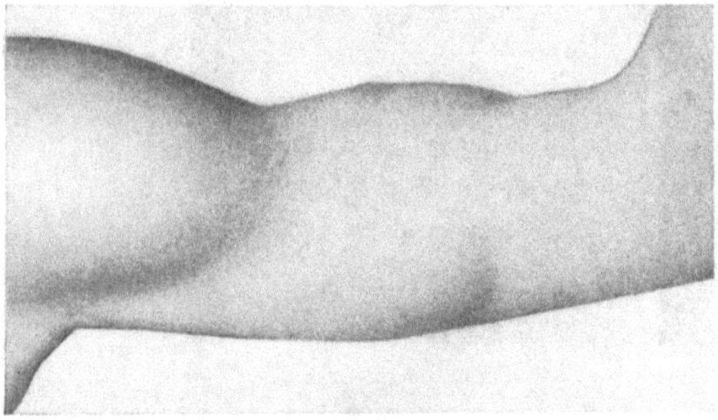

a

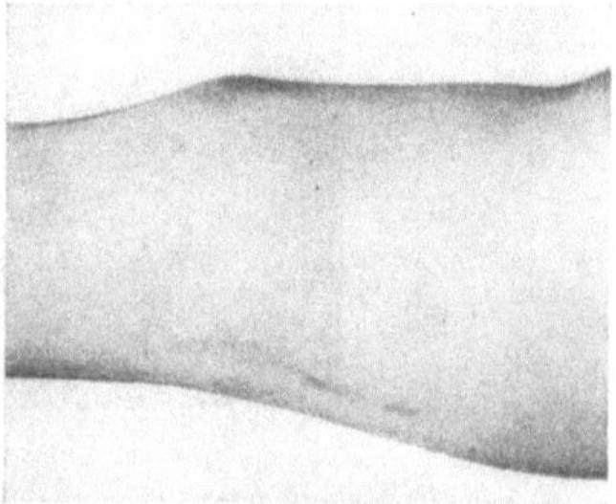

b

Abb. 34. Idiomuskuläre Wulstbildung bei einem Kranken mit myotonischer Dystrophie nach Beklopfen des M. biceps a) am Arm und des M. quadriceps b) am Bein

Die den tetanischen Muskelerscheinungen zugrunde liegende, mit einer *Erniedrigung des Blutkalkspiegels* einhergehende neuromuskuläre Übererregbarkeit läßt sich in ausgeprägten Fällen auch außerhalb des Anfalls durch zwei bekannte Zeichen nachweisen: das *Chvosteksche* (blitzartige Zuckung der mimischen Muskulatur bei Beklopfen der Facialisaustrittsstelle) und das *Trousseausche* (krampfhafte Beugestellung des Armes mit Pfötchenstellung der Hand bei Absperren der Blutzufuhr durch Kompression der Armarterien).

Das einzige, aber wichtige Augensymptom der Tetanie ist wieder eine Linsentrübung, die *Cataracta tetanica*. Sie hat in ihrem Beginn große Ähnlichkeit mit dem Katarakt bei myotonischer Dystrophie, reift wie diese ziemlich schnell und bietet ebenfalls eine gute operative Prognose. Bemerkenswert ist, daß *bei unausgeprägten Formen des Leidens* der Augenarzt bei der Biomikroskopie mit der Spaltlampe fast immer schon bestimmte *feine Linsentrübungen* findet. Ihnen kann eine große diagnostische Bedeutung zukommen, und ihre Entdeckung wird in manchen klinisch unklaren Krankheitsfällen die frühzeitige Einleitung einer erfolgversprechenden Behandlung (AT 10) ermöglichen.

Handelte es sich bei den zuletzt erörterten Krankheiten stets in irgendeiner Form um eine Erhöhung des Muskeltonus, so ist im Gegensatz dazu die *Muskelerschlaffung* und *abnorme Ermüdbarkeit* das Kennzeichnende der **Myasthenia gravis pseudoparalytica.** Die Beweglichkeitsstörung der befallenen Muskeln weist bei diesem Leiden ausgesprochene *Tagesschwankungen* auf. Sie kann morgens völlig fehlen oder noch kaum merklich sein verstärkt sich aber im Laufe des Tages *bis zu lähmungsartiger Schwäche* oder selbst fast völliger Funktionsuntüchtigkeit. Von diesen Tagesschwankungen abgesehen besteht oft die Neigung zu langdauernden *heilungsähnlichen Remissionen*. Die Krankheit beginnt in jugendlichem oder mittlerem Alter. Betroffen sind außer der *Augenmuskulatur* hauptsächlich *Schluck-* und *Kaumuskeln*, weniger die *mimische* und schließlich die *Hals-*, *Nacken-* und *Extremitätenmuskulatur*. Trotz der erwähnten Tendenz zu langen Remissionen, die sich über Jahre erstrecken können, ist der Verlauf des Leidens im ganzen

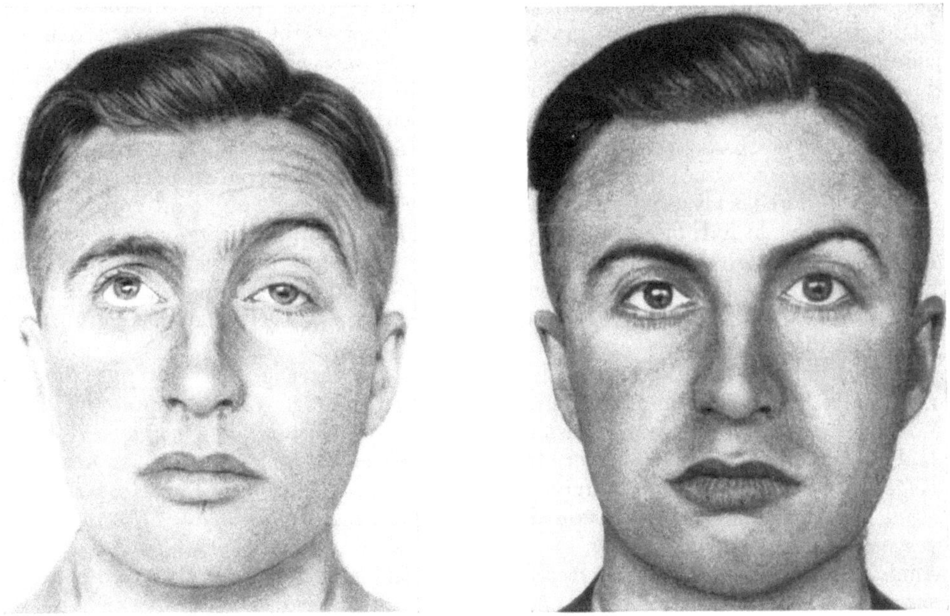

a b

Abb. 35. Partielle Oculomotoriuslähmung (am auffallendsten linksseitige Ptosis) bei Myasthenie a) vor, b) nach Prostigmininjektion

doch *progredient*, führt in späteren Stadien zu fortschreitender Bewegungslosigkeit, und endlich, wenn z.B. die Atemmuskulatur mitergriffen wird oder durch die Bewegungslosigkeit Komplikationen eintreten, zum Tode.

Die *Augenmuskeln* sind ein *Prädilektionsgebiet der myasthenischen Störung*. Oft wird an ihnen die Krankheit *zuerst* manifest, und in einer ganzen Anzahl von Fällen bleiben die *Augenmuskelstörungen* überhaupt jahrelang *das einzige Krankheitszeichen*. Es können alle quergestreiften Muskeln der Augen betroffen werden, doch treten zuerst und hauptsächlich die Bewegungsstörungen im *Oculomotoriusgebiet* in Erscheinung. Vor allem ist *Ptosis* mit großer Regelmäßigkeit vorhanden. An dem zunehmenden Herabsinken des Oberlids tritt die Zunahme der Schwäche im Laufe des Tages besonders sinnfällig hervor. Treten die *Lähmungen* der eigentlichen *Augenmuskeln* hinzu, so kann es zu ungeregelten *Schielstellungen* kommen, die, solange das ptotische Oberlid die Pupille noch nicht bedeckt, von *Doppeltsehen* begleitet sind. Schließlich bilden sich mehr oder weniger vollständige *Ophthalmoplegien* aus, die bis zu vollständiger Bewegungslosigkeit der Bulbi fortschreiten können.

Auf die Beweglichkeitsstörung übt das *Prostigmin* bei subkutaner Injektion eine manchmal verblüffende, aber leider rein symptomatische und bald wieder vorübergehende Wirkung aus (Abb. 35). Eine nachhaltige wirkungsvolle ätiotrope Behandlung des Leidens gibt es nicht.

Wenn wir hier noch die **Syringomyelie** anschließen, so geschieht das aus einer gewissen Verlegenheit. Keinesfalls kann man die Syringomyelie schlechthin als erblich degenerative Erkrankung bezeichnen. Die *Höhlenbildung im Rückenmark* kann sich offenbar aus ganz *verschiedenen Ursachen* ausbilden, von denen hier nur *entzündliche* und *traumatische* (Blutungen) genannt seien. Ebenso sicher spielen aber *anlagemäßige Faktoren* in sehr vielen Fällen maßgebend mit. Das ergibt sich schon aus den Beziehungen des Leidens zum *Status dysraphicus Bremers*, einer konstitutionellen Bildungsanomalie, die mit Störungen beim Schluß der Medullarrinne zusammenhängt und mit anderen Fehlbildungen und Dystrophien (Trichterbrust, übergroße Klafterweite, Seitenverschiedenheit der Mammae) sowie Anomalien der Pigmentation *(Heterochromie der Irides* und der Mamillen) einhergeht. Trophische Störungen an Haut, Muskeln und Skelettsystem stehen auch bei der Syringomyelie oft so im Vordergrunde, daß man versucht hat, diese Fälle in einer besonderen Gruppe zusammenzufassen. Von allgemein-neurologischen Störungen seien das Auftreten überwiegend atrophischer Lähmungen und die charakteristische Sensibilitätsstörung der dissoziierten Empfindungslähmung (Verlust von Temperatur- und Schmerzsinn bei erhaltener Berührungsempfindlichkeit) erwähnt.

Die häufigste Verlaufsform der Syringomyelie ist ihr sog. *Zervikaltypus*, d.h. die *Höhlenbildung im Halsmark*. Das einzige, aber recht häufige Augensymptom bei dieser Lokalisation der Veränderungen ist der *Hornersche okulopupillare Symptomenkomplex* (s. S. 51), mindestens angedeutet durch eine *Miosis*. Ausnahmsweise ist auch sein Gegenteil, Erweiterung von Pupille und Lidspalte, beschrieben. Der Horner ist gelegentlich mit einer *Hellerfärbung der gleichseitigen Regenbogenhaut (Heterochromie)* vergesellschaftet, doch ist hier im Einzelfalle schwer abzuschätzen, ob es sich um einen bereits intrauterin eingeleiteten Vorgang oder eine Folge des Halsmarkprozesses handelt.

Reichen die Veränderungen höher hinauf *(Syringobulbie)*, so ist die Möglichkeit weiterer *Augensymptome* gegeben. Wenn der Prozeß vom Halsmark aufsteigt, wird von den Augenmuskelkernen zuerst der des *Abduzens* erreicht, dessen Lähmung dementsprechend noch am häufigsten ist. Im ganzen gehören aber *Augenmuskelstörungen* zu den *selteneren* Krankheitszeichen und müssen immer daran denken lassen, ob nicht vielleicht eine symptomatische Syringomyelie, z. B. infolge *Lues* oder Tumor, vorliegt. Das gilt besonders für etwa beobachtete *Oculomotoriusparesen* und noch mehr für *Pupillenreaktionsstörungen*. Wieder etwas häufiger kommt es zum Auftreten von *Nystagmus*, der relativ oft neben der horizontalen eine *rotatorische* Komponente aufweist und auch rein rotatorisch sein kann. Für gewöhnlich treten die Zuckungen erst bei Seitenblick, seltener schon in Primärstellung auf.

Sensibilitätsstörungen infolge von *Trigeminusläsion* sind auch im Bereiche des Auges recht häufig. Dagegen muß für das hin und wieder beschriebene Auftreten einer *Keratitis neuroparalytica* das Hinzutreten *vegetativer Reizerscheinungen* angenommen werden, da die faszikuläre Schädigung, die der Rückenmarksprozeß bewirkt, allein nicht zur Erklärung ausreicht (s. S. 76). Die vegetativen Störungen bei der Syringomyelie sind auch so häufig, daß diese Annahme keinen Schwierigkeiten begegnet.

14. Kapitel

Funktionelle Sehstörungen

Funktionelle Störungen nennen wir krankhafte Erscheinungen, die nicht in pathologischen organischen Gewebsveränderungen, sondern in ***Fehlleistungen der Funktion*** ihre Ursache haben. Sie verschwinden folgenlos nach Beseitigung der Ursache. Nur bei einzelnen dieser Störungen kann durch eine zu lange Dauer des abwegigen funktionellen Vorganges die restlose Wiederherstellung in Frage gestellt werden. Kommt es nämlich bei diesen letzten Fällen zu *organischen* Veränderungen als ***Folge*** der zunächst nur funktionellen Störung, so kann sich durch deren Wirkung ein *Circulus vitiosus* ausbilden, der letzten Endes in ein schweres organisches Leiden mündet. Einen Sonderfall organischer Symptome auf funktioneller Basis haben wir in den sog. *Stigmatisationen* vor uns.

Die *funktionellen nervösen Störungen* unterscheiden sich von anderen — z. B. den funktionellen Gefäßstörungen, von denen wir schon mehrfach sprachen und bei denen man die vegetative Fehlsteuerung in Kaliberveränderungen direkt sehen oder aus anderen Zeichen erschließen kann — dadurch, daß uns das *materielle Substrat*, an dem sie sich abspielen, *unbekannt* ist. Sie wurzeln im *Seelischen* und entspringen den der Kritik des wachen Intellektes weitgehend entzogenen Tiefenschichten des Unbewußten oder Unterbewußtseins. Dadurch unterscheiden sie sich grundsätzlich von der absichtsvollen Täuschung des *Simulanten*, deren Unterscheidung von unterbewußten funktionellen Störungen klinisch große Schwierigkeiten machen kann. Ursprünglich stammt der *Anstoß* zu den unterbewußten Spannungen, die im Auftreten funktioneller nervöser Zustandsbilder ihre Entladung finden, *von außen*, hat also die Oberschichten des Bewußtseins zu irgendeiner Zeit passiert. Damit ist jedoch nicht gesagt, daß im Wort- wie im übertragenen Sinne erschütternde oder verletzende äußere Einwirkungen zu ihrer Entstehung notwendig wären. Auch *unauffällige* Ereignisse und Erlebnisse können in gedanklicher Verarbeitung, in der Erinnerung umgeformt durch gemütliche Reaktionen, Lust- und Unlustgefühle, Hoffnung und Angst den Stoff zu unterbewußten Vorstellungsinhalten liefern, die in abnormen motorischen, sensiblen oder sensorischen Erscheinungen eine Darstellungs- oder besser Ausdrucksform suchen. So geht die Stufenleiter der Ursachen von kleinen Verärgerungen und Enttäuschungen des täglichen Lebens oder banalen Störungen des körperlichen Befindens Schritt für Schritt über ernste Sorgen und schwerere äußere oder innerliche Konfliktsituationen bis zu schwersten körperlichen Traumen und seelischen Erschütterungen. Auf der anderen Seite variieren die ***Auswirkungen*** von geringfügigen Störungen wie etwa einem „Versagen der Stimme" vor Verlegenheit oder Scham oder einer umschriebenen Sensibilitätsstörung an einem verletzten Finger bis zu dem theatralischen Höhepunkt des hysterischen Krampfanfalles und des Arc de cercle der grande hysterie oder der mystischen Verzückung mit visionärem Scheinerleben.

Das Wort ***hysterisch***, das für viele funktionelle Erscheinungen gebräuchlich war, und teilweise noch ist, wurde bisher absichtlich vermieden und wird auch weiter sparsam gebraucht werden, weil es durch einen allzu unkritischen laienhaften Gebrauch abgegriffen und in der Vorstellung der meisten Menschen mit einem unärztlichen und nicht immer gerechtfertigten absprechenden Werturteil unlösbar verknüpft ist. Funktionell bezeichnet sprachlich besser und in der gegebenen Definition mit hinreichender Eindeutigkeit das Wesen der gemeinten Störungen.

Die *Umsetzung* des die Spannung erzeugenden Ereignisses in die krankhafte Reaktion kann *kurzschlußartig* vor sich gehen; z. B.: Ein Mensch sieht, daß ein naher Anverwandter im nächsten Augenblick unrettbar überfahren werden wird. Er schließt entsetzt die Augen, hört, wie das Unglück geschieht und — kann die Augen nicht wieder öffnen. Die unterbewußte Motivierung der Reaktion ist in diesem Falle klar übersichtlich. Das Nicht-sehen-Wollen, das Nicht-wahr-haben-Wollen, das hier im Wortsinne wie sonst im übertragenen Sinne „die Augen verschließen" läßt. Ebenso wie der Beginn der funktionellen Störung kann die *Lösung der Sperre* momentan erfolgen. Zahlreiche Wunderheilungen geben davon Zeugnis. Gewöhnlich nehmen aber sowohl der Auf- wie der Abbau des abwegigen funktionellen Geschehens *längere Zeit* in Anspruch und die Aufdeckung der ursächlichen Verknüpfungen erfordert viel seelisches Einfühlungsvermögen bei der Aufklärung der Vorgeschichte. Auf Einzelheiten dieser Fragen einzugehen, überschreitet Rahmen und Zuständigkeit unserer Darstellung.

Im Bereiche des Sehorgans finden wir funktionelle Störungen sowohl *motorischer* wie *sensibler* und *sensorischer* Art. Von ihnen sind die letzten am interessantesten und wichtigsten.

Die *optischen Trugwahrnehmungen* auf funktioneller Grundlage sollen hier außer Betracht bleiben, weil sie selten sind und mehr ins Gebiet der Psychiatrie gehören.

An Funktionsausfällen kommen völlige oder einseitige *Erblindung* sowie *Gesichtsfeldeinschränkungen* zur Beobachtung. Alle diese Störungen sind in gewisser Weise *vorgebildet in physiologischen Vorgängen.* Im versunkenen, nachdenklichen oder auch gedankenlosen Vor-sich-hin-Blicken kann die Aufmerksamkeit von den Außendingen so weitgehend abgewandt sein, daß dieser Zustand *praktischer Wahrnehmungslosigkeit* nahe kommt. Ebenso tritt bei starrer *Konzentration* der Aufmerksamkeit auf einen bestimmten festen Punkt manchmal durch eine Art Sperrung des Bewußtseins für periphere Eindrücke eine erhebliche „konzentrische" *Einschränkung der Gesichtsfeldgrenze* für periphere Reize ein, soweit sie nicht eine die Aufmerksamkeit ablenkende Stärke erreichen; also eine „*Starrblindheit*" infolge des *Starrens,* nicht wie etwa bei beidseitiger Starbildung ein *starrer Blick* infolge der *Blindheit.* Endlich ist es ein gerade vom Arzt beim Mikroskopieren und anderen monokularen Untersuchungsmethoden oft praktisch ausgenutzter Mechanismus, daß man bei Offenhalten beider Augen den Seheindrücken des nichtuntersuchenden Auges *die Aufmerksamkeit so völlig entziehen* und auf die Wahrnehmungen des untersuchenden Auges konzentrieren kann, daß das eine Auge zugunsten des anderen völlig *ausgeschaltet* wird. Von dem gleichen Mechanismus macht der Patient mit Begleitschielen instinktiv Gebrauch, wenn er das Bild des schielenden Auges „exkludiert", um das sonst unausbleibliche Auftreten von Doppelbildern zu vermeiden.

Eine selbstverständliche *Voraussetzung* der Diagnose einer funktionellen Sehstörung ist es, *durch eine eingehende und sorgfältige augenärztliche Untersuchung das Fehlen organischer Fehler oder Erkrankungen des Sehorgans auszuschließen,* soweit es überhaupt mit allen verfügbaren klinischen Methoden möglich ist. Brechende Mittel, Netzhaut und Sehnerv sind einer objektiven Beurteilung weitgehend zugänglich. Über die Funktionsfähigkeit der vorderen Sehbahn bis nahe an die seitlichen Kniehöcker gibt das Verhalten des Lichtreflexes der Pupillen Auskunft. Weiter rückwärts in der Sehbahn gelegene Leitungsunterbrechungen und Rindenschäden sind klinisch nicht immer mit voller Sicherheit auszuschließen. Völlige Erblindungen durch Herde in diesen Gebieten setzen aber so ausgedehnte Zerstörungen noch dazu in beiden Hemisphären voraus, daß sie kaum ohne vorhergehende schwere Krankheitserscheinungen auch mit anderweitigen, besser objektivierbaren Symptomen sich entwickeln könnten. Außerdem sind solche Fälle extreme Seltenheiten. Einseitige Erblindung vollends kann ja durch Schädigungen hinter dem Chiasma überhaupt nicht verursacht werden.

Wichtige Verdachtsmomente für den funktionellen Charakter einer vom Patienten angegebenen Sehstörung ergeben sich aus der Erhebung der Anamnese und der Art, wie die Klagen vorgebracht werden; und schließlich wird oft schon der Gesamteindruck des Kranken den diagnostischen Erwägungen des erfahrenen Arztes die Richtung weisen. In diesem letzten Punkt sind allerdings schwerwiegende Irrtümer möglich, und der Eindruck, einen „ausgesprochenen Psychopathen" oder „Neurastheniker" vor sich zu haben, *darf niemals beim Arzt eine womöglich noch wertende Voreingenommenheit schaffen* oder die Sorgfalt der objektiven Untersuchung beeinträchtigen.

Die *Methoden zur Sicherstellung der funktionellen Natur einer Sehstörung* sind die gleichen wie zur Entlarvung einer Simulation. Der Unterschied zwischen der einen und der anderen besteht ja im wesentlichen darin, daß der Simulant *den Untersucher* absichtlich zu täuschen versucht, der Patient mit einer funktionellen Störung aber *auch sich selbst* täuscht, also subjektiv guten Glaubens ist.

Über die funktionelle Grundlage einer angeblichen *vollständigen Blindheit* vermag bereits die *aufmerksame Beobachtung* des allgemeinen Verhaltens wichtige Schlüsse zu ermöglichen. Schon das „tote" blicklose Starren des wirklich Blinden kommt bei organisch nicht gestörtem Sehvermögen kaum je zustande. Kleine reflektorische Augenbewegungen lassen den Blick immer noch bis zu einem gewissen Grade lebendig erscheinen. Die Art, sich im Raume zu bewegen, ist von dem vor„sichtigen" Verhalten des tatsächlich nicht Sehenden verschieden und stellt sich oft als eine Art unbewußte theatralische Übertreibung des behutsamen Tastens dar. Ebenso wie beim hysterischen Krampfanfall der Kranke sich weder beim Hinstürzen noch bei den wildesten Jaktationen jemals ernstlich verletzt, weicht auch der funktionell Blinde Hindernissen, die ihm eigentlich entgehen müßten, meist recht geschickt aus und rennt nicht, wie der Simulant, ostentativ dagegen an.

Zur *Objektivierung des Vorhandenseins eines Sehvermögens* ist die Auslösung des *optomotorischen Nystagmus* (s. S. 59) eine wertvolle Hilfe. Eine dazu erforderliche *Nystagmustrommel* läßt sich ohne große Schwierigkeiten improvisieren. Wenn die nystagmuserregende Fläche, die vom Durchmesser und der Höhe der benutzten Trommel abhängt, einen hinreichend großen Teil des Gesichtsfeldes ausfüllt, ist das Auftreten von Augenzittern auf die Dauer nicht zu unterdrücken. Obgleich über den Weg des Reflexes bei diesem Nystagmus noch Meinungsverschiedenheiten bestehen können, unterliegt es doch keinem Zweifel, daß mindestens zur *Einleitung* des Bewegungsspieles eine *Wahrnehmung* des Reizobjektes, also ein kortikaler Erregungsvorgang, erforderlich ist. Mit dem *Nachweis der Auslösbarkeit des optomotorischen Nystagmus* ist also gleichzeitig der eines *qualitativen Sehvermögens* erbracht. Eine Abschätzung der mindestens vorhandenen *quantitativen Sehleistung* ist mit dieser Methode allerdings nur in recht grober *Annäherung* möglich, insofern sie sich bei Prüfung in verschiedenem Abstand aus dem Gesichtswinkel, unter dem die Trommel gesehen wird, ungefähr berechnen läßt. Für die Diagnose des Charakters der Sehstörung ist ja aber auch der Nachweis völlig ausreichend, daß eben keinesfalls eine wirkliche Blindheit vorliegt.

Wesentlich zahlreicher und sicherer in ihren Ergebnissen, auch hinsichtlich der quantitativen Sehleistung, sind die Verfahren zur Aufdeckung der *nichtorganischen Natur* einer angeblichen *einseitigen Blindheit*. Ihr gemeinsames Merkmal ist es, daß bei diesen Prüfungen der Untersuchte darüber im Unklaren bleiben muß, *welches Auge im gegebenen Zeitpunkt überhaupt geprüft wird*. Das läßt sich z.B. erreichen durch die Betrachtung von hinten erleuchteter *roter und grüner Prüfzeichen* durch eine *Rot-Grün-Brille*, die für jedes Auge die gegenfarbigen Zeichen auslöscht, oder durch ein dem Untersuchten unbewußtes *Vertauschen der rechts- und linksäugigen Eindrücke*.

Sehr geeignet, und ebenfalls leicht zu improvisieren, sind zu diesem Zwecke die sog. *Gratamaschen Röhren*. Bei ihnen wird von zwei auf einem Stabe in 50—60 cm Entfernung vor dem Auge angebrachten verschiedenartigen Sehproben (z.B. rechts Buchstaben, links Zahlen) durch teilweises Abdecken der zum Objekt liegenden Röhrenöffnung jedem Auge die gleichseitige Probe verdeckt. Auf diese Weise sieht das rechte Auge nur die linke, das linke nur die rechte der Sehproben, ohne daß bei Fehlen jeglicher Optik der Untersuchte auf den Verdacht einer Täuschung kommt.

Eine andere einfache Methode besteht darin, unter Benutzung einer gewöhnlichen Probierbrille bei beidäugiger Prüfung der Sehleistung das gute Auge *durch Vorsetzen eines seiner Refraktion nicht entsprechenden Glases* (z.B. plus 8 Dioptrien bei Emmetropie) praktisch *auszuschalten*. Die an der Sehprobentafel im *beidäugigen* Sehen erzielte Sehleistung ist dann die des *angeblich blinden* Auges. Natürlich müssen dabei etwa vorhandene Refraktionsanomalien berücksichtigt werden.

Schließlich kann man noch in der Weise vorgehen, daß man in das Probierbrillengestell ein *Prisma* einsetzt und dieses vor das vom Patienten für blind gehaltene Auge schaltet, indem man die Brille von oben plötzlich vor die Augen gleiten läßt. Auf Grund des Fusionszwanges macht dann jedes sehende Auge prompt eine der Stärke des Prismas entsprechende *Einstellbewegung*, und zwar nach innen, wenn die Basis des Prismas nach außen zeigt, nach außen, wenn sie innen liegt. Nach außen ist diese Einstellbewegung, da sie ja eine Divergenzbewegung ist, bei den meisten Menschen nur bis zur Überwindung eines Prismas von höchstens 3—4° möglich. Nach innen werden spielend Prismen von 10° und mehr überwunden.

An *objektiven Zeichen* spricht ein völlig intakter direkter *Lichtreflex der Pupille* mit Sicherheit gegen das Vorhandensein einer gröberen Sehstörung.

Während völlige oder einseitige Erblindung funktioneller Genese sich für gewöhnlich als einziges Symptom an erschreckende Unfallereignisse, die das Auge bedroht haben, oder an seelische Erschütterungen oder Konfliktsituationen anschließen, die den unterbewußten Wunsch eines „Nicht-mehr-sehen-Wollens" erzeugt haben, rangiert die dritte Art funktioneller Sehstörungen, die *konzentrische GF-Einschränkung*, von alters her unter den Allgemeinzeichen der Hysteriediagnose überhaupt, auch in Fällen mit vorwiegend extraocularer Symptomatologie. Die angegebene Einschränkung ist meist sehr *hochgradig* und schon deshalb die Diagnose verhältnismäßig leicht; denn die organischen Krankheitszustände, die eine Einengung der GF-Außengrenzen bis auf 10 oder gar 5° um den Fixierpunkt verursachen könnten, eine Retinitis pigmentosa, Glaucoma fere absolutum oder beidseitige corticale Hemianopsien, sind so schwer, daß es keine Schwierigkeit macht, sie durch die objektive Untersuchung auszuschließen. Die am eindeutigsten kennzeichnende Eigentümlichkeit der funktionellen GF-Einschränkung besteht jedoch darin, daß die GF-Außengrenze *bei Untersuchung in verschiedenem Prüfungsabstand* meist mit nur geringer Streuung *in demselben linearen Abstand vom Fixierpunkt* angegeben werden, während die Ausdehnung des Gesichtsfeldes, selbst wenn es durch einen organischen Krankheitsprozeß eingeengt wäre, sich natürlich im Quadrat der Entfernung vergrößern müßte. Man spricht von einem *röhrenförmigen Gesichtsfeld*, weil der Patient wie durch eine imaginäre Röhre blickt. Auch hinsichtlich der Bewertung einer solchen angeblichen GF-Einengung ist die *Beobachtung des Allgemeinverhaltens* des Kranken aufschlußreich: Er pflegt sich sicher und unter Vermeidung aller Hindernisse im Raume zu bewegen, obgleich eine organische GF-Einschränkung bis auf wenige Grade praktischer Blindheit auch dann völlig gleich zu erachten ist, wenn in dem kleinen GF-Rest noch volles Sehvermögen erreicht wird. Selbstverständlich muß man bei der GF-Untersuchung bei Verdacht auf funktionelle Störungen *suggestive Einwirkungen vermeiden*, die sich bei vorgefaßter Meinung leicht unbeabsichtigt einschleichen. Auch darf sich eine solche Untersuchung nicht *ununterbrochen über eine zu lange Zeit erstrecken*, weil sonst auch bei Menschen, die im übrigen normal reagieren, infolge leichter *Ermüdbarkeit der Aufmerksamkeit* GF-Einschränkungen herausperimetriert werden können, die als solche noch nicht zu einer Hysteriediagnose berechtigen. Man erkennt ein derartiges Ermüdungs-GF leicht daran, daß bei fortlaufender mehrfacher Prüfung der 8 Hautmeridiane nacheinander in der gleichen Reihenfolge die Außengrenzen bei unveränderter Prüfungsentfernung bei jeder Runde stärker nach innen rücken. Es entsteht ein sog. *Spiral-GF*.

Als ein Hauptcharakteristikum funktioneller Krankheitssymptome wurde das Fehlen ursächlicher organischer Veränderungen genannt. Diese Kennzeichnung bedarf insofern noch einer Präzisierung, als nicht immer die *Abwesenheit von organischen Krankheitszeichen überhaupt* die Voraussetzung für die Diagnose ist. So kommt es z.B. vor, daß bei einer akuten Neuritis retrobulbaris mit großem, etwa bis 20 oder 30° reichendem Zentralskotom die Wahrnehmungen in dem peripheren Rest-GF *funktionell unterdrückt* werden, so daß völlige Blindheit des erkrankten Auges vorgetäuscht wird. Hier löst das erschreckende Ereignis der plötzlichen höchstgradigen tatsächlichen Sehstörung die unterbewußte Reaktion aus. Wir sprechen dann von einer *funktionellen Überlagerung*. Sie unterscheidet sich von der bewußten absichtsvollen *Aggravation* genau so wie funktionelle Störungen bei völlig intaktem Organ von der Simulation, ist bei jeder Art von Augenleiden möglich und braucht im einzelnen nicht weiter erörtert zu werden. Nur sei erneut betont, daß eine genaue *Abwägung aller Bedingungen unerläßlich* ist, ehe man eine funktionelle Überlagerung diagnostiziert.

In diesem Zusammenhange ist noch ein anderes Symptom zu nennen, das, so zweifellos es in manchen Fällen durch organische Veränderungen verursacht wird, doch auch in vielen Fällen bei intaktem Augenbefund als funktionelles Zeichen bewertet werden muß. Es ist das sog. *Ringskotom*. Wie sein Name sagt, umkreist das Ringskotom in einem wechselnd großen Abstand den Fixierpunkt bei erhaltener Funktion der zentralen Gesichtsfeldabschnitte und Erhaltenbleiben einer peripheren Zone, in der bewegte Objekte in normaler Weise wahrgenommen werden. Bei manchen Fällen von Retinitis pigmentosa entspricht der ausgefallene GF-Bezirk, auf die Netzhaut projiziert, genau der Ausdehnung der mit dem Augenspiegel sichtbaren Degenerationsherde. Oft tritt ein Ringskotom aber auch ohne erkennbare objektive Krankheitsveränderungen auf. So wurde es z.B. im ersten Weltkriege als Ermüdungserscheinung nach längerer angestrengter Beobachtung des Himmels bei Fliegerbeobachtungsposten wiederholt beschrieben. M. E. handelt es sich auch hier um ein krankhaftes Manifestwerden einer an sich physiologisch vorgebildeten regionären Minderwertigkeit der Sehfunktion. Wenn wir von der phylogenetisch frühesten primitiven Funktion des Sehorgans ausgehen, so haben in diesem Stadium zwei Regionen des Gesichtsfeldes für die Lebenserhaltung besondere Bedeutung: die Gesichtsfeldperipherie für die Erkennung der Annäherung von Gefahr und Beute und die Gesichtsfeldmitte, auf der nach einer reflektorischen Augenbewegung die Gegenstände abgebildet und scharf gesehen werden, deren Auftauchen in der Peripherie die Aufmerksamkeit erregt hat. Bei diesen reflektorischen Bewegungen wird die intermediäre Zone zwischen diesen beiden Bereichen gewissermaßen übersprungen. Wohl besitzt auch sie ihre Bedeutung für die Meldung innerhalb des ruhenden Blickfeldes sich geltend machender Bewegung oder anderer auffallender optischer Reize; die Mehrzahl derartiger Erregungen wird aber zuerst die äußerste Peripherie treffen oder durchschreiten und andererseits ist die Sehschärfe schon in 10–15° Abstand vom Fixierpunkte zu gering, um ein zuverlässiges Erkennen des Sehdinges zu ermöglichen. Auf diese Weise entsteht eine Aufmerksamkeitsverteilung im Gesichtsfeld, die im Zentrum und in der äußersten Peripherie ausgesprochene Maxima aufweist, und es ist unschwer verständlich, daß in der dazwischenliegenden Minimumzone unter dem Einfluß allgemeiner körperlich-geistiger Ermüdung zeitweise völlige Wahrnehmungslosigkeit vorhanden sein kann.

Von den *sensiblen funktionellen Erscheinungen am Auge* wollen wir nur das *Fehlen* bzw. die hochgradige *Herabsetzung des Konjunktivalreflexes* nennen. Es gehört neben der Aufhebung des Würgereflexes zum eisernen Bestande der Hysteriesymptome.

Auch hinsichtlich der *motorischen Zeichen* können wir uns kurz fassen. Als öfter isoliert auftretendes Augensymptom sind in erster Linie die *Konvergenzkrämpfe* erwähnenswert. In diese Bewegungsform münden mit einer gewissen Zwangsläufigkeit alle krampfhaften Augenverdrehungen, da sie die einzige disjungierte Blickbewegung ist, die wir aktiv ausführen können. Sie geht mit einer starken *Konvergenzverengerung der Pupillen* einher. Daß *Konvergenzkrämpfe* auch als Ausdruck herdförmiger *organischer Erkrankungen* des Zentralnervensystems vorkommen, hatten wir bei der *Encephalitis epidemica* kennengelernt. Es wurde dort bereits erwähnt, daß auch die organischen Schauanfälle des Parkinsonismus oft einen ausgesprochen funktionellen Eindruck erwecken. Es mag vorkommen, daß gelegentlich auf Grund einer Art psychischer Ansteckung diese Schauanfälle von disponierten Personen in der Umgebung Parkinsonkranker auf funktioneller Basis *kopiert* werden. Die Abgrenzung solcher Fälle von echten postenzephalitischen wird u. U. Schwierigkeiten machen, meist aber doch auf Grund der dem Parkinsonismus eigentümlichen vegetativen und sonstigen Begleiterscheinungen möglich sein.

Als letztes motorisches Symptom ist der *funktionelle Blepharospasmus* anzufügen. Die Möglichkeit eines rein psychogenen Lidschlußkrampfes wurde bereits erwähnt. Für gewöhnlich bleibt diese Art Blepharospasmus als Folge einer auslösenden und ihn zunächst *motivierenden äußerlichen Erkrankung des Auges* selbst über deren Abklingen hinaus bestehen; am häufigsten bei Kindern mit *skrophulösen Hornhautentzündungen.* Er ist dann meist durch erzieherische Maßnahmen zu beseitigen, ohne daß man auf das früher recht beliebte gewaltsame Eintauchen des Gesichtes in kaltes Wasser zurückzugreifen brauchte.

Mit der letzten Bemerkung sind wir bereits zur Besprechung der *Behandlungsmöglichkeiten* übergegangen. Jede Therapie psychogener funktioneller Erkrankungen muß den Hebel logischerweise vom Psychischen her ansetzen. Bei den funktionellen Sehstörungen genügt es oft schon, dem Patienten in geeigneter Form vor Augen zu führen, *daß er tatsächlich sehen kann.* Das ist bei einseitiger Blindheit relativ leicht, wenn man z. B. bei einer der geschilderten Prüfungen das zugegebenermaßen funktionstüchtige Auge ostentativ verdeckt und dem Kranken damit beweist, daß er die Zeichen, die er gelesen hat, tatsächlich nur mit dem für blind gehaltenen Auge hat sehen können. Auch bei angeblicher völliger Blindheit gelingt es manchmal durch geschickte Auswahl der Sehprüfungsgegenstände und verhältnismäßig einfache Verbalsuggestion, die Funktion wieder ins rechte Gleis zu leiten. Immer aber wird eine ganze Anzahl Fälle übrig bleiben, bei denen ein langwieriges Einfühlen in den Mechanismus der abnormen Reaktion und ein behutsames Abbauen der selbsterrichteten seelischen Hindernisse beim Kranken erforderlich ist. Ihre erfolgreiche Behandlung wird nur einem Arzte möglich sein, der für die Methoden der Psychotherapie Neigung und Eignung neben der erforderlichen Erfahrung besitzt. Hier kann auf diese komplizierten Fragen im einzelnen nicht eingegangen werden.

SACHVERZEICHNIS

FSC
www.fsc.org
MIX
Papier | Fördert
gute Waldnutzung
FSC® C083411

Zeitfracht Medien GmbH
Ferdinand-Jühlke-Straße 7
99095 Erfurt, Deutschland
produktsicherheit@kolibri360.de